MAI · WINDORFER · KÜCHLE · NOVER · BERENDES · GANZ

Kurzes Lehrbuch der
Kinderheilkunde, Augenheilkunde, Hals-, Nasen-, Ohrenheilkunde

3. erweiterte und verbesserte Auflage

Band III

Lehrbuch der
Hals-, Nasen-, Ohrenheilkunde

von

PROFESSOR DR. JULIUS BERENDES

und

PROFESSOR DR. HORST GANZ

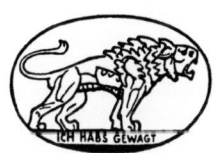

J. F. LEHMANNS VERLAG MÜNCHEN

ISBN 978-3-642-47663-1   ISBN 978-3-642-47661-7 (eBook)
DOI 10.1007/978-3-642-47661-7

Alle Rechte vorbehalten
© J. F. Lehmanns Verlag München 1970
Softcover reprint of the hardcover 3rd edition 1970

Kurzes Lehrbuch der Kinderheilkunde,
Augenheilkunde, Hals-, Nasen-, Ohrenheilkunde

3. erweiterte und verbesserte Auflage

Band III
Hals-, Nasen-, Ohrenheilkunde

Inhaltsverzeichnis

Einleitung	9
Ohr	11
I. Hörorgan	12
A. Anatomie und Physiologie	12
B. Psychologie des Hörens	18
C. Die Untersuchung der Ohren	19
D. Hörprüfung	22
II. Gleichgewichtsorgan	33
A. Anatomie und Physiologie	33
B. Vestibularisprüfung	35
1. Schwindel	35
2. Spontannystagmus	36
3. Experimentelle Vestibularisuntersuchung	38
III. Erkrankungen der Ohren	42
A. Mißbildungen	42
B. Trauma	45
C. Cerumen und Fremdkörper des Gehörganges	50
D. Entzündungen	52
1. Äußeres Ohr	52
2. Entzündungen des Mittelohres	56
E. Tumoren	79
F. Erkrankungen des Innenohres	82
1. Otosklerose	82
2. Durchblutungsstörungen des Innenohres	84
3. Innenohrschwerhörigkeit	87
G. Hörprothetik und Hörtraining	88
H. Begutachtung	89
Nase und Nebenhöhlen	92
I. Anatomie und Physiologie	92
II. Spezielle Untersuchungsmethoden der Nase und ihrer Nebenhöhlen	98
III. Erkrankungen von Nase und Nebenhöhlen	102
A. Mißbildungen und Formfehler der Nase	102
B. Verletzungen der Nase und ihrer Nebenhöhlen, frontobasale Frakturen	108
C. Fremdkörper der Nase und der Nasennebenhöhlen	114
D. Das Nasenbluten (Epistaxis)	115

Inhaltsverzeichnis

E. Entzündungen von Nase und Nebenhöhlen 119
  1. Äußere Nase 119
  2. Die Entzündungen der Nasenschleimhaut 120
  3. Die Entzündungen der Nasennebenhöhlen (Sinusitis) 127
F. Tumoren von Nase und Nebenhöhlen 139

Mund und Rachen 144

I. Funktionelle Anatomie 144
II. Untersuchung von Mund und Rachen 150
III. Mund-und Rachenkrankheiten 151
  A. Mißbildungen des Mundes und Rachens 151
  B. Traumen in Mund und Rachen 152
  C. Entzündungen im Bereich des Rachens 153
  D. Tumoren in Mund, Epi- und Mesopharynx 169
  E. Erkrankungen der Speicheldrüsen (Sialopathien) 172

Ösophagus 175

I. Anatomie und Physiologie 175
II. Untersuchung der Speiseröhre 175
III. Krankheiten der Speiseröhre 177

Kehlkopf 180

I. Funktionelle Anatomie 180
II. Untersuchung des Kehlkopfes und seiner Funktion 187
III. Kehlkopferkrankungen 189
  A. Funktionelle Stimmstörungen 189
    1. Unökonomischer Gebrauch der Stimme 189
    2. Psychogene Stimmstörungen 189
    3. Mutationsstörungen der Stimme 191
  B. Kehlkopflähmungen 191
  C. Mißbildungen des Kehlkopfes 196
  D. Verletzungen des Kehlkopfes 197
  E. Kehlkopfentzündungen 199
  F. Geschwülste des Kehlkopfes 203
    1. Gutartige Tumoren und Pseudotumoren des Kehlkopfes 203
    2. Das Kehlkopfkarzinom 205
  G. Tracheo-Bronchoskopie.... 208

Sprech- und Sprachstörungen 212

Quellenverzeichnis der Abbildungen 220

Sachverzeichnis 221

Einleitung

Das Wirkungsfeld der HNO-Heilkunde umschließt Gebiete, die zwar nach Form, Gewebestruktur und Funktion außerordentlich mannigfaltig sind, die aber anatomisch und physiologisch in vielfacher Verbindung und gegenseitiger Abhängigkeit stehen. Wenn auch aus didaktischen Gründen die Erkrankungen des Ohres, der Nase und der Nebenhöhlen, des Mundes mit den Speicheldrüsen, des Rachens, der Speiseröhre und des Kehlkopfes gesondert besprochen werden, so wird man doch erkennen, daß in pathogenetischer Hinsicht mancherlei Zusammenhänge bestehen. Dessen muß man sich bewußt bleiben, wenn man sinnvolle Therapie treiben will. In dieser natürlichen Verbundenheit liegt einer der Gründe für das um die Jahrhundertwende vollzogene allmähliche Zusammenwachsen der HNO-Heilkunde aus den ursprünglich getrennten Gebieten der vom Chirurgen betriebenen Otologie und der vom Internisten gepflegten Laryngologie. Noch eine andere Klammer hält die verschiedenen Gebiete zusammen: die besondere Technik der Untersuchung. Sie beruht auf der Möglichkeit, mit Hilfe des durchbohrten Spiegelreflektors gleichsam „im Lichtstrahl" durch enge Gänge in die Tiefe zu sehen. Diese Möglichkeit, durch *von Tröltsch* ab 1855 regelmäßig zur Untersuchung des Ohres angewendet, wurde bald darauf auch für die Untersuchung des Kehlkopfes nutzbar gemacht. Nachdem der spanische Gesanglehrer *Garcia* 1855 mit Hilfe eines kleinen, am Griff abgewinkelten, in den Rachen eingeführten Spiegels die Tätigkeit seiner eigenen Stimmlippen beobachtet hatte, begann 1857 *Czermak* systematische Beobachtungen an Kranken mit Reflektor und Kehlkopfspiegel und wurde so der Begründer der Laryngologie. Durch Anwendung von Lupe und binokularem Mikroskop wurden die Möglichkeiten zur differenzierenden Diagnostik und zu verfeinerter Chirurgie an Ohr, Nase und Kehlkopf weiter vervollkommnet. Man lernte auch, mit Hilfe der Stroboskopie die Schwingungsform der Stimmlippen durch eine Art von Zeitlupe in ihren Einzelheiten erkennbar zu machen. Noch weiter drang man vor: Die Endoskopie mit starrem Rohr, von *G. Killian* eingeführt, erlaubt die Besichtigung von Trachea, Bronchien und Ösophagus, die Anwendung von Prismen die Besichtigung seitlicher Wandteile, seitlich abgehender Bronchien, ja der Innenwand der geschlossenen Kieferhöhle und versteckter Gegenden des Epipharynx – Gebiete also, die mit der Spiegeltechnik dem Auge schwer oder gar nicht zugänglich sind. Auch hier kann mit Vergrößerungsoptiken gearbeitet werden. Eine andersartige, sehr fruchtbare Verfeinerung hat die Funktionsdiagnostik des Ohres, die Audiologie, durch die Konstruktion elektronischer Prüfgeräte erfahren. Solche Untersuchungstechniken und die mit ihrer Hilfe auszuführende Therapie erfordern natürlich eine kostspielige Einrichtung und bleiben schon deshalb dem Spezialisten vorbehalten. Man sollte sich aber ihrer Existenz und ihrer Möglichkeiten erinnern, wenn man mit den üblichen Untersuchungsmethoden, wie man sie in der allgemeinen medizinischen Ausbildung lernt, nicht genügend Klarheit gewinnt. Auch diese „einfache" Untersuchung ist nicht ganz leicht. Das Schwierige daran ist nicht nur das Einfangen des Lichtes und die Handhabung der Instrumente, sondern „zu sehen, was vor Augen dir liegt" und zunächst ein festes inneres Bild des normalen Befundes zu gewinnen. Erst im Besitz eines solchen inneren Bildes kann man bei Abweichungen richtig urteilen, nützlich raten und wohltätig handeln.

Die Entwicklung des Faches der HNO-Heilkunde und der anderen medizinischen Sonderfächer hat zwangsläufig zu gegenseitigen Überschneidungen geführt. Der deutsche Ärztetag hat deshalb 1968 in einer Vorlage das Wirkungsfeld der einzelnen Fächer genauer definiert. Hiernach umfaßt das Fachgebiet der Hals-Nasen-Ohren-Heilkunde:

Die Erkennung, die konservative und chirurgische Behandlung, die Prävention und Rehabilitation der Erkrankungen, Verletzungen, Frakturen, Mißbildungen und Formveränderungen

des äußeren, mittleren und inneren Ohres sowie des inneren Gehörganges sowie der hierzu führenden und daraus folgenden Erkrankungen, einschließlich der Erkrankungen der Halsabschnitte der Wirbelsäule;

der inneren und äußeren Nase und des pneumatischen und stützenden Systems sowie der Weichteile des Gesichtsschädels (der Nasennebenhöhlen, ihrer knöchernen Wandungen und des Jochbeins) sowie der Schädelbasis;

des Epi- und Mesopharynx einschließlich der Tonsillen, der Zunge und des Zungengrundes, des Mundbodens, der Glandula submandibularis und der Lippen;

des Halses, Hypopharynx und Larynx einschließlich der Halsabschnitte von Trachea und Ösophagus;

des Lymphabflußgebietes des Kopfes und Halses;

der Glandula parotis und des Nervus facialis innerhalb und außerhalb der Schädelbasis sowie der übrigen Hirnnerven im Bereiche des Halses und des Kopfes außerhalb des Schädelbasis;

der Hör- und Gleichgewichtsfunktionen einschließlich der Audiologie und des Geruchs- und Geschmackssinnes.

Die wiederherstellende und plastische Chirurgie des Hals-Nasen-Ohrenbereiches.
Die Endoskopie und endoskopische Therapie der tieferen Luft- und Speisewege und die Mediastinoskopie.
Die Phoniatrie, Logopädie und Pädaudiologie.

Man wird verstehen, daß in einem Lehrbuch, das *kurz* sein soll, nicht die ganze Vielfalt der vorkommenden Erkrankungen erschöpfend dargestellt werden kann. Deshalb wird vor allem das herausgehoben, was sich nicht ohne weiteres aus den Gesichtspunkten der allgemeinen Pathologie heraus beurteilen läßt. Die Darstellung wird auch erkennen lassen, was der Allgemeinarzt auf diesem Gebiete selbst behandeln kann und wie er Schäden, ja menschliche Katastrophen durch Zuziehung des Spezialisten vermeiden helfen kann.

Ohr

Das Ohr des Menschen besteht aus dem Hörorgan einerseits und dem Gleichgewichtsorgan des Innenohres andererseits. Beim Hörorgan lassen sich wiederum zwei Abschnitte unterscheiden: Der eine besorgt den Schallantransport, der andere die Schallverarbeitung. Dem Schallantransport dient das „äußere" Ohr und das Mittelohr, der Schallverarbeitung das Innenohr, der N. acusticus und die zugehörigen nervösen Bahnen und Kerne sowie die „Zentren" der Hirnrinde.

Dem Innenohr benachbart und verbunden ist auch ein wichtiger Teil des Gleichgewichtsapparates, nämlich das Vorhofbogengangsystem mit N. vestibularis und zentralen Bahnen und Kernen (Abb. 1).

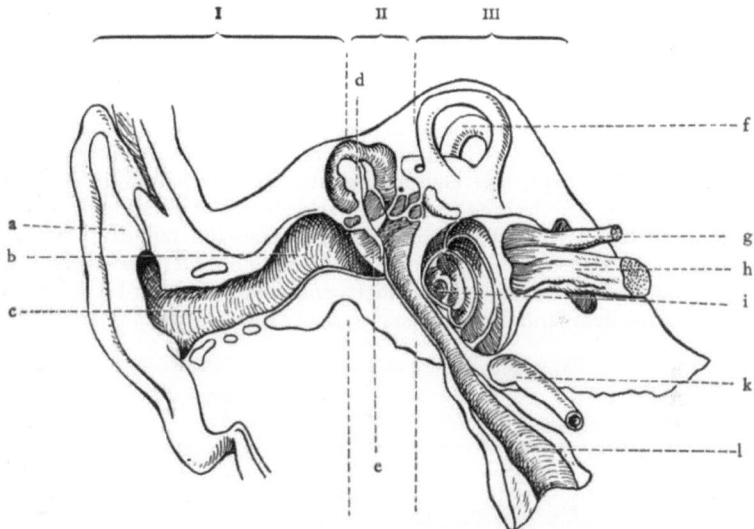

Abb. 1: (I) Äußeres, (II) mittleres, (III) inneres Ohr; (a) Ohrmuschel, (b) knöcherner, (c) knorpeliger Gehörgang, (d) Hammer und Amboß, (e) Trommelfell, (f) Bogengänge, (g) N. facialis, (h) N. statoacusticus, (i) Schnecke, (k) A. carotis interna, (l) Tube (Tuba pharyngotympanica).

I. Hörorgan

A. Anatomie und Physiologie

1. Äußeres Ohr

Das äußere Ohr besteht aus Ohrmuschel und Gehörgang.

a) Die **Ohrmuschel** ist ein wulstig gestalteter Knorpel, der von Haut überzogen ist. Nur das Ohrläppchen ist frei von Knorpel und enthält als Grundsubstanz reichlich Fett. Den eingerollten freien Rand der Ohrmuschel nennt man Helix, den im wesentlichen parallel dazu verlaufenden Wulst Anthelix. Das von der Anthelix hinten umrundete Becken heißt Cavitas conchae. Die Anthelix ist am unteren Ende, dem Tragus gegenüber, zum Antitragus verdickt. Zwischen beiden liegt die Incisura intertragica. Vorn unten, oberhalb der Incisura intertragica, liegt der Gehörgangseingang. Die Bedeutung der Ohrmuschel, der Anlage nach ursprünglich ein Trichter zur besseren Schallaufnahme, ist für den Menschen nur gering. Vielleicht besteht für kleine Wellenlängen eine Mitwirkung beim Richtungshören.

b) Der **äußere Gehörgang** ist beim Menschen etwa 3,5 cm lang. Man unterscheidet 2 Abschnitte: einen lateralen, von einer Knorpelrinne mit bindegewebigem Dach gebildeten Abschnitt, und einen medialen kürzeren Anteil, der im Schläfenbeinknochen liegt. Der Gehörgang ist abgewinkelt und gewunden, die Richtung der beiden Abschnitte also etwas verschieden. Will man durch den Gehörgang hindurch das Trommelfell sehen, so muß man ihn mit der Ohrmuschel nach hinten oben ziehen, um den Knick zu begradigen. Der knöcherne Teil ist beim Säugling noch nicht angelegt, sondern entwickelt sich erst bis zum 4. oder 5. Lebensjahr aus dem Annulus tympanicus, dem knöchernen Rahmen des Trom-

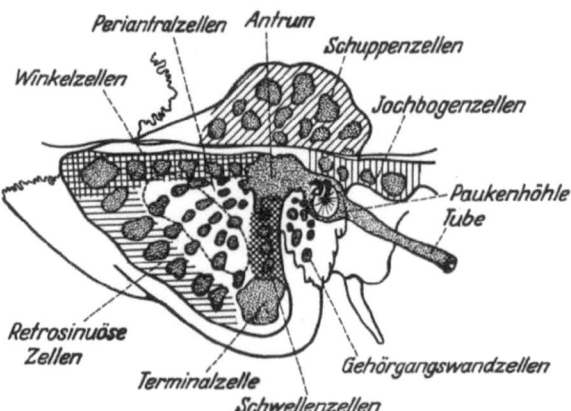

Abb. 2: Pneumatisation des Warzenfortsatzes, der Schläfenbeinschuppe, des Jochbogens und der Gehörgangswand.

melfells. Während der knöcherne Teil des Gehörgangs nur mit Periost und ganz dünner Haut ohne deren Anhangsgebilde ausgekleidet ist, trägt die Haut des knorpeligen Teiles durchaus den Charakter der äußeren Haut mit Haaren, Haarbalgdrüsen und Talgdrüsen. Außerdem befinden sich hier Knäueldrüsen, deren Absonderung ein Pigment enthält, das zusammen mit abgeschilfertem Epithel und Talg das Cerumen bildet (S. 50). In der knorpligen Wand des lateralen Gehörgangsteiles befinden sich vorne (auf Abb. 1 unten) die Santorini'schen Spalten, durch welche Entzündungsprozesse in die Parotis gelangen können. Vom knorpelig gestützten lateralen Gehörgangteil aus zieht im „Kutisstreifen" an der oberen Wand ein Ast der A. auricularis profunda (aus der A. maxillaris) bis zum Hammergriff und versorgt den medialen Teil des Gehörgangs und laterale Partien des Trommelfells.

Die sensible Versorgung des Gehörganges stammt aus 3 Nerven: 1. dem N. auriculotemporalis des 3. Trigeminusastes, 2. dem Ramus auricularis N. vagi und 3. dem N. auricularis magnus aus dem 3. Zervikalnerven.

2. Mittelohr

Der Raum des Mittelohres besteht nicht nur aus der Paukenhöhle, in der sich die Gehörknöchelchenkette befindet, sondern außerdem aus einem individuell verschieden ausgedehnten Zellsystem im Warzenfortsatz, in der Schläfenbeinschuppe, im Jochbein und in der Felsenbeinpyramide (Abb. 2). Auch die Tuba Eustachii als Zugang zum Mittelohr gehört nach anatomischen, funktionellen und klinischen Gesichtspunkten dazu.

Das **Trommelfell** schließt diesen Raum nach dem Gehörgang zu ab. Es ist eine steife, in Form eines flachen Trichters nach medial zu eingezogene Membran, beim Neugeborenen fast rund, beim Erwachsenen etwas elliptisch mit einem Längsdurchmesser von 9 mm und einem Querdurchmesser von 8,5 mm. Es ist so schräg gestellt, daß es mit dem Gehörgang vorn unten einen spitzen Winkel von etwa 30°, hinten oben einen stumpfen Winkel von etwa 140° bildet. Dessen muß man sich bewußt sein, weil das einäugige Sehen durch das Loch des Reflektors keine räumliche Vorstellung von der wirklichen Lage des Trommelfells vermitteln kann.

Man unterscheidet am Trommelfell zwei Gebiete:
a) die *Pars tensa* bildet den größten Teil. Sie besteht aus drei Schichten: lateral Epidermis, in der Mitte die Tunica propria mit radiär und zirkulär angeordneten Bindegewebsfasern, medial die Mukosa, die auch das ganze Mittelohr samt Nebenräumen auskleidet. Das Trommelfell ist perlmuttergrau, wirft normalerweise das Licht in Form eines vorn unten erscheinenden dreieckigen Reflexes zurück und läßt folgende Einzelheiten erkennen (Abb. 3):

Von der Mitte (Umbo) nach vorn oben ist der Hammergriff und der kurze Fortsatz im Trommelfell fest verankert. Hinten oben schimmern bei gut durchsichtigem Trommelfell hell der Amboßschenkel und die Stapediussehne durch. Hinten unten kontrastiert die dunkle Nische zum runden Fenster.

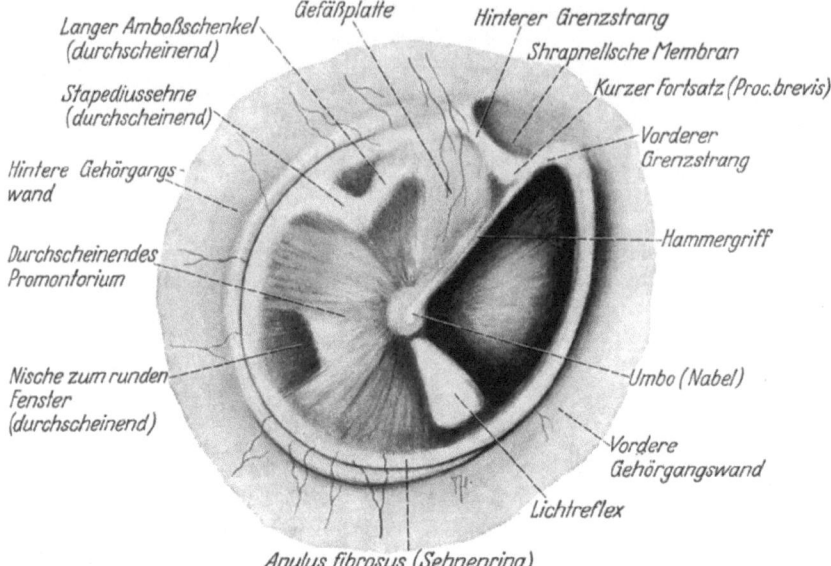

Abb. 3: Trommelfell.

b) Die *Pars flaccida* (Shrapnellsche Membran) liegt im otoskopischen Bild vorn oben von der Pars tensa und ist, ausgehend von der Gegend des kurzen Hammerfortsatzes, von der Pars tensa getrennt durch den vorderen und hinteren Grenzstrang. Dieser umschließt an der Innenfläche des Trommelfells als feine Bindegewebstasche den Nervenstrang der Chorda tympani, die aus dem in der hinteren Gehörgangswand verlaufenden Abschnitt des N. facialis kommt, ziemlich frei zwischen Hammer und Amboß durch den Mittelohrraum zieht und sich als einer der Geschmacksnerven dem N. lingualis beigesellt (vgl. S. 145). Die Shrapnellsche Membran besteht praktisch nur aus den Schichten des äußeren und inneren Epithels ohne bindegewebige Tunica propria. Da hier oder an dem oberen Rande der Pars tensa hinter der Shrapnellschen Membran gewisse gefährliche Prozesse ihren Ausgang nehmen, muß bei der otoskopischen Untersuchung diese Gegend besonders aufmerksam gemustert werden.

Physiologie des Reiztransportorgans (Mittelohr)

Die subjektiv als „Schall" empfundenen physikalischen Dichteschwankungen der Luft versetzen zunächst das Trommelfell in eine Bewegung, deren Frequenz genau derjenigen der Luftschwingungen entspricht und ihrer Amplitude proportional ist. Durch Vermittlung der drei Gehörknöchelchen Hammer, Am-

Anatomie und Physiologie 15

boß und Steigbügel werden die Schwingungen auf die Flüssigkeit übertragen, die das Innenohr erfüllt. Die physikalische Energie, die das Trommelfell trifft, ist normalerweise sehr gering. Deshalb erfordert die Übertragung von dem dünnen Medium der Luft auf das dichtere Medium der Innenohrflüssigkeit einen Kraftzuwachs. Dieser wird hauptsächlich erzielt durch den Unterschied zweier Hebelarme, nämlich den Unterschied zwischen der relativ großen schallaufnehmenden Fläche des Trommelfells zu der kleinen Fläche der Steigbügelfußplatte im ovalen Fenster. Auf diese Weise wird eine etwa 23fache Verstärkung erzielt. In diesem Rahmen haben die Ossicula, die Gehörknöchelchen, nur eine verstärkende Wirkung von 1:1,3. Die Aufgabe der Ossicula scheint im wesentlichen die Ausschaltung von Störgeräuschen zu sein, die beim Gehen, bei Erschütterungen u. ä. entstehen könnten. Eine gewisse Einwirkung auf den Schalltransport haben wohl auch die beiden *Muskeln des Mittelohres:* Der vom N. trigeminus innervierte M. tensor tympani und der vom N. facialis innervierte M. stapedius. Man kennt ihre Aufgabe zwar noch nicht genau, schreibt ihnen aber folgende vier Möglichkeiten zu:

1. Versteifung der Gehörknöchelchenkette und damit Verminderung des Klirrfaktors der Übertragung.
2. Herabregelung der Amplitude des schwingenden Systems bei hohen Schallintensitäten (Schutzfunktion).
3. Frequenzselektion im Zusammenhang mit dem aktiven Lauschen.
4. Dämpfung, dadurch Verkürzung der Ausschwingzeit des Sprachschalles, dadurch wiederum Erhöhung des Informationsflusses für die Zeiteinheit.

Das Mittelohr enthält mit Trommelfell, Gehörknöchelchen und dem ovalen und runden Fenster zum Innenohr ein resonanzfähiges System. Seine Eigenschwingungszahl liegt zwischen 1000 und 2000 Hz. In diesem Gebiet spricht der Schalleitungsapparat am empfindlichsten an. Unter und besonders über der Eigenfrequenz ist die Übertragung schlechter als in dem optimalen Frequenzbereich. Diese Eigentümlichkeit kommt besonders dem Verständnis der Sprache zugute, deren wichtigste Frequenzen gerade in diesem Gebiet liegen – wie noch zu zeigen ist.

Voraussetzung zu einer normalen Schallzuleitung zum Innenohr sind normale Stellung und Beweglichkeit von Trommelfell und Gehörknöchelchenkette und gleicher Luftdruck zu beiden Seiten des Trommelfelles. Beides ist abhängig von guter Luftdurchlässigkeit der Ohrtrompete, der Tuba Eustachii, die für den Druckausgleich sorgt (s. S. 56).

3. Innenohr (Schalltransformation, Sinneszellerregung)

Die Art der hydrodynamischen Vorgänge, die im Innenohr durch die Bewegung der Steigbügelfußplatte ausgelöst werden, beruht auf dem eigenartigen Bau der Schnecke: Ein durch das Helikotrema verbundener Doppelkanal (Scala vestibuli und Scala tympani) umschließt den Ductus cochlearis. Dieser enthält, auf der teilweise elastisch aufgehängten Basilarmembran sitzend, als Cortisches Organ die eigentliche Sinnesendstelle des Hörorgans. Die beiden Skalen der flüssigkeiterfüllten Schnecke besitzen dank der Elastizität der Trennmembran (Basilarmembran) und dank des Abschlusses zur Paukenhöhle in Form zweier beweglicher Fenster eine elastische Rückstellkraft. Die Scala vestibuli hat infolge der Belastung durch die Gehörknöchelchenkette und den in der Nähe des ovalen Fensters einmündenden Bogengangsapparat eine größere Massenbelastung als die Scala tympani. Diese asymmetrische Massenbelastung und die elastischen Rückstellkräfte sind die Grundlage der Entstehung von sog. „Schlauchwellen" mit Einbeziehung der Basilarmembran bei mechanischen Schwingungen der Steigbügelfußplatte. Solche Schlauchwellen haben eine frequenzabhängige Laufgeschwindigkeit: Bei hohen Frequenzen laufen sie schneller von der Schneckenbasis (ovales Fenster) in Richtung auf die Schneckenspitze (Helicotrema) als bei niedrigeren Frequenzen. Die Geschwindigkeit und die Strecke des Wellenlaufes hängen aber von zwei weiteren Besonderheiten im Bau der Schnecke ab: 1. Die Basilarmembran wird gegen die Schneckenspitze zu breiter, ihre elastische Rückstellkraft nimmt ab, der Wellenlauf verlangsamt sich. 2. Die Kanaltiefe (Durchmesser der Scala vestibuli und tympani) entlang der Trennmembran nimmt von der Basis zur Schneckenspitze hin ab. Hierdurch kommt es ähnlich wie an einem seichten Strand zu einer Art „Brandung" an derjenigen Stelle, wo die jeweilige Wellenlänge mit der jeweiligen Kanaltiefe übereinstimmt. An dieser Brandungsstelle wird die laufende Welle ausgelöscht durch eine gegenphasige Welle, die vom Kanalgrund reflektiert wird. Da die Schwingungsenergie nicht verlorengehen kann, so wird sie vor der Brandungsstelle aufgestaut und führt hier zu einer maximalen Ausbauchung der Basilarmembran, auf der das Cortische Organ sitzt. Zwar wandern bei Schalleinwirkung dauernd Wellen in die Schnecke hinein und werden zu jedem Zeitpunkt an einem anderen Ort der Basilarmembran gefunden, aber die gemeinsame „Umhüllende" ist für eine bestimmte Frequenz auf einen bestimmten Ort des Innenohrs beschränkt, nämlich für die hohen Frequenzen nahe am ovalen Fenster bzw. Steigbügel, für die tieferen näher zum Helicotrema hin. Aus mehreren Frequenzen bestehende Frequenzgemische (Klänge oder Geräusche) werden – ähnlich wie das weiße Licht durch ein Prisma – durch „Dispersion" zerlegt, und das „Zeitmuster" des Schalles, nämlich Schwingungen pro Sekunde, wird transformiert in ein „Ortsmuster" auf der Basilarmembran.

Wie jeder aus regelmäßigen Sinusschwingungen bestehende Klang, z. B. die Vokale, so hat auch jedes aus unregelmäßigen Druckschwankungen bestehende Geräusch, z. B. die Konsonanten, ein charakteristisches Frequenzspektrum. Die hohen Frequenzen dieses Spektrums werden aus den genannten physikalischen Gründen in der Nähe des ovalen Fensters „abgebildet", wo die Basilarmembran schmal ist, die tieferen nach der Schneckenspitze zu.

Das entscheidende Schlußglied dieser hydrodynamischen Vorgänge ist die Reizung der Sinneszellen im Cortischen Organ. Dies befindet sich auf der Trennmembran in einem eigenen Flüssigkeitskanal. Sein wesentlicher Teil besteht aus vier Reihen schräg zueinander angeordneter Zellen, die mit feinen Haaren versehen sind. Diese Haare stehen mit einer Deckmembran in Verbindung. Wenn die Trennmembran (Basilarmembran) durch die laufenden Wellen ausgebaucht wird, so werden natürlich auch die Flüssigkeit im Trennkanal beiseite gedrängt und die feinen Haare tangential zur Deckmembran verbogen. Dieser Vorgang scheint der eigentliche Reiz für die Sinnesendstelle zu sein. Die Reizschwelle der inneren Haarzellen ist höher als die der äußeren. Möglicherweise können sie dafür infolge ihrer Einzelinnervation die Tonhöhe besser differenzieren als die bündelartig an einer Nervenfaser hängenden äußeren Haarzellen. Diese Verhältnisse erinnern sehr an die Stäbchen und Zapfen der Netzhaut.

Die Erregung der Sinneszelle ist der Reizstärke proportional. Sie wird im Experiment erkennbar durch eine Änderung des von der lebenden Sinneszelle ableitbaren „Bestandstromes", nämlich durch das sog. „Generatorpotential". Da die Größe des einzelnen Potentials dem Alles-oder-Nichts-Gesetz gehorcht, so kann die Stärke der Erregung ihren Ausdruck nur in der Zahl der Impulse finden: Einer starken Erregung entsprechen zahlreiche, einer schwachen nur wenige elektrische Impulse (Impulsfrequenzmodulation).

Außerdem entstehen an der Sinneszelle die sog. „Cochlear microphonics", wahrscheinlich als Begleiterscheinung des bei der Reizung der Zelle auftretenden „Leckionenstroms". Ihre Frequenz ist synchron mit derjenigen des einwirkenden Schalles.

Für jede Frequenz geraten jeweils immer die gleichen auf der Basilarmembran sitzenden Sinneszellen in Erregung. Zwar ist die Ausbauchung der Basilarmembran durch die Wanderwelle eines einzelnen Tones viel breiter, als es das Gebiet von erregten Sinneszellen sein dürfte, wenn dadurch die Wahrnehmung nur dieses einen Tones hervorgerufen werden sollte. Durch Ausfilterung der Frequenzen neben dem Optimum mittels Hemmung – zum Teil im Innenohr, zum Teil in den Nervenbahnen auf dem Wege zum primären Hörzentrum – wird aber doch eine sehr gute Frequenzunterschiedsempfindlichkeit erreicht.

Die an den Sinnesendstellen induzierte Erregung pflanzt sich durch den Hörnerven über einige Umschaltstellen fort bis zum primären akustischen Projektionsfeld in der im oberen Schläfenlappen gelegenen Heschlschen Windung. Hier kann die Erregung in Form elektrischer Aktionspotentiale nachgewiesen werden, wiederum für jede Frequenz gut lokalisierbar an immer gleicher Stelle. Von hier aus läuft die akustisch induzierte Information weiter zur sekundären Hörrinde (akustisches Gedächtnis?) und endet in der Assoziationsrinde.

Neben dieser „spezifischen" Hörbahn läuft ein Teil der akustischen Information auch auf einer „unspezifischen" Bahn über das Stammhirn und die Formatio reticularis. Sie sorgt anscheinend dafür, daß das Sensorium nicht mit unwichtigen akustischen Details überschwemmt wird. Auf diese Weise entsteht also bei komplizierten Klängen und Geräuschen – etwa der menschlichen Sprache – ein Erregungsmuster, dem sich durch die Tätigkeit des Bewußtseins und Intellekts ein bestimmter Sinn zuordnen läßt.

Dieser physikalisch-physiologisch-psychologische Vorgang läßt sich aber nicht nur auslösen durch Schallwellen, die auf dem Luftwege das Trommelfell und den ihm angeschlossenen Schall-Leitungsapparat in Schwingungen versetzen. Auch wenn man einen schwingenden Schallerzeuger – den Fuß einer Stimmgabel oder den Knochenleitungshörer eines Hörgeräts – auf den Schädelknochen oder die Zähne des Unterkiefers aufsetzt, wird der Schall wahrgenommen. Mittels dieser „Knochenleitung" kann man den in Luft befindlichen Teil des Schall-Antransport-Organs umgehen und die Innenohrleistung isoliert prüfen. Das ist wichtig für die Differentialdiagnose der verschiedenen Hörstörungen.

B. Psychologie des Hörens

Die physiologische Welt des Schalles ist für das menschliche Ohr umgrenzt einerseits durch den *Tonumfang*, nämlich die tiefsten und höchsten als „Töne" empfundenen regelmäßigen Schalldruckschwankungen im Bereich von etwa 18 bis etwa 18 000 Doppelschwingungen pro Sekunde (Hz) und
andererseits durch die *Lautheit* von der Hörschwelle bis zur Unbehaglichkeits- oder Schmerzgrenze.

Innerhalb des durch diese Kriterien begrenzten Hörfeldes liegt das, was für den Menschen biologisch und ästhetisch wichtig ist, vor allem also Sprache und Musik (Abb. 4). Während die in der Musik gebräuchlichen Klänge eine physikalisch meist einigermaßen überschaubare Zusammensetzung haben, ist fließende Sprache ein ganz außerordentlich komplizierter Schallreiz, den das Ohr zu verarbeiten und den das Bewußtsein zu deuten hat. Sprachlaute sind teils mehr Klänge (Vokale), teils Geräusche (Konsonanten). Wichtiger als der durch die Stimmlippenschwingung hervorgebrachte Grundton sind für die erkennende und unterscheidende Wahrnehmung der Sprachlaute ganz bestimmte Obertöne oder Ober-

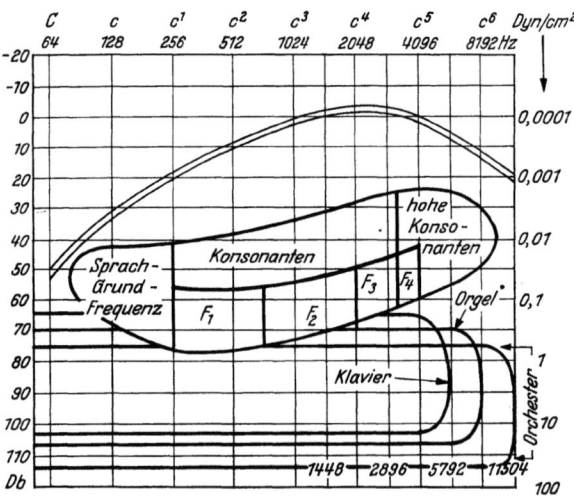

Abb. 4: Die Lage von Sprache und Musik im Schallfeld.

tonstrecken (Formanten). Sie werden bei den *Vokalen* durch die jeweils wechselnde besondere Form des Ansatzrohres (Rachen, Mund, Nase) hervorgebracht oder verstärkt. Bei subjektiv „dunklen" Vokalen (u. a.) haben die entscheidenden Formanten eine niedrigere Schwingungsfrequenz als bei subjektiv „hellen" Vokalen (i, e).

Für die *Konsonanten* ist darüber hinaus Ort und Art ihrer Entstehung für ihr physikalisch-akustisches Erscheinungsbild von Bedeutung. Ihre Formantstrecken liegen durchweg sehr hoch auf der Frequenzskala des menschlichen Gehörs. Die Konsonanten sind für das Sprachverständnis wichtiger als die Vokale (vgl. hierzu das Kapitel Sprach- und Sprechstörungen S. 212).

Bei einer Hörstörung ist es für das Sprachverständnis von entscheidender Bedeutung, ob alle Frequenzen nur leiser klingen („Schwerhörigkeit"), oder ob durch den Wegfall bestimmter Formantgebiete (oder durch ein Mißverhältnis zwischen den als charakteristisch gewohnten Lautheiten bestimmter Frequenzgebiete) die Sprachlaute verwischt werden, die Sprache daher nicht nur leiser, sondern auch unverständlich wird („Fehlhörigkeit"). In welcher Weise durch eine Erkrankung im Bereich des Hörorgans der subjektive Schalleindruck verändert wird, hängt vom Sitz und der Art der jeweils zugrunde liegenden Störung ab. Will man hierüber genaueren Aufschluß erhalten, so darf man sich nicht darauf beschränken, einen allgemeinen Eindruck des Sprachverständnisses zu gewinnen, sondern man muß eine nach Frequenz und Lautstärke differenzierte Prüfung vornehmen und aufzeichnen. Nur so wird auch verständlich, ob und wie die Entwicklung und das Verhalten der Gesamtpersönlichkeit durch eine Hörstörung beeinflußt werden (vgl. hierzu S. 87 ff).

C. Die Untersuchung der Ohren

Die Untersuchung des Ohres läßt sich in 3 Teile gliedern:
Klinische Untersuchung
Funktionsprüfung
Röntgenuntersuchung

Die **klinische Untersuchung** beginnt mit der äußeren Inspektion und Palpation der Ohrregionen beider Seiten. Man geht am besten so vor:
1. Betrachten der Region *vor* dem Ohr (Glandula parotis, Kiefergelenk) sowie Palpation der Parotis- und Kiefergelenksgegend. Mund öffnen und schließen lassen. Fisteln im Tragusbereich beachten.
2. Betrachten der Ohrmuschel selbst (Form, Relief, auf Abstehen achten). Tragusdruck und Zug an der Concha. Schmerzhaftigkeit spricht für Otitis externa.
3. Untersuchung der oben und hinten an die Concha angrenzenden behaarten Kopfhaut (Ekzem, Pediculi, Zostereruptionen).
4. Vorklappen der Ohrmuschel. Besichtigung von Umschlagsfalte und Mastoidbereich (Schwellungen, Narben und Fisteln nach Operationen, Atherome). Pal-

pation des Warzenfortsatzes (Druckschmerz bei Mastoiditis, aber auch bei Lymphknotenschwellung).
5. Prüfung der motorischen Fazialisfunktion.

Die **Spiegeluntersuchung (Otoskopie)** erlaubt die Beurteilung von Gehörgang und Trommelfell, bei großem Trommelfelldefekt auch von Teilen der medialen Paukenwand. Wegen der Enge und Tiefe des Gehörganges entsteht ausreichende Helligkeit für die Untersuchung nur dann, wenn die Achsen von Gehörgang, einfallendem Licht und Sehstrahl möglichst weitgehend übereinstimmen. Das kann erreicht werden durch *direkte Beleuchtung* (Stirnlampe, Otoskop, binokulares Lupenmikroskop) oder Einschalten des Auges in den Strahlengang einer *indirekten Beleuchtung* (Stirnreflektor). Die im Spiegelkurs gelehrte Methode ist die mit dem Stirnreflektor. Das ist ein zentral perforierter Hohlspiegel von 15–18 cm Brennweite, der meist an einem Stirnreif gelenkig befestigt wird.

Die Untersuchungstechnik mit diesem Gerät ist folgende:
1. Einstellen der Lichtquelle, am besten einer 100-Watt-Glühbirne (matt), die sich hinter und über dem rechten Ohr des Patienten befinden soll.
2. Einstellen des Reflektors möglichst nahe vor dem linken Auge des Untersuchers (größeres Gesichtsfeld!) und Zentrieren des reflektierten Lichtbündels auf die Ohrgegend des Patienten. Arzt und Patient sitzen einander gegenüber. Durch Schließen des rechten Auges kontrollieren, ob auf das linke eingestellt wurde (sonst keine Tiefenschärfe!). Nur bei erheblicher Minderwertigkeit des linken Auges rechts spiegeln. Die Lichtquelle steht dann links vom Patienten. Einfallender und reflektierter Lichtstrahl sollen einen möglichst spitzen Winkel bilden. – Kinder werden von einer Hilfsperson auf den Schoß genommen (Einklemmen der Beine zwischen den Oberschenkeln, Arm der Seite des nicht untersuchten Ohres unter dem Arm der Hilfsperson durch, anderer Arm und Rumpf mit der rechten Hand am Körper fixiert, Kopf mit der linken an die Stirn gelegten Hand an der Schulter der Hilfsperson fixiert).
3. Zurechtrücken des Kopfes des Patienten mit der flach der Scheitelgegend aufgelegten rechten Hand. Wenn die Hand nicht für Manipulationen gebraucht wird, bleibt sie während der ganzen Untersuchung liegen. Muß sie für kleinere Eingriffe weggenommen werden, sollte eine Hilfsperson den Kopf stützen oder der Kopf auf eine Kopfstütze gelegt werden.
4. *Handhabung des Ohrtrichters.* Rechts: Einklemmen der Ohrmuschel zwischen den abgebogenen Mittel- und Ringfinger der linken Hand, Zug nach hinten oben. Danach Besichtigung des Gehörganges zunächst ohne Trichter. Dann Einführen eines nach der Gehörgangsweite ausgewählten Trichters, der zwischen Daumen und Zeigefinger der linken Hand gehalten wird. Beiseitedrängen der Haare am Eingang. Mit dem Trichter im äußeren, knorpelig-häutigen Abschnitt bleiben! Durch Kippen und Drehen des Patientenkopfes Trommelfell einstellen. Trichter ruhig halten. Der Gehörgang ist im knöchernen Teil besonders berührungs- und druckempfindlich.

Links: Ohrmuschel zunächst mit der rechten Hand nach hinten oben ziehen, dann mit dem vor dem vorderen Schenkel der Anthelix eingesetzten gestreckten oder nahezu gestreckten Mittelfinger der linken Hand nach hinten oben drängen. Trichterhaltung wie rechts. Bei etwas Übung kann zwischen Daumen und Zeigefinger noch eine Vergrößerungslupe gehalten werden (10–12 Dioptrien). Wegen der Lichtreflektion der Lupe ist Schräghaltung derselben notwendig.

Wegen des Vorspringens der Gehörgangswand besonders vorne unten (Kiefergelenk) ist das Trommelfell meist nicht im ganzen zu übersehen. Man bringt durch Drehen des Kopfes des Patienten einen Abschnitt der Membran nach dem andern zu Gesicht.

Die **Röntgenuntersuchung des Ohres** erlaubt die Beurteilung der knöchernen Strukturen von Mittelohrräumen und Felsenbein.

Die seitliche Aufnahme nach *Schüller* (Abb. 5) erlaubt die Beurteilung der Pneumatisation des Warzenfortsatzes. Sie gibt darüber hinaus Aufschluß über Zerstörung des Knochens (Mastoiditis, Cholesteatomeiterung) und über den Verlauf von Frakturspalten bei Längsfraktur der Felsenbeinpyramide.

Die dorso-anteriore Aufnahme nach *Stenvers* (Abb. 6) bildet die Felsenbeinpyramide in der Längsrichtung ab. Sie erlaubt die Beurteilung von Prozessen am knöchernen Labyrinth, am inneren Gehörgang (Akustikus-Tumoren) und an der Pyramidenspitze (Petrositis). Mit ihr lassen sich Querbrüche der Felsenbeinpyramide darstellen.

Man wird in jedem Falle beide Seiten aufnehmen, um sie vergleichen zu können. Eine Reihe weiterer Aufnahmen dient speziellen Zwecken, z. B. Schichtaufnahmen zur Beurteilung von Mißbildungen des Mittel- und Innenohres.

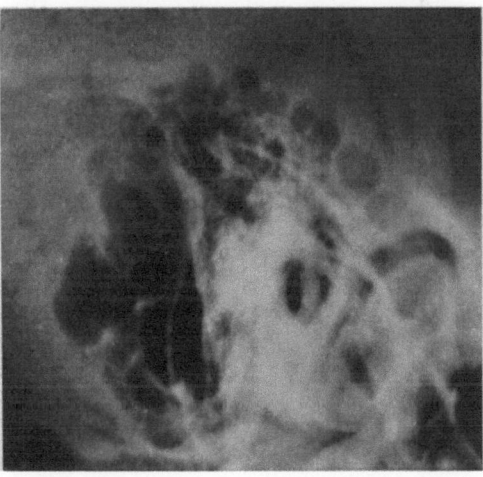

Abb. 5: Röntgenaufnahme nach *Schüller*; normale Pneumatisation.

Hörorgan

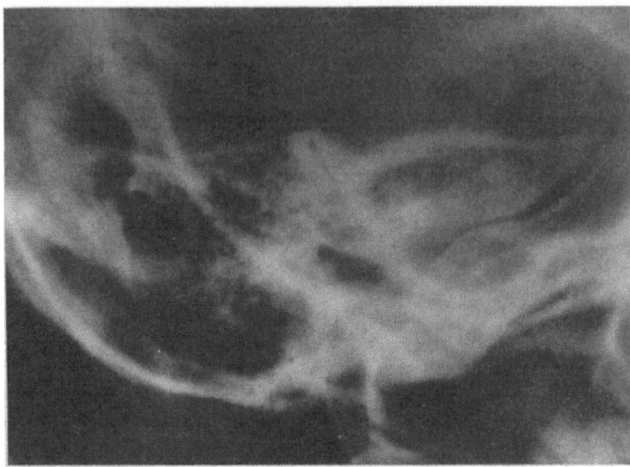

Abb. 6: Röntgenaufnahme des Felsenbeins nach *Stenvers*.

D. Hörprüfung

Die Hörprüfung beginnt schon bei der einleitenden Unterhaltung mit dem Kranken. Die Schilderung seiner Beschwerden, sein Verhalten bei Frage, Antwort und Gegenfrage vermittelt schnell einen ungefähren Eindruck davon, ob etwa ein höherer Grad von Schwerhörigkeit vorhanden ist (oder vorgespiegelt wird). Vor der eigentlichen Hörprüfung überzeugt man sich zunächst davon, ob der Gehörgang frei ist, säubert ihn notfalls und besichtigt das Trommelfell.

Bei Trommelfelleinziehung lüftet man auch die Tuba Euchstachii. Dem dient der Valsalvasche Versuch (Zuhalten der Nase und Hineinpressen der Ausatmungsluft), die *Luftdusche nach Politzer* (Lufteinblasen in ein Nasenloch mit Ballon, dabei Zuhalten des anderen Nasenloches und „Kuckuck" sagen oder schlucken lassen, damit durch Hebung des Gaumensegels der Nasen-Rachen-Raum während des Druckanstiegs abgeschlossen wird und die Luft durch die Tube ins Mittelohr dringt). Verbietet ein entzündlicher Prozeß im Nasen-Rachen-Raum das Politzern (Gefahr der Otitis media durch Einbringen von Erregern ins Mittelohr), so kann sich der Facharzt durch Katheterisieren der Tube helfen.

Man beginnt praktischerweise mit der Prüfung des Gehörs mittels *Sprache*. Dazu braucht man einen möglichst stillen, schallrückwurf-armen Raum von etwa 5 m Länge. Da normale **Umgangssprache** in stiller Umgebung 30–40 m weit verstanden wird, so hat die Sprachabstandsprüfung mit Umgangssprache nur bei mittel- bis hochgradigen Hörstörungen (Definition s. S. 91) praktischen Wert. Es ist auch schwierig, angesichts der hierbei benutzten Lautstärke das etwa normal hörende andere Ohr völlig auszuschalten. Der „Finger im Ohr", auch wenn er geschüttelt wird, genügt hierzu meist nicht.

Das kann man auch gleich zum Ausschluß von etwaiger *Simulation einseitiger Taubheit* bei normalem Gehör der anderen Seite ausnutzen: Bei Zuhalten des guten Ohres mit dem Finger wird auch bei Taubheit auf der anderen Seite Umgangssprache noch aus 1 m Entfernung verstanden („Augen zu, Augen auf – haben Sie das verstanden?" Das Befolgen der Aufforderungen ist noch charakteristischer als irgendeine Antwort oder die Nichtbeantwortung der Frage.) s. auch S. 31.

Das bei Simulationsproben sehr nützliche Geräusch der *Baranyschen Lärmtrommel* andererseits ist so laut, daß es sich auch auf das geprüfte Ohr auswirkt und eine *quantitative* Prüfung unmöglich macht.

Deshalb beginnt man die Sprachabstandsprüfung in jedem Fall mit leisester **Flüstersprache,** und zwar für jedes Ohr gesondert, unter Zuwendung des geprüften Ohres zum Untersucher, Blick geradeaus, so daß die Mundbewegungen nicht abgesehen werden können, und mit Verschluß des nicht geprüften Ohres mit dem fest in den Gehörgang eingeführten Finger. Zwar ist Flüstersprache akustisch nicht das gleiche wie die im gewohnten sprachlichen Kontakt angewendete Umgangssprache mit ihren tönenden Vokalen, doch zeigt die Praxis, daß sich schon auf diese Weise z. B. erkennen läßt, ob (bei Innenohrschwerhörigkeit) hohe oder (bei Schalleitungsschwerhörigkeit) tiefe Töne schlechter verstanden werden. Man benutzt deshalb als Prüfwörter am besten Zahlen von 20–99, mit tiefen (u, a, o, 88, 99, 26) und „hohen" (i, 46, 47, 74) Vokalen. Am besten flüstert man zunächst in der Nähe des Ohres, entfernt sich dann allmählich und läßt die geflüsterten Zahlen jeweils laut nachsprechen. Da die Flüstersprache im ganzen physikalisch höher liegt als die Umgangssprache, so gibt bei Schwerhörigkeit der Vergleich des Gehörs für Flüstersprache mit dem für Umgangssprache schon einen ersten Hinweis auf die Art der Hörstörung:

Bei Schalleitungsschwerhörigkeit liegen die beiden Werte nahe beieinander, bei Innenohrschwerhörigkeit weit auseinander. Bezeichnet man der Kürze halber die Umgangssprache mit V (vox), die Flüstersprache mit v, so kann man etwa finden

Schalleitungsstörung   *Innenohrschwerhörigkeit*
$V = 2$ m $V = 5$ m
$v = 0,5$ m $v = 0,5–1,0$ m (hohe schlechter)

Selbst für eine nur überschlägige qualitative und quantitative Hörprüfung genügt die Sprachabstandsprüfung aber keinesfalls. Eine wertvolle Ergänzung ist jedoch auch dem Nicht-Facharzt immerhin schon mit Hilfe zweier Stimmgabeln möglich: Einer mit mittlerer und einer mit hoher Frequenz, z. B. a^1 ($= 435$ Hz) und c^5 ($= 4096$ Hz). Damit läßt sich der *Grad einer Hörstörung* schon etwas genauer bestimmen, indem man zunächst bei Prüfung durch Luftleitung die Hördauer mit der bekannten Hördauer der Stimmgabel beim Normalhörigen vergleicht. Bei der Innenohrschwerhörigkeit, bei der das Hörvermögen im hohen Frequenzbereich besonders betroffen zu sein pflegt, ist insbesondere die Hördauer der c^5-Stimmgabel gewöhnlich verkürzt. Der Grad der Verkürzung sagt dem etwas erfahrenen Untersucher auch schon ein wenig über die vermutliche Störung des Sprachverstehens.

Besser läßt sich mit Stimmgabeln die *Art der Hörstörung* diagnostizieren durch den Vergleich der Hördauer für die a^1-Stimmgabel bei Prüfung mit Luft – und mit Knochenleitung (*Rinnescher Versuch*). Normalerweise wird die vom Untersucher am Stiel gehaltene schwingende Stimmgabel länger gehört, wenn man die Zinken in etwa 1 cm Abstand vor den Gehörgang hält, als wenn man den Fuß der Stimmgabel auf den Warzenfortsatzknochen aufsetzt, wobei der Schalleitungsapparat umgangen wird. Bei normalen Hördauern für Luft- und Knochenleitung ist das Gehör für die betreffende Frequenz normal. Bei herabgesetzter Hördauer für Luft- und Knochenleitung, aber gleichem Verhältnis der Hördauern für Luft- und Knochenleitung zueinander liegt eine Innenohrschwerhörigkeit vor. In beiden Fällen ist der „Rinne positiv". Verschiebt sich jedoch das Verhältnis der Hördauer von Luft- und Knochenleitung zugunsten der Knochenleitung, ist gar die Knochenleitung länger als die Luftleitung, so muß eine Schalleitungsstörung vorliegen („Rinne negativ"). Diese kann natürlich mit einer Innenohrschwerhörigkeit kombiniert sein, was sich in einer Verkürzung auch der Knochenleitung ausdrücken kann. Ausschlaggebend ist das *Verhältnis der Hörzeiten bei Luft- und Knochenleitung*. Dieser Versuch hat besondere Bedeutung für die Diagnose solcher Schalleitungsstörungen, die nicht durch einen entsprechenden Trommelfellbefund erklärt sind, z. B. bei der Otosklerose (S. 82).

Der *Webersche Versuch* gibt Hinweis auf eine einseitige Schalleitungsstörung: Setzt man die schwingende a^1-Stimmgabel mit dem Fuß an der Haargrenze auf die Scheitelmitte, so hört der Normalhörige den Ton „im ganzen Kopf". Beim Schalleitungsgestörten wird der Ton zur schlechteren Seite hin „lateralisiert". Man kann sich dies Phänomen so erklären, daß über das Mittelohr nicht nur ein Schallzufluß zum Innenohr möglich ist, sondern auch ein Schallabfluß, und zwar von solchem Schall, der durch Knochenleitung einwirkt. Besteht ein Schalleitungshindernis im Gehörgang oder im Mittelohr auf einer Seite, so bleibt die Schallenergie, die z. B. eine auf die Schädelmitte aufgesetzte Stimmgabel abgibt, auf der betreffenden Seite dem Innenohr besser erhalten als auf der gesunden Seite, wo sie zum Teil durch den Gehörgang abstrahlt. So erklärt sich die Lateralisation zur kranken Seite. Wie weit diese sog. Machsche Schallabflußtheorie richtig ist, steht noch dahin. Bei auf andere Weise bereits erwiesener einseitiger Schalleitungsschwerhörigkeit ist dieser Versuch zugleich ein Prüfstein für die Zuverlässigkeit der Angaben. Von einseitig Innenohrschwerhörigen wird gelegentlich Lateralisation zum gesunden Ohr angegeben, doch ist das nicht so regelmäßig wie die Lateralisation zum schwerhörigen Ohr bei Schalleitungsstörung. Das gilt auch bei einseitiger Taubheit.

Beim *Schwabachschen Versuch* vergleicht man bei Knochenleitung die Hördauer der a^1-Stimmgabel beim Patienten mit der Hördauer beim Normalhörigen. Bei Innenohrschwerhörigkeit ist die Hördauer verkürzt, bei Schalleitungsstörungen normal, bei Otosklerose manchmal sogar verlängert. Die Bestimmung der *oberen Hörgrenze*, früher meist mit dem Monochord vorgenommen, geschieht heute im Rahmen der Audiometrie durch den Facharzt (S. 25).

Jedenfalls kann auch der Nicht-Facharzt schon mit ganz einfachen Mitteln: Flüstersprache, Umgangssprache und den Stimmgabeln a^1 und c^5 eine gewisse

Übersicht über die Art und den Grad einer Hörstörung gewinnen, wenn er sie im Zusammenhang mit dem otoskopischen Befund nur richtig anzuwenden und zu deuten weiß.

Eine Hörprüfung wie die bisher geschilderte könnte man etwa folgendermaßen aufzeichnen:

	Schalleitungsstörung z. B. links	normales Gehör	Innenohrschwerhörigkeit
v	0,5 m	6,0 m	0,5–1,0 m („hohe" Laute schlechter)
V	2,0 m	> 6,0 m	5,0 m
a^1 L	40″	120″	60″
a^1 W	60″	60″	30″
c^5	22″	30″	15″
	Rinne —	Rinne +	Rinne +
	Weber: links	Weber: Mitte	Weber: Mitte

Dabei bedeutet:
v   = Flüstersprache, V = Umgangssprache
a^1L = Prüfung der Hördauer der a^1-Stimmgabel bei Luftleitung
a^1W = Prüfung der Hördauer der a^1-Stimmgabel durch Aufsetzen des Stimmgabelstiels auf den Warzenfortsatz
c^5 = Prüfung mit der c^5-Stimmgabel bei Luftleitung

Da die Normalwerte für die einzelnen Stimmgabeln verschieden sind, setzt man die Normalwerte in seinen Aufzeichnungen am besten in Klammern hinter die gefundenen Werte. Dadurch wird für einen späteren Untersucher wenigstens ein ungefährer Vergleich möglich.

Audiometrie

Kein *Facharzt* wird sich aber heute noch mit einer solchen überschlägigen Prüfung zufriedengeben. Um einen Überblick über den ganzen praktisch wichtigen Frequenzbereich zu erhalten, mußte man früher die Hörzeiten einer Reihe von Stimmgabeln feststellen, um zu einem quantitativ und qualitativ auswertbaren Ergebnis zu kommen. Das ist recht zeitraubend. Heute besitzen wir im *Audiometer* ein elektronisches Gerät, das es erlaubt, reine Sinustöne variabel nach Frequenz und Lautstärke in genauer Eichung anzubieten.

Bei der **Tonschwellenaudiometrie** wird der Schwellenwert für eine Reihe von Frequenzen gemessen und im Audiogramm aufgezeichnet. Wie aus Abb. 4 (S. 18) ersichtlich, liegt die Hörschwellenkurve nicht für alle Frequenzen gleich. Sie hat ihr Optimum im Bereich von 1000–3000 Hz, wo auch die für das Sprachverständnis wichtigsten Frequenzen liegen. Für die Tonschwellenaudiometrie sind nun die Audiometer so geeicht, daß die Schwellenwerte für alle Frequenzen auf einer geraden Null-Linie liegen. Dadurch ändert sich auch die Gestalt des zwischen Hörschwelle und Unbehaglichkeits- oder Schmerzgrenze liegenden Schallfeldes.

Der Unterschied zwischen Hörschwelle und Schmerzgrenze entspricht etwa einem physikalischen Schalldruckverhältnis von 1:3000000. Dem Zuwachs von physikalischer *Lautstärke* entspricht aber keineswegs eine entsprechende Zunahme subjektiver *Lautheit*. Diese läßt sich vielmehr am ehesten mit dem Logarithmus der wirklichen Schalldruckgrößen in Beziehung setzen. Nur wenn man die Schallstärkezunahme logarithmisch aufzeichnet, kann man den biologischen Frequenz- und Schalldruckbereich bequem auf einem Koordinatensystem unterbringen. Im Anschluß an die Fernmeldetechnik hat man den Bereich zwischen Hörschwelle und Schmerzgrenze eingeteilt in 120–140 Dezi-Bel-(dB-)Stufen. 0 (null) dB ist die Lautstärke, bei der normalerweise gerade ein Höreindruck entsteht, 120–140 dB ist die Grenze, oberhalb der es nicht mehr zu einem Ansteigen der Lautheitsempfindung, sondern zu Schmerzen kommt. Ein Zuwachs von 20 dB bedeutet Verzehnfachung des Schalldruckes, gleichgültig von welcher physikalischen Schallstärke man ausgeht. 20, 40 und 60 dB bedeuten also den 10-, 100- und 1000fachen Ausgangsdruck. Muß man bei einem Schwerhörigen mit der Schallstärke um 40 dB über die normale Hörschwelle hinausgehen, um in einer bestimmten Frequenz eben einen Höreindruck zu erzeugen, so besteht in dieser Frequenz ein Hörverlust von 40 dB. Diese physikalisch-psychologische Kopplung spielt eine wichtige Rolle etwa für die Aussichten, durch operativ-plastische Reparatur eines defekten Schalleitungsapparates oder durch Hörapparate das Gehör zu bessern (siehe auch „Lautheitsausgleich" S. 28).

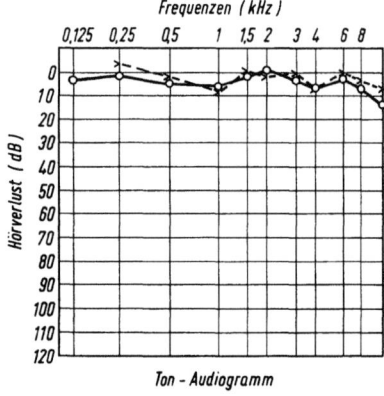

Abb. 7: Normales Audiogramm: Luft- und Knochenleitungskurve decken sich im Bereich der Meßfehlergrenze untereinander und mit der Null-Abszisse (normale Hörschwelle).

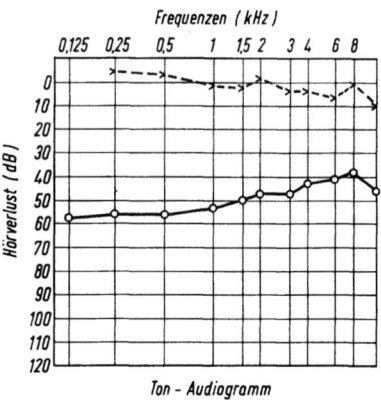

Abb. 8: Schalleitungsschwerhörigkeit. Knochenleitungskurve normal, Luftleitungskurve schlecht.

Hörprüfung

Um zu einer sowohl quantitativ als auch qualitativ richtigen Diagnose einer Hörstörung zu kommen, zeichnet man mit Hilfe des Audiometers Schwellenkurven bei Luftleitung und Knochenleitung auf. Decken sich Luft- und Knochenleitung auf der Null-Linie, so besteht normales Gehör (Abb. 7). Liegt die Knochenleitungskurve auf der Null-Linie, die Luftleitungskurve aber darunter, so besteht eine reine Schalleitungsschwerhörigkeit (Abb. 8). Decken sich Luft- und Knochenleitungskurve auf dem Diagramm unterhalb der Null-Linie, so besteht eine reine Innenohrschwerhörigkeit (Abb. 9). Liegt die Knochenleitungskurve unterhalb der Null-Linie, die Luftleitungsschwellenkurve aber noch tiefer in einer gewissen Distanz von der Knochenleitungskurve, so besteht eine kombinierte Schwerhörigkeit (Abb. 10). Nie kann bei richtiger Eichung von Luft- und Knochenleitungshörer die Luftleitung besser sein als die Knochenleitung.

Vertäubung: Eine gewisse Schwierigkeit besteht bei sehr großen Unterschieden im Gehör der beiden Seiten. Man prüft zwar mit aufgesetzten Kopfhörern, die den Schall bis zu einer Lautstärke von 50 dB nur von dem jeweils geprüften Ohr wahrnehmen lassen. Müssen aber lautere Prüftöne verwendet werden, so würde auf ein normales anderes Ohr hinübergehört werden. Ebenso ist es immer bei der Prüfung der Knochenleitung. Bei Schalleitungsstörungen ab einer Seitendifferenz von 50 dB und bei der Hörprüfung durch Knochenleitung muß daher das Gegenohr immer vertäubt werden, am besten mit sog. „weißem Rauschen", das alle Frequenzen enthält und aus den besseren Audiometern entnommen werden kann.

Überschwellige Audiometrie: Die mittels einfacher Tonaudiometrie gewonnene Schwellenkurve gibt nicht immer ein richtiges Bild von der Leistungsfähig-

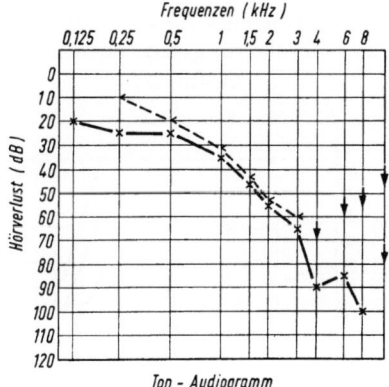

Abb. 9: Schallempfindungsschwerhörigkeit. Luft- und Knochenleitungskurve schlecht, decken sich nahezu. Der Hörverlust wird nach den hohen Frequenzen zu größer.

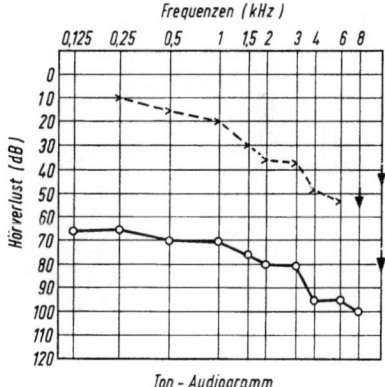

Abb. 10: Kombinierte Schwerhörigkeit. Die Knochenleitungskurve zeigt Hörverlust (Schallempfindungskomponente); die Luftleitungskurve liegt noch wesentlich schlechter als die Knochenleitungskurve (Schalleitungskomponente).

keit des Gehörs unter den normalen Umständen des täglichen Lebens. Bei Schallleitungsschwerhörigkeit und manchen Formen von Innenohrschwerhörigkeit nimmt von der pathologisch erhöhten Schwelle ab die Lautheitsempfindung in gleichem Maße zu wie bei normalem Gehör, nämlich proportional zur physikalischen Lautstärkezunahme. Hier braucht man also den Schall nur um die entsprechende Anzahl von dB in den jeweiligen Frequenzen zu erhöhen, um den im Rahmen des Möglichen gleichen Schalleindruck wie beim Normalhörigen zu erzielen. Manche Formen von Innenohrschwerhörigkeit (Haarzellstörung, Menièresche Erkrankung) weisen aber das Phänomen des *Lautheitsausgleichs* (recruitment) auf. Hier nimmt die subjektive Lautheitsempfindung schneller zu als beim normalen oder schalleitungsgestörten Ohr. Infolgedessen kann die Wahrnehmungsschwelle zwar höher, die Schmerzgrenze aber trotz der „Schwerhörigkeit" tiefer liegen als beim normalen Ohr. Man sagt, die „Intensitätsbreite" ist eingeengt. Dieses Phänomen erlaubt nicht nur Schlüsse auf die Natur einer Krankheit, sondern es engt auch die Ausgleichbarkeit der Hörstörung durch ein Hörgerät ein.

Man kann den Lautheitsausgleich durch mancherlei Tests prüfen. Bei *einohriger Hörstörung* ist der *Fowler-Test* am zuverlässigsten: Man bietet den gleichen Ton (am besten 1000 Hz) in steigenden Lautstärkestufen abwechselnd dem einen und dem anderen Ohr an und zeichnet für jedes Ohr die Schwelle und die weiteren Stufen gleicher Lautheitsempfindung auf. Entsprechen die Stufen der subjektiven Lautheitszunahme auf dem gestörten Ohr denjenigen auf dem gesunden Ohr, so werden die Verbindungslinien zwischen den Punkten gleicher Lautheitsempfindung zwar schräg, aber parallel laufen (Abb. 11). Bei vorhandenem „Lautheitsausgleich" laufen die Linien jedoch auf der betroffenen Seite zusammen (s. Abb. 12).

Bei *beiderseitiger Innenohrschwerhörigkeit* bedient man sich des *Lüscher-Testes*: Das normale Ohr kann Tonintensitätsschwankungen um 0,8 dB gerade noch unter-

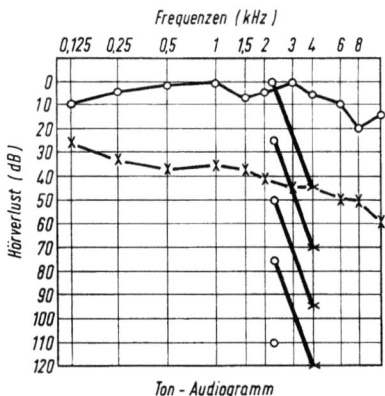

Abb. 11: Innenohrschwerhörigkeit; beim Fowler-Test kein Lautheitsausgleich (z. B. Nervenschwerhörigkeit).

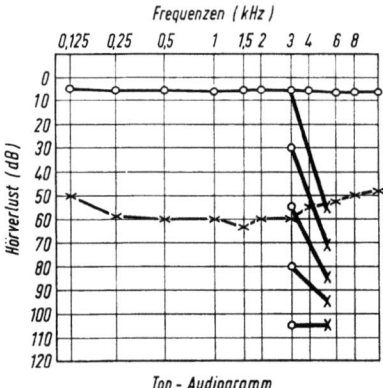

Abb. 12: Innenohrschwerhörigkeit; beim Fowler-Test Lautheitsausgleich (Haarzellstörung).

scheiden. Bei vorhandenem Lautheitsausgleich kann dieser Wert bis auf 0,3 dB herabgesetzt sein. Man kann mit entsprechend eingerichteten Audiometern solche Intensitätsschwankungen (1–2 pro sec) jeweils einem Ohr anbieten und aufzeichnen, ab welcher Grenze sie wahrnehmbar werden. Es gibt noch weitere Phänomene, die wahrscheinlich dem Recruitment entsprechen und sich nur durch besondere audiometrische Methoden darstellen lassen: Veränderung der Intensitätsbreite (s. o.), Veränderung der Wahrnehmbarkeit kleiner Tonhöhenunterschiede, pathologische Hörermüdung und verlangsamte Erholung, pathologische Verdeckbarkeit eines Tons durch Geräusch. All das wird hier nur erwähnt, um klarzumachen, daß die Audiometrie kein einfacher Meßvorgang ist, den eine beliebige Hilfskraft ohne besondere Schulung vornehmen könnte. Die Prüfung und Deutung dieser Phänomene muß deshalb dem audiologisch geübten Facharzt vorbehalten bleiben.

Sprachaudiometrie: Da sich zeigt, daß die Tonaudiometrie nur in gewissen Grenzen als Kriterium für das Sprachverständnis auswertbar ist, da andererseits die Sprachabstandsprüfung mit der „lebenden" Sprache des Untersuchers viele Fehlermöglichkeiten enthält, so hat man phonetisch ausbalancierte Sprache auf Tonband konserviert, so daß man sie dem Ohr in genau dosierbarer Laut-

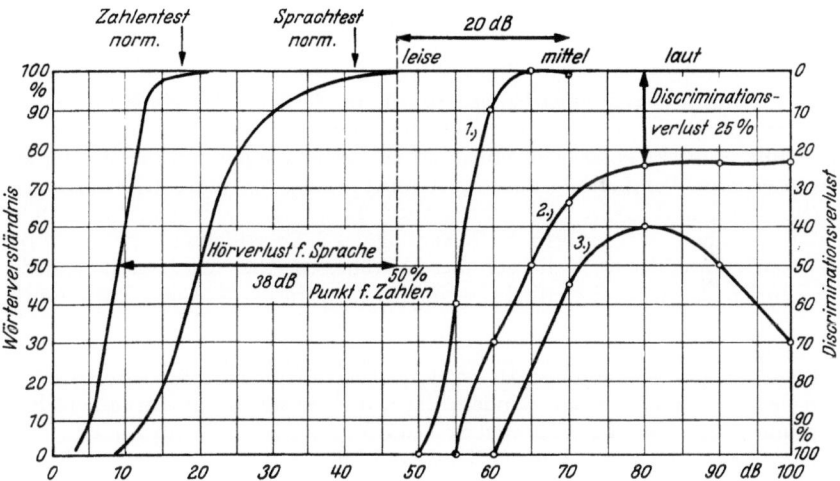

Abb. 13: Sprach-Audiogramm. Auf der linken Seite Normalkurven für Zahlentest und Einsilbertest. Rechts: 1. Schalleitungsstörung (steiler Anstieg, kein Diskriminationsverlust). 2. Schallempfindungsstörung ohne Lautheitsausgleich (langsam ansteigende Kurve, deren Optimum bei wachsender Intensität beibehalten wird. Diskriminationsverlust 25%). 3. Innenohrstörung mit Lautheitsausgleich (mittelgradiger Diskriminationsverlust von 40% bei angenehmer Lautstärke von 80 dB, bei größerer Intensität von 100 dB Kurvenabfall, zunehmender Diskriminationsverlust bis 70%). Bei den mit 1–3 bezeichneten Kurven handelt es sich jeweils um das Einsilberverständnis.

stärke-Abstufung anbieten kann. Man prüft mit standardisierten Gruppen von zweisilbigen Zahlen, einsilbigen Wörtern oder ganzen Sätzen in verschiedener Lautstärke und trägt den jeweils verstandenen Prozentsatz der in der Gruppe enthaltenen Wörter in ein Diagramm ein (Abb. 13). Auf der Abszisse ist die Lautstärke in dB, auf der Ordinate der Prozentsatz der in dieser Lautstärke jeweils verstandenen Prüfwörter verzeichnet. So ergibt sich eine von links nach rechts mehr oder weniger steil ansteigende Kurve. Der Abstand, in dem die Zahlen-Kurve des Untersuchten die 50%-Linie eines Normalhörigen schneidet, stellt den Hörverlust für Sprache in dB dar. Wird auch mit größtmöglicher Lautstärke kein 100%iges Wort- und Satzverständnis erreicht, so besteht ein „Diskriminationsverlust", der sich prozentual im Abstand von der 100%-Linie ablesen läßt. Das gibt es nur bei Innenohrschwerhörigkeit („Fehlhörigkeit").

Die Sprachaudiometrie erfordert viel Zeit. Sie ist aber für die richtige Anpassung eines Hörgerätes in vielen Fällen insofern unerläßlich, als man nur mit ihr ein zuverlässiges Bild davon gewinnen kann, was ein Schwerhöriger mit einem bestimmten Hörgerät über den eigenen subjektiven Eindruck hinaus wirklich versteht.

Hörprüfung beim Kind

Von gar nicht hoch genug einzuschätzender Bedeutung ist die Hörprüfung beim **Kleinkind**. Fast immer handelt es sich um die Frage, ob ein Kind deshalb nicht sprechen lernt, weil es nichts oder zu wenig hört. Der gutwillige Erwachsene gibt an, ob er einen Ton hört, und er spricht vorgesprochene Wörter auf Ersuchen nach. Beim Kind kann man so nicht prüfen, weil es Sprache noch nicht versteht und noch nicht zu benutzen weiß. Es ist aber unbedingt notwendig, möglichst schon im Alter bis zur Vollendung des 2. Lebensjahres Gewißheit über das Gehör zu erlangen, weil nach diesem frühesten Alter der Lausch- und der Sprechtrieb abnimmt oder erlischt, wenn den Kindern die Welt des Schalles nicht erschlossen wird.

Beim *Neugeborenen* kann nur das reflektorische Zusammenfahren (Moro-Reflex) und bei etwas älteren Kleinstkindern der Lidschlag-Reflex auf starke Schalleinwirkung geprüft werden. Die Reflexe bedürfen der Hirnrinde noch nicht. Vom 7. Lebensmonat ab wird schon der Kopf zur Schallquelle hingewendet: Zu Papierknistern, Holzklapper, Rassel, Schellen usw. (Screening-Test). Das Aufwecken aus dem Schlaf durch laute Geräusche ist sehr von der Schlaftiefe abhängig. Es ist nur im positiven Falle auswertbar. Ist man aber sicher, *daß* ein Kind hört, so ist meist bereits im 3. Lebensjahr auch schon eine tonaudiometrische Schwellenkurve zu bestimmen. Man gewinnt sie durch die sog. „*Spielaudiometrie*": Das Kind muß zunächst darauf dressiert werden, beim Hören eines Tones – aber auch nur dann – eine Spielhandlung auszuführen, z. B. Klötzchen aufzubauen, eine elektrische Spieleisenbahn durch Knopfdruck in Bewegung zu setzen, durch Druck auf eine Taste ein Bild erscheinen zu lassen. Es dauert natürlich immer einige Tage, bis ein Kind seine natürliche Schüchternheit vor dem Untersucher verloren und begriffen hat, was es tun soll. Bald aber pflegt ihm die Prüfung Freude zu machen, man kann die Spielhandlung durch Schwellenwerte auslösen und kann audiometrische Kurven aufschreiben, die ein Urteil darüber erlauben, ob zur sprachlichen Entwicklung besondere Hilfen nötig und anwendbar sind (Hörgerät, Hörtraining). Je älter die Kinder sind, um so mehr nähert sich die Form und das Ergebnis einer solchen Untersuchung der Erwachsenen-Audiometrie.

Bei **Schulkindern**, die nicht recht mitkommen, hat eine Hörprüfung oft genug schon eine Hörstörung statt des zunächst vermuteten Intelligenzmangels aufgedeckt und die Kinder vor dem Verbleiben auf dem geistigen Niveau der Hilfsschule bewahrt. Das beste wäre es, wenn alle Schulanfänger mittels einer vereinfachten Audiometrie untersucht würden, damit bei Verdacht auf eine Hörstörung sogleich eine weitere Klärung vorgenommen werden kann und nicht wertvolle Zeit verlorengeht. Das Bundessozialhilfegesetz hat dazu die Grundlagen geschaffen, die Landesärzte für Hör- und Sprachgeschädigte und die Schulärzte sollen sich dieser Aufgabe annehmen.

Simulationsproben

Der Verdacht auf Simulation oder Aggravation einer Hörstörung ergibt sich meist zunächst schon aus dem Verhalten eines Patienten. Der Nachweis von Simulation oder Aggravation ist aber nicht immer leicht, besonders wenn schon mehrfache Untersuchungen mit diesem Ziele stattgefunden haben. Am ehesten gelingt der Nachweis der Simulation einseitiger Taubheit. Die 3 einfachsten Simulationsproben, die sich im einzelnen natürlich variieren lassen, sind folgende:

a) Versuch mit einem Lärmapparat (Marxscher Versuch)

Man stellt sich hinter den zu Untersuchenden, setzt die Baranysche Lärmtrommel zunächst in das angeblich taube Ohr und fragt, ob der Lärm gehört wird. Dann setzt man die Lärmtrommel in das gesunde Ohr, vertäubt dieses und fordert den Prüfling auf, die Augen zu schließen, den Mund zu öffnen o. ä. Folgt er der Aufforderung, so ist damit sicher, daß er mit dem angeblich tauben Ohr verstanden hat. Beantwortet er darüber hinaus bei vertäubtem gutem Ohr gar noch Fragen („Können Sie mich verstehen?" o. ä.), so ist er gewöhnlich ein Anfänger im Simulieren und durch energisches Zureden zur Vernunft zu bringen.

b) Versuch mit 2 Lärmapparaten (Lombardscher Versuch)

Wenn man einem Normalhörigen während des Vorlesens beide Ohren mittels Lärmtrommeln vertäubt, so verliert er die Kontrolle über seine Sprache und spricht meist sofort lauter. Bei dem einseitig Tauben muß dieser Effekt schon auftreten, wenn man ihm nur das hörende Ohr vertäubt. Dieser Versuch ist nicht ganz so zuverlässig wie der vorige und der folgende.

c) Versuch mit 2 gleichen Stimmgabeln (Stengerscher Versuch)

Am besten nimmt man 2 langschwingende c = 128-Hz-Stimmgabeln. Man zeigt dem Prüfling zunächst nur eine Stimmgabel und übt ein, daß beim Hören der vor dem Ohr schwingenden Gabel der Finger gehoben wird. Sowohl der wirklich einseitig Taube wie derjenige, der einseitige Taubheit simuliert, hebt den Finger nur dann, wenn die Gabel vor dem guten Ohr schwingt, und er läßt ihn wieder sinken, wenn man auf die taube oder angeblich taube Seite hinüberwechselt. Nun werden die Augen verbunden, eine Stimmgabel leicht angeschlagen und dem guten Ohr genähert: Der Untersuchte hebt den Finger. Die Stimmgabel bleibt vor dem Ohr. Nun wird die 2. Stimmgabel stärker angeschlagen und dem angeblich tauben Ohr genähert. Der Untersuchte nimmt jetzt nur noch die stärkere Stimmgabel wahr, falls er auf diesem Ohr hört, und er glaubt, man habe die Seite gewechselt. Infolgedessen nimmt er jetzt den Finger herunter. Bei Entfernung der stärker schwingenden Gabel nimmt er den leiseren Ton auf dem gesunden Ohr aber wieder wahr und hebt den Finger wieder. Damit ist erwiesen, daß durch den Ton auf dem angeblich tauben Ohr der Ton auf der anderen Seite überdeckt worden ist, und daß der Untersuchte auf dem angeblich tauben Ohr hört. Ein wirklich einseitig Tauber wird den Finger während der ganzen Zeit der Prüfung erhoben lassen, auch wenn man die stärker schwingende Stimmgabel dem tauben Ohr nähert.

Man kann diesen Versuch auch mit einem *Zweikanal-Audiometer* machen. Mit der Feststellung, wie groß die Lautstärke auf dem angeblich tauben Ohr sein muß, um den Höreindruck auf der anderen Seite auszulöschen, läßt sich sogar eine audiometrische Schwellenkurve des angeblich tauben Ohres finden. So vermeidet man es auch, Menschen Unrecht zu tun, die zwar nicht ganz taub sind, die aber doch auf dem Ohr, das sie als „taub" empfinden, keine volle Hörleistung haben.

d) Objektive Audiometrie

Die bisher genannten Methoden haben die Mitarbeit des Untersuchten zur Voraussetzung. Neuerdings versucht man, diese Mitarbeit durch die Anwendung „objektiver" Prüfmethoden überflüssig zu machen. Ich nenne 3 Möglichkeiten:

1. Der *psychogalvanische Hautwiderstandstest* beruht darauf, daß sich auf bestimmte Reize der elektrische Hautwiderstand ändert. Diese Änderung muß durch die Kombination von Hörreiz und gleichzeitigem geringen faradischen Stromschlag zunächst mehrfach hervorgerufen werden (Bahnung). Schließlich tritt sie als „bedingter Reflex" auch auf den Hörreiz allein auf.

2. Jede Sinneswahrnehmung führt zu einer geringen Durchblutungsänderung der Haut. *Plethysmographisch* (rheographisch) kann man schon bei der Darbietung schwellennaher Hörreize (aber nicht reiner Sinustöne) eine Minderdurchblutung z.B. an der Fingerkuppe registrieren.

3. Naheliegend ist der Versuch einer *enzephalographischen Registrierung*. Hier kann der Nachweis von Hirnstromänderungen aber praktisch nur durch statistische Ausmittelung mit Hilfe des Computers gelingen.

Für die Praxis sind derartige objektive Methoden schon wegen der Kostspieligkeit der dazu nötigen Apparaturen und des größeren Zeitaufwandes, den die Untersuchung jeweils erfordert, zumindest vorerst nicht praktikabel.

II. Gleichgewichtsorgan

A. Anatomie und Physiologie

Der Mensch lebt im Gravitationsfeld der Erde. Hier dienen zu seiner Orientierung vor allem folgende Sinnesgebiete:
1. Tast- und Drucksinn
2. Proprorezeptoren der Skelettmuskulatur
3. Das Sehen
4. Der Vestibularapparat

Die Informationen aus diesen Sinnesgebieten werden in der Formatio reticularis des Stammhirns verarbeitet und integriert. Wenn sie inhaltlich übereinstimmen, ist der Mensch an seine Umgebung „angepaßt". In diesem Rahmen dient der Vestibularapparat als eine Art Koordinatensystem – einerseits für unsere dreidimensionalen räumlichen Wahrnehmungen und Vorstellungen und andererseits für die aktiven Bewegungen in diesem Raum.

Das Gleichgewichtsorgan als ganzes steht unter einem gewissen Tonus, der von den beiden peripheren Vestibularorganen ausgeht. Diese senden nämlich einen dauernden Impulsstrom aus, der normalerweise dazu beiträgt, das ganze System im Gleichgewicht zu halten. Die Störungen dieses „Ruhe" signalisierenden Gleichgewichtes, die Sinneserregungen also im Vestibularapparat der beiden Seiten entstehen in 2 anatomisch trennbaren Gebieten: Einerseits dem aus Sacculus und Utriculus bestehenden Vorhof und andererseits den 3 Bogengängen.

Sacculus und *Utriculus* enthalten in ihren Maculae 2 Zellschichten: die bindegewebigen Stützzellen und zur Lichtung hin die Sinneszellen. Diese sind mit feinen Härchen besetzt, die in eine Deckmembran übergehen, die kleine Konkremente aus Kalksalzen enthält – die Statolithen (Otolithenmembran). Die Macula utriculi liegt annähernd horizontal, die Macula sacculi vertikal.

Der adäquate Reiz für die Sinnesendstellen im **Vorhof** (Sacculus und Utriculus) ist die horizontale oder vertikale positive oder negative **geradlinige Beschleunigung**. Die Auslösung der Erregung erfolgt dadurch, daß die Statolithenmembran durch eine „Scher"-Bewegung die Sinneshaare ablenkt (Tangentialverschiebung). Das geschieht nicht nur, wenn der Kopf bewegt wird, sondern auch in Ruhe. Die Statolithenmembran ist nämlich spezifisch schwerer als ihre Umgebung. Infolgedessen steht sie dauernd unter der Wirkung der Erdanziehung, verursacht deshalb bei Verbiegung der Sinneshaare eine Erregung und vermittelt auf diese Weise auch in unbewegter Haltung eine Empfindung für die Lage des

Kopfes im Raum. Das gilt auch für das Ruheschweben unter Wasser mit geschlossenen Augen, wenn die anderen Organe der räumlichen Orientierung ausgeschaltet sind.

Im Prinzip ähnlich, in Einzelheiten etwas anders erfolgt die Erregung in den Sinnesendstellen der **Bogengänge**. Die 3 von Endolymphe erfüllten Halbrundkanäle sind in der Nähe des Utriculus an einem Schenkel birnförmig erweitert (Ampulle) und tragen hier im Innern als Sinnesendstelle die sog. „Cupula", nämlich Sinneszellen mit Haaren, die mittels einer Gallerte pinselförmig vereinigt sind. Dies Gebilde riegelt das Lumen der Ampulle praktisch ab. Der adäquate Reiz für diese Sinnesendstelle ist eine positive oder negative **„Winkel"-Beschleunigung**, wie sie beim Drehen des Kopfes auftritt. Bei Beginn der Drehung bleibt infolge der Trägheit die Endolymphe zunächst gegenüber der Bewegung der Wand zurück. Es entsteht also eine geringe relative Strömung der Endolymphe im Gegensinne der Drehung, gleicht sich infolge der inneren Reibung bei gleichmäßiger Drehung jedoch allmählich der Drehgeschwindigkeit an und setzt sich bei plötzlichem Anhalten noch eine Weile im Sinne der Drehbewegung fort (Abb. 14). Auf diese Weise entsteht bei Beginn und nach plötzlichem Anhalten der Bewegung ein Druck auf die Sinneshaare der beiderseitigen Cupulae. Dabei sprechen jeweils die Sinnesendstellen derjenigen Bogengänge an, die in der Drehungsebene oder angenähert zu ihr liegen.

Infolge der nervösen Verflechtung des Vestibularorgans entsteht bei seiner Erregung nicht nur eine subjektive Bewegungsempfindung, sondern mit Hilfe sekundärer Reflexbahnen auch eine Auswirkung auf zahlreiche motorische Nerven, vor allem auf folgenden Gebieten:

1. Durch Verbindung mit den Augenmuskelkernen entstehen Augenmuskelbewegungen vor allem in Form des Nystagmus.

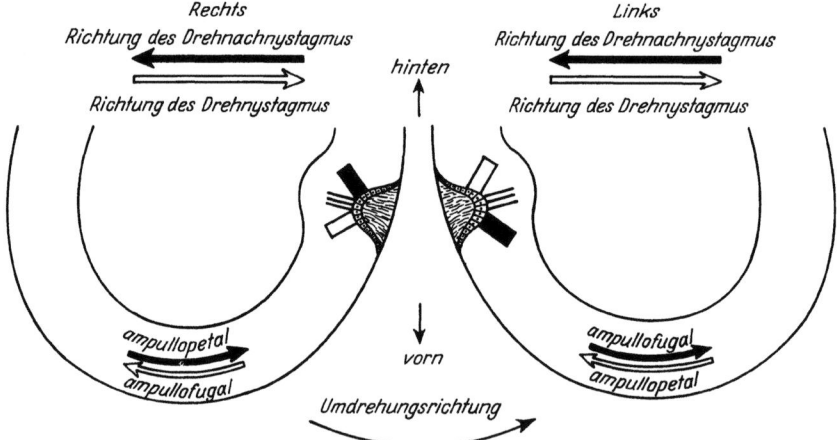

Abb. 14: Schema der Beziehung zwischen Richtung des Nystagmus und Endolymphbewegung.

2. Der Muskeltonus und die Muskeltätigkeit der Stamm- und Extremitätenmuskulatur werden beeinflußt.
3. Stellreflexe der Halsmuskulatur und damit des Kopfes werden ausgelöst.
4. Verbindungen zu den Vaguskernen können bei starker Erregung des Vestibularorgans zu Durchblutungsänderungen, Schweißausbruch, Übelkeit und Erbrechen führen. Die Bewegungsempfindung kann sich dementsprechend bei zu starken oder bei unregelmäßig wechselnden Reizen ins Krankhafte steigern. Dabei steht einmal der Schwindel, das andere Mal Übelkeit und Erbrechen im Vordergrund (Seekrankheit und andere Kinetosen).

B. Vestibularisprüfung

Wenn ohne erkennbaren äußeren Anlaß Bewegungsempfindungen, Schwindel, Übelkeit oder Erbrechen auftreten, so erhebt sich die Frage, ob und in welchem seiner Teile das Vestibularsystem hieran beteiligt ist. Zur Beantwortung dient dem Hals-Nasen-Ohrenarzt die Vestibularisprüfung (Gleichgewichtsprüfung). Sie läßt sich in 3 Abschnitte gliedern.
1. Die Analyse der subjektiven Empfindungen
2. Die Suche nach vestibulären Spontansymptomen
3. Die experimentelle Vestibularisuntersuchung durch Reizung.

1. Schwindel

Der Anlaß zur Funktionsprüfung des Vestibularorgans ist fast immer die Frage, ob sich für das subjektive *Symptom Schwindel* eine organische Grundlage in einer Funktionsstörung des Vestibularorgans finden läßt. Es gibt zahlreiche mit „Schwindel" verbundene Krankheiten, die mit dem Vestibularapparat im engeren Sinne nichts zu tun haben: Magen- und Gallenkrankheiten, Infekte, Arteriosklerose, Hypotonie, vegetative Dystonie usw. Charakteristisch für diese Art von *„diffusem Hirnschwindel"* ist das „Schwarzwerden vor den Augen", Unsicherheit und Taumeligkeit beim Gehen. Demgegenüber trägt der *vestibuläre Schwindel* die Charakteristika der Drehempfindung, des Schwankschwindels, des Fahrstuhlgefühls oder des Gezogenwerdens zu einer Seite. Unsicherheit und Taumeligkeit wie bei Hirnschwindel können ebenfalls vorhanden sein.

Neben der Art des Schwindels ist der *zeitliche Ablauf* der Schwindelerscheinungen für bestimmte Ursachen charakteristisch. Man kann 3 Typen unterscheiden:
 a) Der sog. **Dauerschwindel** hält Tage oder Wochen an. Man kennt 2 charakteristische Verlaufsformen:
  α) *Plötzlicher* stürmischer Beginn und allmähliches Abfallen spricht für akuten Labyrinthausfall. Das gibt es bei akuter Labyrinthitis, bei Neuritis des N. vestibularis, bei vaskulärem Vestibularisausfall, bei Herpes zoster oticus und bei der Felsenbeinfraktur. Durch den plötzlichen Ausfall gerät der von den Vestibularorganen unterhaltene Tonus aus dem Gleichgewicht. Tritt keine Erholung ein, so

erfolgt im Lauf von 5–6 Monaten allmählich eine zentrale Kompensation, die zum Aufhören des Schwindels (und der weiter unten genannten objektiv nachweisbaren Folgen) führt.

β) Allmählich beginnender Dauerschwindel von wechselnder Intensität findet sich bei multipler Sklerose, Syringobulbie, Kleinhirnbrückenwinkeltumoren und Hirntumoren.

b) Der **Attackenschwindel** dauert manchmal nur Minuten, manchmal Stunden. Er allein ist charakteristisch für die Menièresche Erkrankung (S. 85). In typischen Fällen tritt aus völligem Wohlbefinden heraus bei Tag oder Nacht ein lebhafter Dreh- oder Pulsionsschwindel auf, meist mit Erbrechen und dem Gefühl körperlichen Zusammenbruchs, sehr oft begleitet von einer Innenohrschwerhörigkeit der betroffenen Seite, die sich nicht immer von selbst zurückbildet und der sofortigen Behandlung bedarf (S. 86).

c) Der **Lageschwindel** hält an, solange der Patient eine bestimmte Lage oder Kopfstellung einnimmt. Er ist selten und nur mit neurologisch-internistischer Diagnostik zu klären.

Lagerungsschwindel tritt auf nach Änderungen der Körperlage, z. B. vom Sitzen zum Liegen oder umgekehrt, oder nach Änderungen der Kopfstellung. Nimmt der Patient die neue Lage ein, so setzt nach einigen Sekunden ein wechselnd heftiger Schwindel ein, der nach wenigen Sekunden allmählich wieder verschwindet. Man findet diese Form wenig konstant als postkommotionelles Symptom nach Schädelverletzung, im Zusammenhang mit Innenohrschäden, auch als Zeichen von Regulationsstörungen des Kreislaufs. Ganz geklärt ist das Zustandekommen dieses Symptoms noch nicht.

Davon zu trennen ist der *Halsdrehschwindel,* der unabhängig von der Ausgangsstellung (Stehen, Liegen) bei Kopfdrehungen auftritt. Er beruht wohl am häufigsten auf einer Arteriosklerose der A. vertebralis. Diese verläuft vom 6.–2. Halswirbel durch die Foramina der Querfortsätze und kann hier, besonders aber auch im Sulcus arteriae vertebralis des Atlas bei zervikaler Spondylose von unkovertebralen Osteophyten komprimiert werden. Wird der Kopf gedreht, so kann bei Arteriosklerose eine Insuffizienz der Blutversorgung des Ohrlabyrinths eintreten. Bei intaktem Arteriensystem ist die Blutversorgung über Anastomosen so gut, daß sogar der vollständige Verschluß einer A. vertebralis (etwa durch eine zervikale Diskopathie) symptomlos bleibt.

2. Spontannystagmus

Haben diese nach Grad und Dauer verschiedenen Schwindelempfindungen eine objektive Grundlage in einer Tonusstörung im Vestibularsystem, so ist während des Schwindels ein **vestibulärer Nystagmus** zu beobachten. Dieser besteht aus einer langsamen, vestibulär ausgelösten und einer schnellen, als Korrekturbewegung aufzufassenden Komponente. Da die schnelle Komponente auffälliger ist als die langsame, so benennt man die Nystagmusrichtung nach der Richtung der schnellen Komponente. Je plötzlicher die vestibuläre Störung auftritt, um so deutlicher pflegt der Nystagmus zu sein. Geringe Grade von Nystagmus kann man oft erst nach Ausschaltung der Fixation durch die *Frenzelsche Leuchtbrille* im dunklen Raum und nach Lockerungsmaßnahmen (Kopfschütteln, Aufrichten nach Bükken) beobachten.

Der *vestibuläre Spontannystagmus* ist vom Willen unabhängig. Seine Feststellung und seine Kennzeichnung nach Richtung, Amplitude und Frequenz sind der wichtigste Teil der Vestibularisprüfung. Man unterscheidet 3 Stärkegrade:
1. Auftreten nur bei Blickwendung bis zu 30° zur Seite der schnellen Komponente.
2. Auftreten beim Blick geradeaus.
3. (Stärkster Grad) Die schnelle Nystagmuskomponente schlägt auch beim Blick in die Richtung der langsamen Komponente durch.

Besteht Lageschwindel, so pflegt er auch von **Lagenystagmus** begleitet zu sein. Dieser tritt ohne Latenz auf und ist zumindest innerhalb 30 Sekunden nicht erschöpfbar. Richtungswechselnder Lagenystagmus ohne subjektive Begleiterscheinungen ist zentral bedingt.

Auch der peripher bedingte Lagerungsschwindel ist gewöhnlich mit **Lagerungsnystagmus** verbunden. Dieser hat jedoch (ebenso wie der Schwindel) eine Latenz von einigen Sekunden und klingt mit dem Schwindel gewöhnlich innerhalb 30 Sekunden wieder ab. Bei Aufrichten aus der Kopfhängelage tritt oft ein Wechsel der Schlagrichtung ein.

Den *Halsdrehnystagmus* sieht man als objektives Begleitsymptom des Schwindels bei Kopfdrehungen. Der Halsdrehtest muß vorsichtig ausgeführt werden. Treten dabei Bewußtseinsstörungen oder andere neurologische Zeichen auf, so muß sogleich abgebrochen und eine eingehende neurologische und orthopädische Untersuchung angeschlossen werden.

Die Beobachtung des Spontannystagmus wird ergänzt durch die Prüfung der **Stellreflexe**. Dabei gilt die Regel, daß bei vestibulären Tonusstörungen eine Abweichung zur Seitenrichtung der langsamen Nystagmuskomponente erfolgt, daß bei zentralen Störungen jedoch diese Gesetzmäßigkeit fehlt. Geprüft werden:
a) Die *Fallneigung beim Rombergschen Versuch*
Stehen mit zusammengestellten Füßen, Augen geschlossen, Arme ausgestreckt. Bei Labyrinthausfall rechts und Nystagmusneigung nach links würde bei Geradeausstellung des Kopfes eine Fallneigung nach rechts, bei Kopfdrehung um 90° nach rechts eine Fallneigung nach hinten bestehen.
b) Die *Gangabweichung beim Blindgang*, am besten in Form des *Unterbergerschen Tretversuchs*
Der Untersuchte tritt im verdunkelten Raum mit geschlossenen Augen und waagrecht nach vorn erhobenen Händen locker auf der Stelle. Bei vestibulärem Nystagmus nach links erfolgt eine allmähliche Körperdrehung nach rechts.
c) Der *Zeigeversuch*
Der sitzende Patient führt seine ausgestreckten Arme von seinen Knien mit ausgestreckten Zeigefingern mehrfach hinauf zu den vorgehaltenen Zeigefingern des Untersuchers, erst mit offenen, dann mit geschlossenen Augen. Bei vesti-

bulärem Nystagmus nach links weichen die Arme bei geschlossenen Augen nach rechts ab.

Die gleichsinnige Beeinflussung der Körperstellreflexe wie bei vestibulärem Spontannystagmus findet man auch bei der experimentell erzeugten Vestibulariserregung, welche die Untersuchung abzuschließen pflegt.

Es gibt auch **nicht vestibulär bedingte Nystagmustypen**. Sie werden im allgemeinen durch Fixieren nicht abgeschwächt, sondern zum Teil dadurch erst ausgelöst oder verstärkt:

a) Der *optokinetische Nystagmus* ist als *Eisenbahnnystagmus* bekannt. Seine isolierte Störung weist auf Großhirnläsion, seine Störung in Verbindung mit Blickrichtungsnystagmus auf eine Stammhirnläsion.

b) *Nystagmus durch Störungen der Sehkraft oder der Augenmuskeln:* Der Ermüdungsnystagmus nach längerem Seitenblick von 30–40° Abweichung von der Geradeausrichtung, der Endstellungsnystagmus bei extrem seitlicher Blickrichtung, der Nystagmus bei Zuhalten eines Auges als Zeichen latenten Schielens, der rhythmische Pendelnystagmus der Bergarbeiter, die heftigen unregelmäßigen Bulbusbewegungen der Blinden.

c) *Zentral bedingt* ist der kongenitale Pendelnystagmus, der oft mit Schwachsichtigkeit kombiniert ist, ferner der blickparetische Nystagmus (beim Blick zur gelähmten Seite), der Blickrichtungsnystagmus als Zeichen einer Stammhirnläsion und der Nystagmus bei multipler Sklerose (Intentionstremor?).

3. Experimentelle Vestibularisuntersuchung

Schwindel kann ein sehr allgemeines Zeichen bei vielerlei Erkrankungen sein. Zur diagnostischen Differenzierung gehört eine Funktionsprüfung, die sich soweit wie möglich auf den peripheren Vestibularapparat beschränkt. Sie besteht darin, im Bogengang den für die Erregung der Cupula adäquaten Reiz zu erzeugen, nämlich eine Endolymphströmung. Die erzielte Erregung findet neben einer subjektiven Bewegungsempfindung ihren Ausdruck in dem objektiven Zeichen des vestibulären Nystagmus. Am einfachsten auszuführen und auszuwerten ist die Erregung der Cupula des *horizontalen* Bogenganges. Deshalb beschränkt sich die experimentelle Vestibularisprüfung meist hierauf, und zwar mit zwei Methoden.

a) **Rotatorische Prüfung:** Die Drehprüfung kommt den natürlichen Verhältnissen am nächsten. Hierzu braucht man einen Drehstuhl. Der Untersuchte sitzt möglichst entspannt so, daß der in der Drehachse fixierte Kopf um 30° nach vorn geneigt gehalten wird. Auf diese Weise wird eine wirklich horizontale Lage für den horizontalen Bogengang erreicht (Optimumstellung). Bei der Drehbeschleunigung tritt ein Nystagmus mit der schnellen Komponente zur Drehrichtung, nach dem Anhalten ein Nystagmus zur Gegenseite der Drehrichtung auf. Man kann mit entsprechender Einrichtung auch „unterschwellig" andrehen und beschleunigen, so daß es erst bei plötzlichem Anhalten zu einer relativen Endolymphströmung und zu vestibulärem Nystagmus kommt. Die utrikulopetale (ampullopetale) Strömung der Endolymphe löst einen in der Drehrichtung schlagenden, die ampullofugale einen im Gegensinn schlagenden Nystagmus aus. Da der rechte und linke Bogengang spiegelbildlich angeordnet sind, so tritt deshalb bei Beschleunigung oder Anhalten im einen Bogengang eine utrikulopetale, im anderen eine utrikulofugale Strömung auf. Beide zusammen lösen aber – eben wegen der spiegelbildlichen Anordnung – einen Nystagmus zur jeweils gleichen Körperseite aus. Die utrikulopetale Strömung stellt bei den horizontalen Bogengängen einen stärkeren Reiz dar als die utrikulofugale Strömung (vgl. Abb. 14).

Da der Nystagmus während der Drehbeschleunigung ohne besondere Hilfsmittel kaum quantitativ zu beurteilen ist, so wertet man im allgemeinen nur den zur Gegenseite der Drehungsrichtung schlagenden Nachnystagmus nach Anhalten aus. So erhält man mit der *Starkreizprüfung* (allmähliches Andrehen, dann plötzliches Anhalten nach im ganzen 10 Umdrehungen in 20 Sekunden) einen Nachnystagmus über 20–50 Sekunden Dauer von individuell verschiedener Schlagfrequenz und Amplitude.

Man findet nach plötzlichem Anhalten nicht nur einen einmaligen Nachnystagmus zur Gegenseite der Drehungsrichtung, sondern – nach dessen Abklingen und einer kurzen Pause – einen zweiten Nachnystagmus mit umgekehrter Schlagrichtung, der allerdings wesentlich schwächer ist.

Für die feinere Diagnostik und die Dokumentation kann man sich der *Elektronystagmographie* (ENG) bedienen. Durch Elektroden, die an den Schläfen angelegt werden, lassen sich die bei den Drehbewegungen des Auges auftretenden Spannungsänderungen des elektrischen Dipols zwischen Kornea und Retina ableiten und graphisch registrieren. Für diese Prüfung benützt man am besten einen elektrisch betriebenen, unterschwellig anlaufenden Drehstuhl oder dreht man lange völlig gleichmäßig.

Die große individuelle Schwankungsbreite von Dauer, Schlagfrequenz und Amplitude des Nachnystagmus erlaubt im wesentlichen nur einen Seitenvergleich des Nystagmus, jedoch keine sichere Aussage über die Erregbarkeit eines einzelnen Labyrinthes. Selbst bei völligem Ausfall eines Labyrinthes kommt es ja nach zentraler Kompensation schließlich wieder zu einem Drehnachnystagmus. Er wird durch ampullopetale und ampullofugale Strömung allein im gesunden Vestibularorgan ausgelöst. Es läßt sich dann nicht mehr sicher erkennen, welches der beiden Labyrinthe ausgefallen ist. Hierüber läßt sich nur dann etwas sagen, wenn man jedes Labyrinth einzeln reizt.

b) **Kalorische Prüfung:** Zur Einzelreizung der Sinnesendstelle im horizontalen Bogengang bedient man sich der bekannten physikalischen Tatsache, daß kalte Flüssigkeiten spezifisch schwerer sind als warme. Die anatomische Lage des horizontalen Bogenganges erlaubt es, ihn durch Einbringen von Wasser in den Gehörgang an einer begrenzten Stelle abzukühlen oder zu erwärmen. Stellt man durch Neigen des Kopfes um 60° nach hinten den horizontalen Bogengang senkrecht und spült den Gehörgang mit kaltem (27°) oder warmem (45°) Wasser, so kommt es bei Abkühlung von der exponierten Stelle des Bogengangs aus nach einer gewissen Latenzzeit zu einem Absinken, bei Erwärmen zum Aufsteigen der an der betreffenden Stelle befindlichen Endolymphe. Auf diese Weise entsteht eine Endolymphströmung im Bogengang, die auf die Cupula die genau

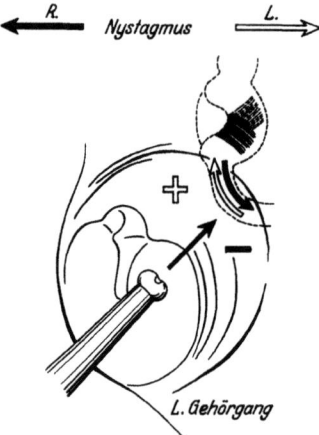

Abb. 15: Kalorische Vestibularisprüfung (Erklärung im Text).

gleiche Wirkung ausübt wie die Strömung bei positiver und negativer Beschleunigung. Bei Absinken entsteht eine utrikulofugale Strömung und ein Nystagmus zur Gegenseite des gespülten Ohres, bei Aufsteigen eine utriculopetale Strömung mit Nystagmus zur Seite des gespülten Ohres (Abb. 15).

Auf diese Weise lassen sich zwei wichtige Fragen klären, deren Beantwortung mit der Drehprüfung allein nicht zuverlässig möglich ist:

α) Sind beide Labyrinthe gleichgut erregbar, oder ist etwa gar ein Labyrinth unerregbar? Unerregbarkeit wäre möglich z. B. bei angeborener Mißbildung (auch mit Taubheit), nach Schädelbasisfraktur, bei Kleinhirnbrückenwinkeltumor und nach Übergreifen einer Mittelohrentzündung auf das Labyrinth. Schwächere Erregbarkeit gibt es bei Menièrescher Krankheit. Von Über- oder Untererregbarkeit beider Labyrinthe sollte man wegen der starken individuellen Streubreite nur mit großer Vorsicht sprechen.

β) Besteht ein Spontannystagmus, ein durch Lockerungsmaßnahmen aktivierbarer Nystagmus („Provokationsnystagmus") oder ein bei der Drehprüfung aufgefallenes Überwiegen des Nachnystagmus zu einer Seite, so kann geklärt werden, ob dies auf einer geringeren Erregbarkeit eines peripheren Vestibularorgans beruht oder auf der Nystagmusneigung zu einer bestimmten Seite.

Das heißt z. B.: Bei Nystagmusneigung nach rechts hat man mit Warmspülung des rechten Ohres und Kaltspülung des linken Ohres einen ausgiebigeren Reizerfolg als bei Warmspülung des linken und Kaltspülung des rechten Ohres. Richtungsüberwiegen des experimentellen Nystagmus kann sowohl zentral als auch peripher bedingt sein. Besteht ein Spontannystagmus, so klärt die kalorische Prüfung auch, ob er umkehrbar ist, ob z. B. ein nach rechts gerichteter Spontannystagmus durch Kaltspülung des rechten Ohres und Warmspülung des linken Ohres aufgehoben und statt dessen ein nach links gerichteter Nystagmus hervorgerufen werden kann. Eine solche Umkehrung beweist, daß das entsprechende Labyrinth „lebt".

Derartige Prüfungen sind besonders wichtig bei der Erstattung von Gutachten über die Folgen von Schädeltraumen, und zwar insofern, als sie manchmal die einzigen objektiven Grundlagen für die Beurteilung von Klagen über Schwindel liefern.

Zur Aufzeichnung benutzt man das von *Frenzel* entworfene Schema (Abb. 16).

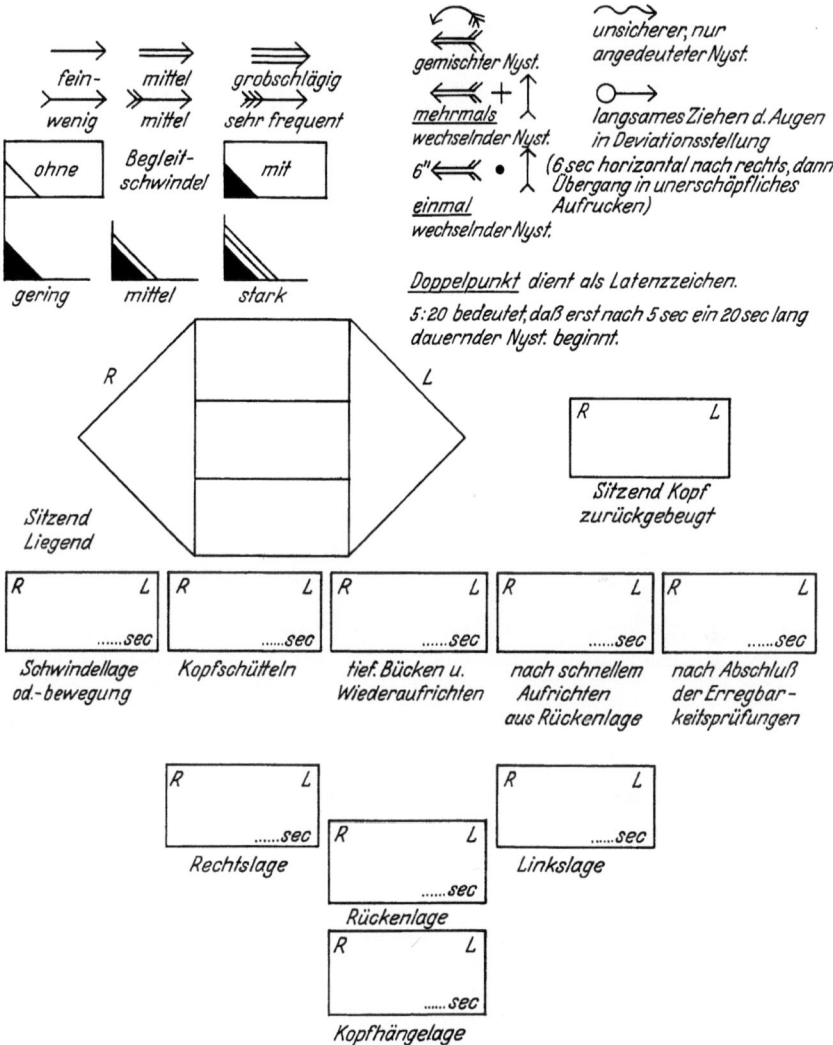

Abb. 16: Nystagmus-Schema nach *Frenzel*.

III. Erkrankungen der Ohren

A. Mißbildungen

1. Exzeßbildungen

Sie gibt es nur im Bereich des äußeren Ohres.

Ohrmuscheln können recht groß sein, ohne daß man sie deshalb als Mißbildung zu empfinden braucht. Sie werden erst als häßlich empfunden, wenn sie stark vom Kopf abstehen. Meist beruht das darauf, daß die normale Knickung nach hinten im Bereich der Anthelix fehlt. Man sollte solchen Ohrmuscheln durch plastische Korrektur ein natürliches Aussehen geben, bevor ihre Träger das Schulalter erreicht haben. Kinder im Rudel können grausam sein und einen Mitschüler mit abstehenden Ohren gelegentlich bis zum bedenklichen psychischen Trauma hänseln. Dem tragen manche Krankenkassen heute schon dadurch Rechnung, daß sie die Kosten für die Operation oder den zur Operation nötigen Krankenhausaufenthalt übernehmen, wenn der Arzt es ihnen nur richtig begründet.

Aurikularanhänge, meist vor dem Tragus sitzend, sind Überschußbildungen, die leicht entfernt werden können, wenn ihr Träger das wünscht.

Formanomalien der Ohrmuschel wie *Wildermuthsches Ohr, Darwinsches Spitzohr, Satyr-, Katzen-, Henkel-Ohr* sind klinisch ohne Bedeutung.

2. Hemmungsbildungen

a) Fisteln

Als Zeichen nicht ganz vollendeter Verschmelzung der embryonalen Ohrmuschelhöcker findet man gar nicht selten angeborene Ohrfisteln von $\frac{1}{2}$–1 cm Länge, deren stecknadelspitzenfeine Öffnung dicht vor dem Tragus oder vor der aufsteigenden Helix liegt. Auch wenn gelegentlich etwas Sekret erscheint, bestehen meist keine Beschwerden. Wenn allerdings durch Sekretstauung eine zystische Auftreibung entsteht, so sollte der Fistelgang sorgfältig exstirpiert werden, weil dann immer die Gefahr der Infektion und Abszeßbildung besteht.

Selten findet man als Rest der ersten Kiemenspalte Fisteln, die bis zum Rachen durchgehen.

b) Mikrotie und Anotie

Die wichtigste Hemmungsmißbildung zeigt sich durch Fehlen oder nur rudimentäre Ausbildung der Ohrmuschel an. Bei genauerem Zusehen findet man hier oft auch eine Stenose oder Atresie des äußeren Gehörganges und – entsprechend der gemeinsamen Entwicklung aus der 1. Kiemenfurche und dem 1. und 2. Kiemenbogen – Mißbildungen im Bereich des Trommelfelles und des Mittelohres. Derartige Mißbildungen sind besonders als Teil der möglichen Thalidomid-Schäden

Mißbildungen

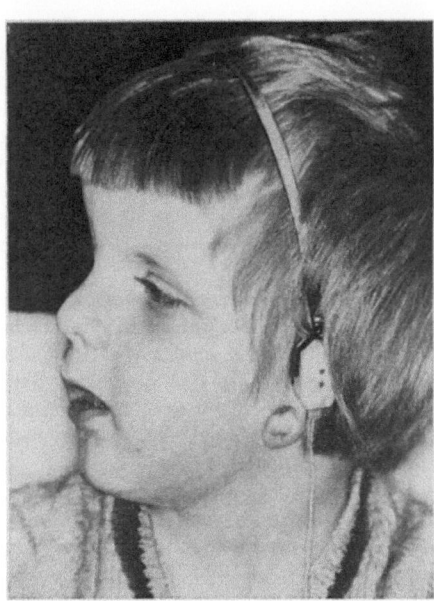

Abb. 17: Knochenleitungshörgerät bei Mißbildung im Bereich von Ohrmuschel, Gehörgang und Mittelohr.

bekannt geworden. Sie bewirken eine hochgradige Schalleitungsschwerhörigkeit, welche die ganze Skala der hörbaren Frequenzen oder vorwiegend deren tieferen Anteil betrifft. Ist die Störung beiderseitig, so muß möglichst früh (18. Lebensmonat bis spätestens zur Vollendung des 3. Lebensjahres) mittels Kinderaudiometrie (S. 30) der vorhandene Hörrest bzw. die Funktion des Innenohres abgeklärt werden.

Bei unzureichendem Schalleitungsgehör, aber ausreichender Innenohrleistung gibt man dem Kleinkind am besten ein Knochenleitungsgerät, damit es mit Hilfe seines Gehörs unter besonderer Schulung sprechen lernen und sich intellektuell entwickeln kann (Abb. 17). Die operative Herstellung des Gehörganges und der plastische Aufbau einer Schalleitungskette im Mittelohr ist schwierig, der Erfolg nicht sicher vorauszusagen, weil sich der Befund erst während der Operation genau aufklären läßt. Die Schwierigkeiten und Unannehmlichkeiten der Nachbehandlung machen es ratsam, derartige Operationen erst im 6. oder 7. Lebensjahr vorzunehmen – das aber auch nur bei beiderseitiger Mißbildung.

Mißbildungen des Innenohrs

Da das Innenohr sich aus dem äußeren Keimblatt abschnürt und frühzeitig voll ausgebildet ist – im Gegensatz zu den aus dem ersten Kiemenbogen und den angrenzenden Skeletteilen etwas später entstehenden mittleren und äußeren Ohrabschnitten – so treten vererbte oder nicht vererbliche angeborene Mißbildungen meist isoliert auf, und aus dem normalen otoskopischen Befund läßt sich keinerlei Schluß auf die zugrunde liegende Veränderung ziehen. Zu einer genaueren Diagnose kann auch nicht der audiologische Befund verhelfen. Immerhin hat die seit fast 100 Jahren betriebene Forschung und die klinische Erfahrung der letzten Dezennien verschiedene Typen der „*angeborenen*" *Innenohrschwerhörigkeit* kennengelernt:

Hereditäre Störungen. Man unterscheidet zwei Hauptformen:

α) Die **rezessiv vererbliche sporadische Taubheit** oder Innenohrschwerhörigkeit beruht auf einer schon bei der Geburt vorhandenen und dem Grade nach unveränderlichen Degeneration der Cochlea, der zu ihr gehörenden Nervenfasern und Ganglien sowie der zentralen Bahnen. Gelegentlich ist diese Form auch mit vestibulären Störungen, mit Retinitis pigmentosa und Schwachsinn vergesellschaftet. Am ehesten findet man diese Formen bei Verwandtenehen. Beide Elternteile können erscheinungsbildlich gesund sein.

β) Die **dominant vererbliche degenerative Innenohrschwerhörigkeit** wird meist erst während oder jenseits der Kindheit manifest. Auch hier besteht oder entwickelt sich eine Mißbildung der Schnecke mit Degeneration im Nerven- und Stützgewebe. Hier pflegt der Vestibularapparat intakt zu sein. Doch findet sich auch hier gelegentlich die Kombination mit Retinitis pigmentosa und Schwachsinn. Aufgefallen sind ferner Epicanthus, Iris-Heterochromie und weiße Stirnlocke (Waardenburg-Syndrom). Immer ist ein Elternteil schwerhörig oder taub.

Bei der **nicht-erblichen angeborenen Schwerhörigkeit** oder Taubheit kann man zwei Gruppen unterscheiden:

Bei den intrauterinen *pränatalen* Schädigungen spielen *Virusinfektionen* der Mutter die Hauptrolle. Am bekanntesten ist die Innenohrschädigung (neben Herzfehlern und Linsentrübung) durch *Röteln* der Mutter in der 4.–12. Schwangerschaftswoche.

Die wichtigsten *perinatal*, also in Zusammenhang mit der Geburt auftretenden Schäden sind die

Asphyxie (Frühgeburt, lange Geburtsdauer, Zangengeburt) und die

Erythroblastosis foetalis, die auf einer Blutgruppenunverträglichkeit beruht (Rhesusfaktor, seltener auch Inkompatibilität im ABO-System). Die Hörstörung entsteht hier wahrscheinlich durch zentrale Degeneration (Kernikterus). Das erste ikterische Kind (und sein Gehör) kann man zunächst nur durch Blutaustausch retten. Nach der ersten Geburt läßt sich jedoch bei der Mutter für die Zukunft Prophylaxe treiben. Man stellt bei der Mutter fest: 1. ob sie Antikörper gebildet hat, 2. ob sich fötale Erythrozyten in ihrem Blut befinden; ist das der Fall, so erhält die Mutter am 2. und 4. Tag nach der Geburt des 1. Kindes Anti-D-Globuline. Damit ist weiterem Unheil vorgebeugt.

B. Trauma

1. Ohrmuschel

Scharfe Verletzungen entstehen durch Schnitt, Biß, Riß oder Quetschung. Bei sofortiger exakter Wundversorgung nach chirurgischen Grundsätzen ist die Heilungstendenz gut. Sogar eine vollständig abgetrennte Ohrmuschel oder größere Teile derselben können wieder anheilen.

Othämatom: Die an der Ohrmuschel häufige Sonderform einer „stumpfen" Verletzung entsteht – typisch bei Ringkämpfern, Boxern und Kistenträgern – durch tangentiale Gewalteinwirkung. Hierbei löst sich die Haut-Perichondriumschicht vom Knorpel der Ohrmuschel, und in dem von Fasern durchzogenen Spaltraum entsteht ein Erguß von Blut und Gewebsflüssigkeit. Die nicht ganz korrekt als „Othämatom" bezeichnete Schwellung sitzt meist im oberen Drittel der Ohrmuschel (Abb. 18).

Therapie: Da es sich meist nicht um eine einheitliche flüssigkeitserfüllte Höhle handelt, nützen Punktion und Druckverband nur selten. Besser klappt man durch Haut-Knorpel-Inzision den Bezirk von der Rückseite der Ohrmuschel her auf, löffelt den sulzigen Erguß aus, entfernt den Knorpel, soweit er zerstört ist, und fixiert die Perichondralblätter mit durchgreifenden Nähten aufeinander. Wenn man nicht ganz steril arbeitet, kann es trotz Antibiotikagaben zur Infektion, Perichondritis und nachfolgender Verunstaltung der Ohrmuschel kommen.

Erfrierungen können direkt (3. Grad) oder über eine Perichondritis zur Verkrüppelung der Ohrmuschel führen. Vorbeugen ist hier die beste Therapie. **Verbrennungen** und **Verätzungen** können zwar mit Puder- oder Salbenverbänden

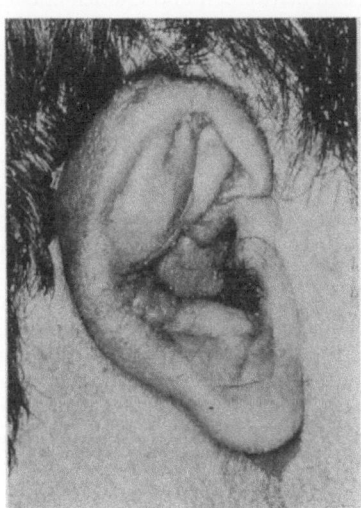

Abb. 18: Othämatom

behandelt werden. Doch scheint es fast noch besser, gar keine Medikamente auf solche Wundflächen zu bringen, sondern sie höchstens mit einem luftdurchlässigen sterilen Verband zu schützen.

2. Gehörgang

Direkte Verletzungen bringen sich die Patienten meist selbst bei durch Reinigungsversuche mit Strohhalmen, Zahnstochern, Haarnadeln usw. Nach Kontrolle des Trommelfells genügt der Schutz vor Infektion oder das Einlegen eines Antibiotika-Salbenstreifens zur Behandlung. Bei größeren Verletzungen oder Verätzungen besteht die Gefahr der Narbenstenose oder Atresie. Hier ist feste Tamponade über längere Zeit notwendig, evtl. durch ein durchbohrtes Kunststoffpaßstück nach Abheilen der Wunde.

Indirekte Verletzungen entstehen durch Stöße oder Fall auf das Kinn. Die dabei auftretende Fraktur der Kiefergelenkspfanne ist otoskopisch im vorderen Teil der knöchernen Gehörgangswand meist sichtbar. Dagegen ist die Beteiligung des knöchernen Gehörgangs bei Schädelgrundbrüchen oft charakterisiert durch eine vom Trommelfellrahmen meist hinten oben ausgehende Stufenbildung.

3. Trommelfell

Ebenso wie der Gehörgang kann auch das Trommelfell bei ungeeigneten Versuchen zum Ohrreinigen verletzt werden.

Eine typische, wenn auch nicht häufige Verletzung kann durch Funkenflug beim Schweißen und Gießen entstehen.

Die häufigste Trommelfellverletzung entsteht wohl durch die *Ohrfeige*. Es kommt dabei weniger auf die Kraft des geführten Schlages an als darauf, daß bei völligem Abschluß des Gehörgangs der in ihm entstehende Luftdruck das Trommelfell zerreißt. Das gleiche kann durch die Luftdruckwelle einer *Explosion* geschehen. Ob dabei der Druck oder der folgende Sog stärker wirkt, steht dahin. Jedenfalls kann auch durch Sog (Kuß) eine Perforation entstehen.

Bei der **traumatischen Trommelfell-Perforation** (es können auch mehrere sein) sieht man gewöhnlich unregelmäßig gezackte Ränder. Kleine Blutungen im Trommelfell umgeben gewöhnlich die Perforationsstelle (Abb. Taf. I e).

Therapie: Ist die Perforation nur klein, so kann man sich auf eine Infektionsverhütung durch steriles Abdecken des Gehörganges beschränken. Niemals ausspülen und möglichst wenig im Gehörgang manipulieren! Vor jeder Maßnahme eine möglichst genaue Hörprüfung machen! Ist die Perforation größer, sind am Defektrand lappige Trommelfellfetzen eingerollt, so wird der *Facharzt* versuchen, unter dem Mikroskop die Ränder wieder zu adaptieren und zu schienen. Das hat aber nur Sinn bei frischen Verletzungen. Im Laufe von 8–10 Tagen pflegen sich die Ränder glattzuziehen. Die Perforation sieht dann u. U. nicht mehr anders aus als die Perforation bei einer chronischen mesotympanalen Mittelohrentzündung. Nur die Blutspuren weisen zunächst noch auf das Trauma hin. Aber auch sie verschwinden allmählich, so daß man nach einiger Zeit allein auf Grund des otoskopischen Befundes keine Aussage mehr über das Zustandekommen des Defektes machen kann. Schon im Hinblick auf die Begutachtung eines etwa bleibenden Schadens ist ein genauer *Frühbefund* deshalb besonders wichtig.

4. Mittel- und Innenohr

a) Unmittelbare Verletzungen

Sie sind hier in Friedenszeiten nicht häufig. Der durch den Gehörgang bis ins Mittelohr fliegende glühende Metalltropfen mit Schädigung des Innenohres ist eine seltene Ausnahme. „Spielereien" von Laien ebenso wie technisch unzulängliche ärztliche Eingriffe bei der Entfernung von Fremdkörpern und bei Operationen können zu Luxation oder unbeabsichtigter Extraktion des Amboß, zu Stapesluxation, Fazialis- und Bogengangsverletzungen führen. Die klinischen Folgen können sein: Hörstörungen, Reizerscheinungen am Labyrinth oder Labyrinthausfall, Fazialislähmung, bei Infektion aus dem keimtragenden Mittelohr auch gefährliche endokranielle Komplikationen.

Auch *plötzliche hochgradige Luftdruckschwankungen* können im Mittel- und Innenohr zu Zerstörungen führen. Die Druckwelle einer **Explosion** kann neben Trommelfellzerstörungen auch zur Luxation von Gehörknöchelchen – vor allem des Amboß – führen. Dagegen ruft das **Knalltrauma** nur eine vorübergehende oder bleibende Innenohr-Schwerhörigkeit hervor. Handfeuerwaffen und Feuerwerkskörper sind in erster Linie die Verursacher solcher Knalltraumen. Das Trommelfell bleibt hierbei völlig intakt. Audiometrisch finden sich dabei Hörsenken besonders um c^5 (= 4096 Hz) herum.

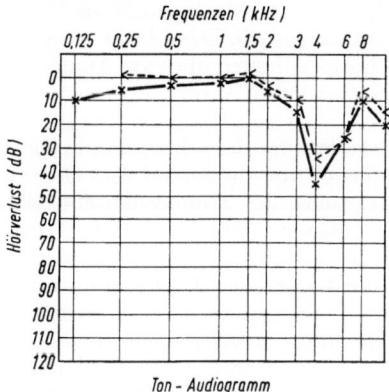

Abb. 19: Hörsenke (umschriebener Hörverlust) im Frequenzbereich um 4000 Hz. Typisches Frühsymptom beruflicher Schallschädigungen des Innenohres.

Das **chronische Lärmtrauma** ist die Berufskrankheit der Kesselschmiede, Motorenprüfer und (früher) des Bodenpersonals von Düsenflugzeugen. Die untere Schädigungsgrenze ist eine Schallstärke von 80 dB. Längere ununterbrochene Dauer des Geräusches über die Arbeitszeiten von Jahren hinweg und angeborene oder durch Ohrenerkrankung erworbene Disposition sind zusammenwirkende Faktoren. Im Anfang der Lärmarbeit erholt sich das Ohr gewöhnlich in der belastungsfreien Zeit. Allmählich aber entsteht eine bleibende Hörsenke zunächst um c^5 (Abb. 19). Diese kann sich im Laufe der Zeit zur Höhe und Tiefe hin so erweitern, daß ein ausreichendes „Sozialgehör" nicht mehr übrigbleibt.

Eine *Therapie* gibt es nicht, nur Prophylaxe. Die gefährdeten Arbeiter sollten einen Lärmschutz tragen. Zuweilen genügt Wachswatte (Ohropax), manchmal benötigt man eine Schallschutzkapsel. Leider wird meist kein ausreichender Gebrauch davon gemacht. Um höheren Graden von Hörstörungen möglichst zuvorzukommen, ist der Verdacht einer Lärmschwerhörigkeit meldepflichtig. Wenn sich keine andere Möglichkeit des Schallschutzes ergibt, so muß man zum Wechsel des Arbeitsplatzes raten. Bei bereits eingetretener hochgradiger Schwerhörigkeit kann man oft mit einem sorgfältig (sprachaudiometrisch) angepaßten Hörgerät noch gut helfen.

b) Mittelbare Verletzungen

Im Mittelohr- und Innenohrbereich gibt es sie vor allem bei den Schädelgrundbrüchen, hauptsächlich den latero-basalen Brüchen, welche das Felsenbein mit einbeziehen. Man unterscheidet im Hinblick auf die Schädigung des Ohres zwei Typen von Felsenbeinbrüchen:

Der häufige **Felsenbeinlängsbruch** (bei Querfrakturen der Schädelbasis) verläuft unter Umgehung des Labyrinthblockes meist am Vorderrand der Felsenbeinpyramide und durch das Paukendach. Dann biegt er in die Schläfenbeinschuppe um und erreicht den Gehörgang hinten oben am Annulus tympanicus. Hier kann er das Fazialisknie treffen und den Nerven verletzen. Das Innenohr wird also ausgespart (Abb. 20).

Die *Symptome* der Mitverletzung des Ohres sind in diesem Falle Austritt von Blut, bei Durazerreißung auch von Liquor aus dem Gehörgang. Bei Fehlen einer Ohrblutung sieht man zunächst das Trommelfell dunkelbläulich schimmern als Zeichen eines Hämatotympanons (Abb. Taf. I d). Blutaustritt in den Nasen-Rachen-Raum durch die Tube ist möglich. Im Falle der Trommelfellzerreißung, der Blutung in die Paukenhöhle oder der Luxation oder Fraktur von Gehörknöchelchen besteht eine Schalleitungsschwerhörigkeit. – Meist läßt sich die Fraktur auf dem Röntgenbild (nach *Schüller*) gut darstellen.

Therapie: Im Gegensatz zu den frontobasalen Frakturen (S. 111) kann man sich bei den laterobasalen Frakturen auch dann zunächst auf Abwarten und Infektabwehr beschränken, wenn Liquorfluß ohne sonstige Zeichen einer Komplikation besteht. Im Laufe von 8–10 Tagen pflegt mit Verklebung der Bruchspalten und

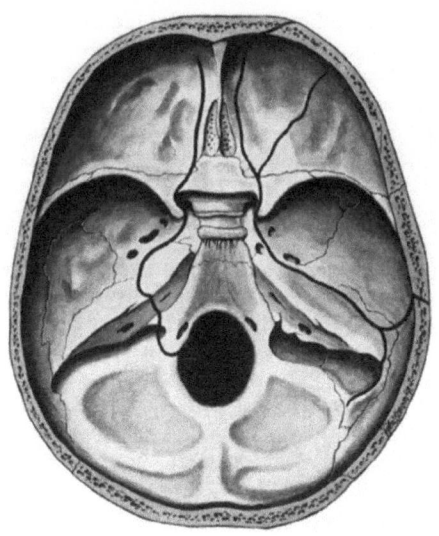

Abb. 20: Verlauf des Bruchspaltes bei Schädelbasisfraktur mit Querfraktur des Felsenbeins (links) und Längsfraktur entlang dem Felsenbein und durch das Paukendach (rechts).

der Dura der Liquorfluß aufzuhören. Falls die Gehörknöchelchen nicht verletzt sind, wird auch das Gehör wieder normal.

Die *Prognose* einer **Fazialislähmung** läßt sich überschlägig nach dem Zeitpunkt des Auftretens stellen: Eine sofort bei oder nach dem Unfall aufgetretene Lähmung beruht auf direkter Schädigung des Nerven durch Zerreißen oder Einspießen und Druck von Knochenfragmenten. Hier besteht wenig Aussicht auf spontane Erholung. Gewöhnlich zeigt auch die elektrische Untersuchung des Nerven bald Degenerationszeichen. Sobald der Allgemeinzustand es erlaubt, sollte man deshalb den Nerven an der Verletzungsstelle aufsuchen, dekomprimieren und notfalls getrennte Nervenenden wieder vereinigen. Das erfordert natürlich eine subtile Technik unter Benutzung des Operationsmikroskops.

Günstiger sind die Aussichten auf spontane Erholung bei den Lähmungen, die erst Stunden oder gar Tage nach dem Schädeltrauma auftreten. Hier muß ja die Kontinuität des Nerven erhalten geblieben und die Lähmung durch eine Kompression durch Blutung in den Fallopischen Kanal oder ein perineurales Ödem hervorgerufen worden sein. Mit Cortisonderivaten kann man zur Abschwellung helfen. Nur wenn sich nach 5-6 Wochen abwartenden Verhaltens keine Erholung oder wenn sich bei der elektrischen Untersuchung Degenerationszeichen einstellen, wird man auch in solchen Fällen operieren. Etwa 75% der Fazialislähmungen nach Schädelgrundbrüchen heilen bei konservativer Behandlung mit befriedigender Funktion aus. Elektrisieren und Massieren der Gesichtsmuskulatur ist während der Erholungszeit nützlich und notwendig, um die bindegewebige Degeneration der Muskulatur zu verhüten.

Der seltene **Felsenbeinquerbruch** (bei Längsfraktur der Schädelbasis) geht entweder durch den inneren Gehörgang oder durch den Labyrinthblock. Dementsprechend ist die *Symptomatik:* Man findet im ersteren Falle zwar bei der otoskopischen Untersuchung keine sichtbaren Veränderungen, jedoch bei der Hörprüfung je nach der Mitbeteiligung des VIII. und VII. Hirnnerven völlige Ertaubung und als Zeichen des Vestibularisausfalles Spontannystagmus zur Gegenseite, Abweichreaktionen zur Frakturseite und kalorische Unerregbarkeit. In knapp der Hälfte der Fälle besteht auch eine Sofortlähmung des N. facialis. Im Röntgenbild nach *Stenvers* läßt sich der Frakturspalt oft, aber nicht immer nachweisen.

Therapie: Eine spezielle Therapie gibt es nicht. Es besteht im allgemeinen keine Aussicht auf die Wiederherstellung des Gehörs, der Vestibularisfunktion oder des Fazialis. Geht allerdings der Querbruch nicht durch den inneren Gehörgang, sondern durch den Labyrinthblock, so ist die Fazialisverletzung manchmal operativ vom Ohr aus erreichbar. Zum Ausgleich einer durch die Fazialislähmung bedingten, durch Nervenplastik nicht behebbaren Entstellung lassen sich plastische Korrekturen im Bereich der mimischen Gesichtsmuskulatur ausführen. Die heftigen Begleiterscheinungen des Vestibularisausfalls in Form von Schwindel und Erbrechen bilden sich durch zentrale Korrektur des biologischen Regelsystems im Laufe von Wochen und Monaten zurück. – Der Grundsatz des zunächst konservativen Verhaltens des Hals-Nasen-Ohrenarztes bei den laterobasalen Schädelfrakturen findet eine Einschränkung in zwei Sonderfällen:

α) Besteht eine anhaltende stärkere Blutung aus dem Ohr, so ist die Verletzung des Sinus sigmoideus wahrscheinlich. Die Versorgung kann nur operativ erfolgen.

β) Wird von der Fraktur ein bereits infiziertes (eiterndes) Ohr betroffen, so besteht erhöhte Gefahr einer endokraniellen Komplikation, und man muß bereit sein, bei den geringsten gefahrdrohenden Zeichen den infizierten Herd weit freizulegen.

Im übrigen ist es selbstverständlich, daß auch bei stärkeren Zertrümmerungen, bei länger als 10 Tage dauerndem Liquorfluß und bei Spätmeningitiden oder Hirnabszessen nach Ohrfraktur operiert werden muß.

C. Cerumen und Fremdkörper des Gehörganges

Das **Cerumen** (Ohrschmalz) besteht aus abgestoßenen Epithelien, Haaren und Talg, deren Masse durch das Sekret der fälschlich als Ceruminaldrüsen bezeichneten großen Schweißdrüsen eine salbenartige Konsistenz erhält und normalerweise die Haut des äußeren Gehörgangsanteils in dünner Schicht bedeckt. Wahrscheinlich bietet es einen gewissen Schutz gegen Pilze und Bakterien. Normalerweise schiebt sich die oberste Schicht der Haut des Gehörganges wachsend gegen den Ausgang zu und nimmt dabei das auf ihr liegende Cerumen mit. An der freien Luft des Gehörgangseinganges trocknet es und bröckelt ab oder wird bei der täglichen Wäsche entfernt. Dringt man bei Reinigungsversuchen mit der gerollten Handtuchspitze, Wattestäbchen, Ohrlöffeln, Bleistiften usw. aber tiefer in den Gehörgang ein, so schiebt man leicht das bereits in die Nähe des Ausgangs gelangte Cerumen wieder zurück und stapelt es bei immer wiederholter Manipulation in der Tiefe an. Außerdem reizt man dadurch die Haut zu verstärkter Abstoßung – von kleinen Verletzungen ganz abgesehen. Auch anatomische Besonderheiten des Gehörgangslumens können bewirken, daß sich die abgestoßenen Massen nicht von selbst entfernen, sondern im Bereich des äußeren, von Haut mit allen Anhangsgebilden überzogenen Gehörgangsteiles liegen bleiben. Das gilt besonders für ältere Männer, deren Knäueldrüsen nicht mehr genügend Sekret zur Bindung der abgestoßenen Hautteile aufbringen, und deren Haare hier, wie am Naseneingang, kräftiger zu sprießen pflegen und die Ausstoßung des Cerumens behindern.

Solange der Gehörgang noch nicht völlig verschlossen ist, merkt der Träger nichts von der Cerumenanhäufung. Kommt aber beim Waschen oder Baden auch nur ein Wassertropfen in den Gehörgang und verschließt einen Restspalt zwischen Ceruminalpfropf und Gehörgangswand, so tritt auf diesem Ohr plötzlich „Taubheit" und womöglich noch Ohrensausen auf. In die Tiefe des knöchernen Gehörgangsteiles gelangt der Ceruminalpfropf nie von selbst, sondern meist bei ungeeigneten Reinigungsversuchen.

Therapie: Die Entfernung des Ceruminalpfropfes geschieht bei normalem Trommelfell durch Ausspülen mit körperwarmem Wasser. Der Strahl wird mittels einer Spritze mit stumpfen Ansatz hinten oben gegen die Gehörgangswand gerichtet, bis sich das Wasser am Pfropf vorbeigearbeitet hat und mit vis a tergo den Pfropf herausbefördert. Bei großen und harten Pfröpfen dauert das gelegentlich recht lange. Wenn es nicht sehr eilt oder der Patient empfindlich ist (Kinder!), weicht man am besten einen solchen Pfropf durch mehrmaliges Eintröpfeln von 3%igem Wasserstoffsuperoxyd, 1%iger Sodalösung oder „Cerumenex" auf.

Gibt der Patient an (man muß ihn immer danach fragen!), daß er ein Loch im Trommelfell habe, so muß der Pfropf vom Facharzt(!) instrumentell entfernt werden. Das gleiche gilt für sehr harte Pfröpfe aus Epithel, die sich nicht aufweichen lassen.

Die häufigsten **Fremdkörper** sind Glasperlen, Erbsen oder ähnliche runde Dinge, die Kinder sich selbst oder gegenseitig in die Ohren stecken. Meist kann man sie leicht ausspülen. Niemals sollte der Nichtfacharzt versuchen, solche kugeligen Fremdkörper mit Instrumenten zu entfernen. Oft genug schon sind sie nur weiter in die Tiefe gebracht worden, und Verletzungen des Trommelfells und im Mittelohrbereich, ja sogar am Innenohr mit tödlichem Ausgang sind entstanden. Dagegen können Fremdkörper wie Strohhalme oder abgebrochene Zweiglein, die unbeabsichtigt bei einem plötzlichem Sturz oder bei Reinigungsversuchen im Gehörgang steckengeblieben sind, mit feiner Pinzette oder Kornzange gefaßt und herausgezogen werden. Geraten kleine fliegende Insekten in den Gehörgang und verursachen ein quälendes Rumoren mit Juckreiz, so wende man das Ohr zum Licht und ziehe die Ohrmuschel nach hinten oben. Findet das Insekt dann nicht hinaus, so muß man es in Wasser oder Öl ertränken und dann ausspülen. Das letztere gilt auch für Fliegenmaden, die sich unter schlechten hygienischen Verhältnissen einschleichen und am Trommelfell festbeißen können.

D. Entzündungen

1. Äußeres Ohr

Das **Erysipel der Ohrmuschel** entsteht meistens im Anschluß an kleine Verletzungen, insbesondere Kratzwunden bei juckendem Gehörgangsekzem. Plötzlicher hoher Fieberanstieg macht bei bestehender Mittelohreiterung die Abgrenzung von otitischen Verwicklungen so lange schwierig, bis die charakteristische scharf abgegrenzte Rötung die Diagnose sichert.

Therapie: Wie die meisten Streptokokkeninfekte klingt das Erysipel im allgemeinen in 3–6 Tagen auf einen kräftigen Penicillinstoß ab. Örtlich sind Umschläge mit stark verdünntem Alkohol empfehlenswert.

Die **Perichondritis der Ohrmuschel** kann sich ähnlich wie das Erysipel nach Verletzungen entwickeln. Dazu gehören auch solche bei plastischen Operationen im Bereich des äußeren Ohres. Häufige Ursachen sind die Infektion von Othämatomen sowie Erfrierungen und Verbrennungen, soweit sie zur Geschwürsbildung führen.

Therapie: Nur bei leichteren Infektionen kann man sich auf Antibiotica und Alkoholumschläge oder Corticoid-Antibioticum-Salbenverbände beschränken. Bei Geschwürsbildung und bei Einschmelzung des Knorpels sind breite Inzisionen und Ausräumung der nekrotischen Knorpelteile notwendig, und zwar frühzeitig, um eine spätere Verkrüppelung der Ohrmuschel möglichst zu verhüten.

Die **Chondrodermatitis nodularis helicis** ist eine sehr schmerzhafte Krankheit, deren Erscheinungsbild ein reiskorngroßes gelbweißes meist solitäres Knötchen im oberen Helixanteil ist (Abb. 21). Die Schmerzhaftigkeit (die meist männlichen Patienten „können auf diesem Ohr nicht schlafen") erlaubt schon anamnestisch die Unterscheidung vom schmerzlos beginnenden Ohrmuschelkarzinom. Die Histologie zeigt in chronisch-entzündlicher Umgebung einen Hornpfropf mit degenerativen Veränderungen im Knorpel.

Therapie: Exzision.

Der **Gehörgangsfurunkel**, die Otitis externa circumscripta, ist die häufigste Form der Gehörgangsentzündung. Ihre Grundlage ist die Entzündung eines Haarbalgfollikels durch Eindringen von Bakterien, meist Staphylokokken, begünstigt durch kleine Verletzungen, die z. B. bei unzweckmäßigen Reinigungsversuchen entstehen. Sie kann nur im knorpeligen Anteil des Gehörgangs entstehen, weil es nur hier Haare gibt. Aus der Follikulitis wird durch Abszedierung der Furunkel. Von vornherein können auch mehrere Furunkel entstehen und schließlich zu einem „Abszeß" zusammenfließen. Schon der Beginn der Krankheit kann recht schmerzhaft sein, auch wenn der Oberfläche der Gehörgangshaut noch nichts anzusehen ist. Die befallene Stelle ist dann nur an der besonderen Berührungsempfindlichkeit erkennbar, und Druck auf den Tragus oder

Entzündungen

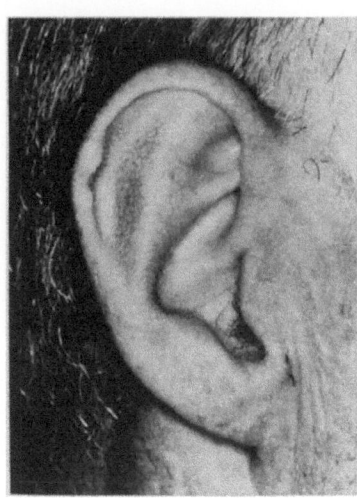

Abb. 21: Chondrodermatitis nodularis helicis (ausnahmsweise 2 Knötchen).

Ziehen an der Ohrmuschel ist schmerzhaft. Im Laufe von 3–5 Tagen entsteht gewöhnlich eine Vorwölbung, auf deren Kuppe der gelbliche nekrotisch werdende Gewebspfropf sichtbar wird. Mit Abstoßung oder Entfernung des gut demarkierten Pfropfes ist dann die schmerzhafte Entzündung an dieser Stelle beendet.

Die örtlich begrenzten Entzündungsvorgänge sind oft begleitet von einem kollateralen Ödem, das den Gehörgang ganz zuschwellen läßt und zum Verstreichen der retroaurikulären Falte führt. Die Ohrmuschel kann geradezu abstehen, besonders wenn sich der retroaurikuläre Lymphknoten an der Entzündung beteiligt. Besteht nebenher noch eine Mittelohreiterung, so muß man an die Möglichkeit einer Mastoiditis denken (Differentialdiagnose s. S. 62). Bei einem Tragus-Abszeß pflegt sich die Schwellung auch nach vorn über die Wange fortzusetzen. Das Ödem oder die Infektion kann ferner durch die Santorinischen Spalten (S. 13) in die Parotis eindringen und zur Entstehung eines Parotis-Abszesses führen. Durch Einbeziehung der Umgebung des Kiefergelenkes wird das Mundöffnen beeinträchtigt und das Kauen schmerzhaft.

Therapie: Am besten läßt man den Furunkel reifen und zur Spontanheilung kommen. Nur bei hochgradiger Schwellung sind Antibiotika indiziert. Manipulationen im Gehörgang bringen die Gefahr der Infektion weiterer Haarbalgdrüsen. Man sucht dieser Gefahr zu begegnen, indem man nach sanfter Reinigung einen Streifen mit Antibiotika-Salbe vorsichtig einlegt. Alkoholstreifen können abschwellend und damit schmerzlindernd wirken. Objektiv und subjektiv wird der Ablauf der Entzündung beschleunigt durch äußere Wärmebehandlung (feuchtwarme Leinsamenumschläge, Sollux-, Infrarot- oder Mikrowellenbestrahlung). Man kann im übrigen nicht darauf verzichten, kräftig schmerzlindernde Mittel zu geben. Nach Abklingen der Entzündung muß nach besonderen Ursachen geforscht werden: juckendes Ekzem, das zum Kratzen Veranlassung gab, oder bisher unauffällige, gering absondernde Mittelohrentzündung als Infektionsquelle. Häufig rezidivierende Furunkel wecken den Verdacht auf Diabetes.

Unter **Otitis externa diffusa** versteht man sowohl die ekzematöse wie die phlegmonöse Entzündung. Beide Formen können sich mischen.

Das **Ekzem,** dessen Problematik im dermatologischen und im pädiatrischen Abschnitt näher geschildert ist, tritt am äußeren Ohr in zwei klinischen Formen in Erscheinung, die sich auch beim selben Individuum nebeneinander finden können:
als *nässendes Ekzem* mit teils dünnflüssiger oder mehr dickflüssiger Exsudation mit Neigung zu Borkenbildung oder
als *trockenes Ekzem,* dessen objektives Hauptcharakteristikum die Schuppenbildung ist. Diese kann so stark sein, daß der Gehörgang verstopft und eine Schallleitungsschwerhörigkeit verursacht wird. Befallen werden kann sowohl die Ohrmuschel und besonders die retroauriculäre Falte wie der Gehörgang, manchmal im Rahmen einer ekzematösen Erkrankung auch an anderen Hautstellen, manchmal isoliert. Das leitende subjektive Symptom ist der *Juckreiz*, der besonders bei der trockenen neurodermitischen Form außerordentlich quälend sein kann. Diesen Juckreiz bekämpft man örtlich am besten mit kortikoidhaltiger Salbe (z. B. Sermaka N), allgemein mit einem Antihistaminikum (z. B. Fenistil-Tabletten).

Die **phlegmonöse Entzündung** ist seltener als das recht häufige Ohrekzem. Sie kann sich aber infolge Infektion (Impetiginisierung) durch Kratzen und ähnliches auf dem Boden eines Ekzems entwickeln, besonders wenn eine Mittelohrentzündung bakterienhaltiges Sekret liefert. Manchmal geht die Infektion auch von der Wunde eines zu Schmuckzwecken durchstochenen Ohrläppchens aus. Im allgemeinen sind zwar nur die oberen Schichten der Haut befallen, doch kann der Prozeß auch auf den Knochen übergreifen. Besonders in diesen letzteren Fällen füllt sich dann der Gehörgang mit breiig fötiden Massen, einer Mischung von abgestoßenen Epithelien, zu Grunde gegangenen Knochenbestandteilen, Eiter und Bakterien.

Die *Therapie* besteht in täglichem vorsichtigen Ausspülen und Einbringen von Antibiotika-Salbenstreifen. Nach Abheilung muß gewöhnlich der Juckreiz noch eine Zeitlang behandelt werden (s. oben). Man soll solche Patienten davon abhalten, in gesunden Zeiten etwa Watte in den Ohren zu tragen (wozu sie gewöhnlich neigen).

Die **tuberkulöse Entzündung** spielt sich am ehesten am Ohrläppchen ab (Ohrringe!). Sie ist selten geworden.

Die **diphtherische Gehörgangsentzündung** findet sich ebenfalls sehr selten bei chronischer Mittelohreiterung.

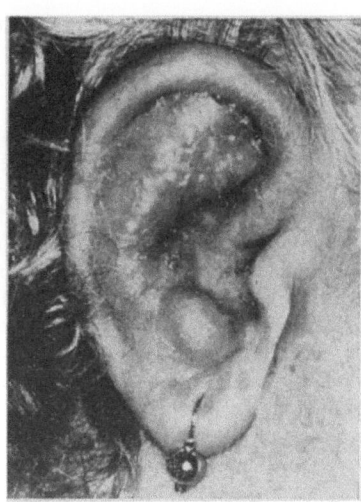

Abb. 22: Zoster oticus.

Pilzerkrankungen des Gehörgangs können zu Juckreiz, ja zu starken Schmerzen führen. Am ehesten in feuchtem Milieu, hauptsächlich in den großen Höhlen der nach altem Verfahren radikaloperierten und nicht trocken gewordenen Ohren nistet sich ein Aspergillus ein. Der Gehörgang sieht dann je nach Art des Pilzrasens aus wie mit gelblichem (A. flavus), grünlichem (A. fumigatus) oder schwarzem (A. niger) Puder bestreut. Mit der Lupe lassen sich die feinen Härchen mit Endkolben gut erkennen, wenn nicht der ganze Rasen durch Sekret in eine Schmiere verwandelt ist. In erscheinungsbildlich gesunden Ohren sieht man solche Pilzerkrankungen seltener.

Therapie: Gewöhnlich läßt sich der Pilzrasen im ganzen ausspülen. Danach läßt man 2 Tage lang mehrfach 5%igen Salizylspiritus einträufeln, um das Milieu zu ändern. Dann legt man 4–5 Tage lang Gantrisin-Streifen (aus der Ampulle getränkt) ein. Gut wirksam ist auch das Einbringen folgender Lösung:
Nipagin 1,0, Nipasol 0,5, Spiritus dil. 1,0, Glycerini ad 10,0.

Herpes zoster oticus: Wenn sich im Anschluß an eine Störung des Allgemeinbefindens mit Fieber kleine Herpesbläschen an der Ohrmuschel und am Gehörgangseingang zeigen (Abb. 22), so geht das oft einer Reihe von anderen Erscheinungen voraus: Trigeminusneuralgie, Schwerhörigkeit mit Ohrensausen bis zur Ertaubung, Gleichgewichtsstörungen mit Schwindel, Fazialisparese. Es handelt sich um eine Erkrankung des Ganglion Gasseri, der Ganglien des N. cochlearis, vestibularis und des Ganglion geniculi N. facialis. Sie wird hervorgerufen durch das neurotrope Zostervirus, das mit dem Varizellenvirus praktisch identisch ist. Die oft nur sehr flüchtige Bläschenerkrankung am äußeren Ohr bedarf gewöhnlich keiner Behandlung. Die übrigen Erscheinungen sind vorerst kaum zu beeinflussen, die Behandlung ist daher nur symptomatisch.

2. Entzündungen des Mittelohres

a) Tubenverschluß und Mittelohrkatarrh

Zur korrekten Schallübertragung muß im Mittelohrraum der gleiche Luftdruck vorhanden sein wie im Gehörgang. Da die Mittelohrschleimhaut dauernd Sauerstoff oder Luft resorbiert, würde ein Unterdruck im Mittelohr mit Einziehung des Trommelfells und Stellungsänderung der Gehörknöchelchen entstehen, wenn nicht immer wieder Luft nachgeführt würde. Das geschieht in der Tat durch die Tuba Eustachii. Diese öffnet beim Schlucken und Gähnen mit Hilfe der M. levator und tensor veli palatini ihren gewöhnlich verschlossenen pharyngealen Abschnitt und läßt dabei Luft hindurchtreten. Ändert sich der äußere Luftdruck schnell (Paßfahrt, Liftfahrt in Hochhäusern), so „fahren die Ohren zu" und müssen durch Schlucken oder Gähnen wieder „geöffnet" werden. Geht das nicht auf diese Weise, so kann man durch den Valsalvaschen Versuch Luft mit Gewalt vom Nasen-Rachen-Raum her einpressen: Nach Reinigung jeder Nasenseite durch Schneuzen unter Zuhalten je *eines* Nasenloches macht man dasselbe mit Zuhalten *beider* Nasenlöcher. Dann fährt die Luft „in die Ohren". Etwa in die Tube eingedrungene kleine Schleimteilchen oder Bakterien werden normalerweise durch den pharynxwärts gerichteten Strom der Flimmerhaare schnell wieder zurückbefördert. Dieser natürliche Luftdruckausgleich kann durch Prozesse im Nasen-Rachen-Raum oder in der Tube selbst behindert oder ganz blockiert werden. Man erkennt diesen Zustand am Bilde der *Trommelfelleinziehung* (Abb. Taf. I b und d): Mit dem Trommelfell wird der Hammergriff nach medial gezogen und um eine Achse unterhalb des kurzen Fortsatzes gedreht. Hierdurch ändert sich seine normalerweise scheinbar um etwa 45° zur Horizontalen und Vertikalen geneigte Stellung mehr zur Horizontalen, der Umbo tritt nach hinten oben, die Spitze des vorn unten befindlichen dreieckigen Reflexes tritt vom Umbo zurück. Der über dem Drehpunkt gelegene kurze Hammerfortsatz tritt nach lateral vorn heraus, manchmal geradezu rabenschnabelbildlich, und läßt in extremen Fällen in der Gegend des hinteren Grenzstreifens eine „hintere Falte" entstehen, unter welcher der Hammergriff nahezu verschwinden kann. Mit dem Hammer ändern natürlich auch der mit ihm verbundene Amboß und der Steigbügel ihre Stellung.

Die subjektiven *Symptome* dieses Zustandes sind eine Empfindung, als wenn Watte im Ohr oder ein Vorhang vor dem Ohr sei. Ein Druckgefühl kann sich über den ganzen Kopf oder die betroffene Seite verbreiten. Es besteht eine Schallleitungsschwerhörigkeit. Beim Weberschen Versuch wird bei einseitigem Befall zum schwerhörigen Ohr lateralisiert.

Die *symptomatische Therapie* ist, was diesen Zustand betrifft, theoretisch sehr einfach: Man braucht nur den Druckausgleich herbeizuführen. Gelingt das dem Patienten nicht selbst durch den Valsalvaschen Versuch, so benutzt der Arzt dazu den von *Politzer* angegebenen Ballon: Die Olive des Gummiballons wird in das Nasenloch der schwerhörigen Seite gesetzt, das andere Nasenloch zugehalten. Der Patient soll „Kuckuck" sagen oder schlucken, schließt dabei durch Heben des Gaumensegels den Nasen-Rachen-Raum ab – und in diesem Augenblick drückt der

Arzt (nicht allzu heftig!) auf den Ballon. Das Eintreten der Luft vom Nasen-Rachen-Raum aus in das Mittelohr kann als leichtes Anschlagen durch einen in den Gehörgang mit Olive eingesetzten Hörschlauch vom Arzt mitgehört werden. Läßt sich so nicht durchkommen, so kann der Facharzt durch den unteren Nasengang einen gebogenen Katheter in das pharyngeale Ostium der Tube einführen und hierdurch Luft einblasen. Bei normal weiter Tube läßt sich dabei ein ganz weiches Blasen, bei Stenose ein zischendes Geräusch abhören. – Damit ist zwar fürs erste geholfen. Auf die Dauer aber kann man eine bleibende Schwerhörigkeit nur verhindern, wenn man die Ursache des Tubenverschlusses beseitigt.

Kausale Therapie: Bei *Kindern* ist die häufigste Ursache des Tubenverschlusses ein Katarrh des Nasen-Rachen-Raumes, unterhalten durch eine große Rachenmandel (adenoide Vegetationen) und durch häufige Gaumenmandelentzündungen mit Hypertrophie der Tonsillen. In Zusammenhang damit stehen oft auch Nasen-Nebenhöhlenkatarrhe oder gar Bronchitis (Sinubronchiales Syndrom). Solche Kinder fallen schon durch „adenoiden Habitus" (S. 156), durch dauernd offenen Mund und nächtliches Schnarchen auf (s. S. 156). Die Behandlung der Grundkrankheit (Adenotomie, evtl. Tonsillektomie, Behandlung des Nasen-Nebenhöhlenkatarrhs) und ein- oder mehrmaliges Politzern pflegen auch die Hörstörung und die damit gar nicht selten zusammenhängenden schlechten Schulleistungen zu bessern.

Erfolgt keine zweckmäßige Behandlung – das gilt übrigens für jedes Lebensalter – so besteht die **Gefahr eines chronischen Mittelohrkatarrhs.** Zwei Vorgänge können dann die Ursache einer trotz Tubendurchblasung immer wieder auftretenden oder gar fixierten Trommelfelleinziehung mit Schwerhörigkeit sein:

1. Bei der Einziehung des Trommelfells durch Unterdruck verkürzt sich der M. tensor tympani, der am Hammergriff ansetzt. Dauert die Einziehung länger, so ist die *Muskelverkürzung* schwieriger zu beseitigen – ähnlich wie die Verkürzung des M. biceps bei einem mehrere Wochen lang in Winkelstellung eingegipsten Arm. Wird durch Politzern ein Luftdruckausgleich oder ein Überdruck im Mittelohr erzielt, so tritt zwar für den Augenblick das Trommelfell in seine normale Stellung, wird aber dann von dem verkürzten Muskel wieder retrahiert. Dieser Vorgang ist die einzige Berechtigung für die Anwendung der sog. Trommelfellmassage, bei der mit einer Luftdruckpumpe das Trommelfell vom Gehörgang aus in schnellem Wechsel mit relativ großer Amplitude bewegt und dabei auch der M. tensor tympani gestreckt wird. Das hat aber natürlich nur Sinn, wenn das Trommelfell noch frei beweglich ist.

2. Wenn es beim Mittelohrkatarrh zu Substanzdefekten der Schleimhaut oder zu einem Erguß kommt, so besteht die Gefahr der *Narbenbildung* zwischen dem retrahierten Trommelfell und der Promontorialwand oder zwischen den Gehörknöchelchen (Adhäsivprozeß). Dadurch wird die Beweglichkeit des Trommelfells und der Gehörknöchelchen erheblich eingeschränkt. Eine Lösung der Narben mit der Methodik der Mikrochirurgie ist wenig aussichtsreich, weil sich wieder neue Narben bilden würden. Man muß dem also von vornherein vorbeugen.

In manchen Fällen sieht man durch das retrahierte Trommelfell hindurch einen *Erguß im Mittelohr*. Warum dieser entsteht, ist nicht in allen Fällen klar. Wahrscheinlich ist der Tubenverschluß eine Grundbedingung, denn man findet bei dem Erguß, von dem hier die Rede ist, immer ein retrahiertes Trommelfell. Man spricht deshalb auch von Hydrops ex vacuo. Das schließt aber nicht aus, daß auch entzündliche Vorgänge in der Tuben- und Paukenschleimhaut eine Rolle spielen. Doch scheint eine Bakterieneinwanderung in die Paukenhöhle so gut wie nie von selbst stattzufinden. Deshalb spricht man zur Unterscheidung vom eitrigen Exsudat der Otitis media gern von einem Transsudat.

Für die Heilung kommt alles darauf an, die Anwesenheit eines Transsudates frühzeitig zu diagnostizieren. Das ist dann leicht, wenn es gelblich durch das normalerweise perlmuttgraue Trommelfell hindurchschimmert. Meist befindet sich das Transsudat in der unteren Trommelfellhälfte und läßt einen haarfeinen dunklen Flüssigkeitsspiegel erkennen. Dieser zieht sich dank der Kapillarkraft am unteren Ende des fast auf das Promontorium gezogenen Hammergriffes zeltförmig hoch (Abb. Taf. I b). In anderen Fällen ist das Transsudat farblos, füllt die ganze Pauke aus und ist deshalb mit dem Auge zunächst nicht zu erkennen, sondern nur nach der Anamnese und der erheblichen Schalleitungsschwerhörigkeit zu vermuten. Bläst man aber Luft durch die Tube ins Mittelohr, so wird zwar das Gehör nur wenig gebessert, doch wird der Erguß mit Luftblasen durchsetzt, die durch das Trommelfell zu sehen sind. Ihre Beobachtung ermöglicht die richtige Diagnose und Behandlung (Abb. Taf. I c).

Die *Therapie* muß vor allem in der Entfernung des Ergusses bestehen. Von selbst fließt er höchstens bei kleinen Kindern durch die noch kurze Tube ab. Bei Erwachsenen würde er immer mehr eindicken, dadurch immer schwerer zu entfernen sein und schließlich bindegewebig organisiert werden. Mit allgemeinen Maßnahmen wie Schwitzen usw. ist das Transsudat nicht zur Resorption zu bringen. Der Facharzt wird deshalb nicht zögern, den Erguß abzupunktieren oder eine Parazentese zu machen, durch Politzern das Transsudat aus dem Mittelohr zu entfernen und aus dem Gehörgang abzusaugen oder abzutupfen.

Das ist aber nur der erste Teil der Therapie. Vor allem kommt es darauf an, das Grundleiden zu beseitigen, um Rezidive zu verhüten. So einfach das bei Entzündungen des Nasen-Rachen-Raumes oder der Nebenhöhlen scheint, so schwierig kann das in anderen Fällen sein. Manchmal führt das Vorhandensein eines Transsudats im Mittelohr zum Auffinden eines im Nasen-Rachen-Raum wachsenden malignen Tumors, der die Tubenventilation behindert. Dessen Behandlung dauert immer längere Zeit, während der eine Tubenlüftung vom Epipharynx aus nicht möglich ist. Man kann dem Patienten dann so helfen, daß man eine *Parazentese* macht, das Transsudat entfernt und unter sterilen Kautelen in die Parazenteseöffnung ein am Ende gewulstetes Kunststoffröhrchen einbringt, das den Luftdruckausgleich vom Gehörgang aus ermöglicht und auf diese Weise die erneute Entstehung eines Hydrops ex vacuo verhindert. Bei beiderseitiger Mittelohrerkrankung wird durch Beseitigung der Hörstörung damit der Patient auch von der sprachlichen Isolierung erlöst, die ihn sonst während der ohnehin strapaziösen und langwierigen Behandlung des Epipharynxtumors durch Operation und Bestrahlung zusätzlich sehr zu deprimieren pflegt.

Es gibt aber auch rezidivierende Tubenmittelohrkatarrhe aus anderer Ursache, denen vorerst schlecht beizukommen ist. Hierzu gehören die angeborene Gaumenspalte mit Funktionsstörung der Mm. levator und tensor veli palatini einerseits, und andererseits eine offenbar konstitutionelle Disposition zu solchen Katarrhen, die man mangels einer besseren Erklärung nur als exsudative Diathese oder allergische Reaktionsbereitschaft bezeichnen, aber nicht ändern kann. In diesen Fällen kann man sich nur bemühen, durch immer erneute symptomatische Behandlung dem Adhäsivprozeß mit seiner Schwerhörigkeit vorzubeugen.

Das **Klaffen der Ohrtrompete** als Gegenstück des Tubenverschlusses ist im Hinblick auf die Ätiologie noch nicht aufgeklärt. Den Patienten dröhnt jeder Schritt im betroffenen Ohr, sie vernehmen ihre eigene Sprache so laut, daß sie sich zu sprechen scheuen. Die Laute m und n, bei denen das Gaumensegel den Nasen-Rachen-Raum nicht abschließt, werden beim Sprechen als besonders unangenehm tönend empfunden. In echten Fällen dieser sog. *Autophonie* kann man die Sprache des Patienten mit dem Hörschlauch aus dem Gehörgang abhören. Nicht immer, aber gelegentlich sieht man das Trommelfell sich im Rhythmus der Atmung bewegen. Merkwürdigerweise verschwindet die Autophonie bei tiefem Bücken oder schon im Liegen.

Als *Therapie* könnte man daran denken, das pharyngeale Ostium der Tube durch Einspritzen von gewebsfreundlichem Kunststoff (Teflon) unter die Schleimhaut zu verengern. Aber das brächte Gefahren für das Gehör, wie sie bei der Besprechung des Tubenverschlusses genannt wurden. Zum Glück scheint die seltene Störung in der Regel auch ohne besondere Behandlung meist wieder zu verschwinden.

Akute Mittelohrentzündung (Otitis media acuta)

Im Gegensatz zum einfachen Tubenmittelohrkatarrh ist die akute Mittelohrentzündung die Folge einer Invasion von Bakterien oder Viren in das Mittelohr. Die häufigsten *Erreger* sind hämolysierende Streptokokken, seltener sind hämolysierende Staphylokokken. Im Kindesalter findet man öfter Pneumokokken vom Typ I und II, bei älteren Menschen gelegentlich den Pneumococcus vom Typ III, der die Ursache einer besonderen Verlaufsform zu sein pflegt (S. 68).

Theoretisch können die Infektionserreger auf *3 Wegen* in das Mittelohr gelangen: durch die *Tube*, auf dem *Blutweg* und *vom Gehörgang* aus (falls eine Trommelfellperforation schon besteht oder bei Gelegenheit einer Trommelfellverletzung). In der ganz überwiegenden Mehrzahl der Fälle erfolgt die Einwanderung der Keime *durch die Tube*.

Auf die Infektion reagiert die Schleimhaut nicht nur des Mittelohres im engeren Sinne, sondern auch das Mukoendost sämtlicher Nebenräume des Mittelohres, soweit sie von Schleimhaut ausgekleidet sind und mit dem Mittelohr in Verbindung stehen. Die Entzündung beginnt mit einem *Ödem*, das die Schleimhaut bis zum 40fachen und mehr ihrer ursprünglichen Dicke anschwellen lassen kann. Aus den stark erweiterten Schleimhautgefäßen treten Leukozyten in das Gewebe und in die Hohlräume aus. Dadurch wird das anfangs serös-blutige Exsudat gewöhnlich bald eitrig.

Der *klinische Verlauf* der akuten Mittelohrentzündung ist von einer ganzen Reihe Faktoren abhängig: von der Menge und Virulenz der Erreger, von der konstitutionell oder durch etwaige sonstige Erkrankung verminderten allgemeinen Abwehrkraft des Organismus, von der individuell unterschiedlichen örtlichen Reaktionsstärke der Schleimhaut des Mittelohres und seiner Nebenräume sowie von der Ausdehnung und der Möglichkeit der Entleerung dieser Räume. Eine „durchschnittliche" Mittelohrentzündung bei einem sonst gesunden erwachsenen Patienten mit normaler Pneumatisation der Nebenräume des Mittelohres nimmt etwa folgenden Verlauf:

Stadium I

In *leichten Fällen* spürt der Patient ein Völlegefühl im Ohr und Schwerhörigkeit, vielleicht auch geringen Schmerz. Fieber besteht nicht. Die Untersuchung zeigt ein infolge der hyperämischen Schleimhautschwellung nicht mehr perlmuttgraues, sondern mehr trübes Trommelfell ohne den gewohnten hellen Lichtreflex, und mit deutlicher als sonst sich abzeichnenden Gefäßen. Es besteht eine Schalleitungsschwerhörigkeit. Beim Weberschen Versuch wird ins kranke Ohr lateralisiert.

Bei der *Therapie* in diesem Stadium braucht man noch kein schweres Geschütz aufzufahren. Solche leichten Mittelohrentzündungen lassen sich durch Schwitzen und Pyramidon kupieren, die örtlichen Schmerzen verschwinden unter Ohrtropfen, die der Schwellung entgegenwirken und ein Analgetikum enthalten (Otalgan z. B. enthält in wasserfreiem Glyzerin 5%iges Phenyldimethylpyrazolon und 1% p-Aminobenzoldiäthylaminoäthanol). Wenn man seines Trommelfellbefundes sicher ist, kann man am Abend zumindest eine Nacht vor weitergehenden Maßnahmen abwarten. Mehrfache Anwendung von Ohrtropfen empfiehlt sich aber nicht, weil durch Mazeration das Trommelfellbild verändert wird. Manchmal gehen die Erscheinungen zurück, manchmal aber entwickelt sich daraus das

Stadium II

mit sehr heftigem Schmerz in der Tiefe des Ohres, starkem Krankheitsgefühl, hohem Fieber, Kopfschmerzen, bei Kindern auch Meningismus mit Lichtscheu, Nackensteifigkeit und Erbrechen, Hyperästhesie und Krämpfen. Die Entwicklung kann so schnell gehen, daß der um Hilfe gebetene Arzt schon kurz nach Beginn der Beschwerden eine durch Hyperämie und Sekretdruck herbeigeführte Rötung und *Vorwölbung des Trommelfelles* (Abb. Taf. I f) sieht, die meist in der hinteren Hälfte oben beginnt und allmählich alle Einzelheiten des Trommelfelles verschwinden läßt. Die Gefäßverbindungen zwischen Muko-Endost und äußerem Periost bedingen zumindest bei jüngeren Individuen auch meist eine Mitbeteiligung des letzteren an der Entzündung, so daß schon im Beginn der Erkrankung ein Daumendruck auf den Warzenfortsatz als Schmerz empfunden wird (Initialschmerz).

Bei der *Therapie* solcher stürmisch mit Fieber beginnenden Fälle soll man mit Penicillin nicht sparen: Von vornherein mindestens 1,2 Mill. E. per os oder mindestens 800000 E. intramuskulär täglich, und zwar nicht weniger als 5 Tage lang. Dazu natürlich Bettruhe, Schwitzpackungen, Schmerzmittel und als beste Bekämpfung des Ohrschmerzes bei Rötung und Vorwölbung des Trommelfells die Parazentese im hinteren unteren Trommelfellabschnitt. Das muß man in einem kurzen Rausch machen; denn das entzündete Trommelfell ist im Gegensatz zum normalen Trommelfell sehr empfindlich. Manchmal erfolgt so früh ein Spontandurchbruch, daß sich die Parazentese erübrigt.

Stadium III

Nachdem das Ohr „*läuft*", pflegen Schmerzen, Fieber und Krankheitsgefühl schnell zurückzugehen. Druck auf den Warzenfortsatz löst keinen Schmerz mehr aus. Die zuerst serös-blutige, dann eitrige Sekretion wird zähschleimig und hört nach 8–10 Tagen ganz auf. Das Trommelfell blaßt ab, wird allmählich wieder perlmuttgrau und durchsichtig, die Perforation schließt sich zu einer fast unsichtbaren Narbe.

Die *Therapie* in diesem Stadium beschränkt sich während der Zeit der Sekretion auf Sauberhalten und Salben des Gehörgangseinganges, um eine Infektion der Haut durch das keimhaltige Sekret zu verhüten. Von Spülungen kann man absehen, zumal dadurch die Gefahr besteht, Staphylokokken aus dem Gehörgang ins Mittelohr zu bringen. Zum Abschluß muß man gewöhnlich durch ein- oder mehrmalige Tubenlüftung das normale Gehör wiederherstellen.

Mastoiditis

Abweichungen von diesem Verlauf äußern sich gewöhnlich durch eines oder mehrere der folgenden Symptome:
1. Die Sekretion hört nicht auf oder steigert sich wieder nach vorübergehendem Nachlassen.
2. Die Spontanschmerzen lassen nach der Perforation nicht nach oder treten erneut auf.
3. Das Trommelfell blaßt nicht ab.
4. Das Fieber geht nicht ganz zurück oder steigt erneut an, das Allgemeinbefinden bleibt schlecht.
5. Der Warzenfortsatz wird an umschriebener Stelle (meist an der Spitze) erneut druckschmerzhaft, oder es stellt sich gar hier oder an anderen Stellen eine teigige Schwellung ein.

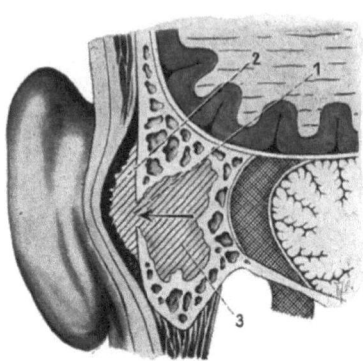

Abb. 23: Mastoiditis mit Durchbruch durch das Planum mastoideum.

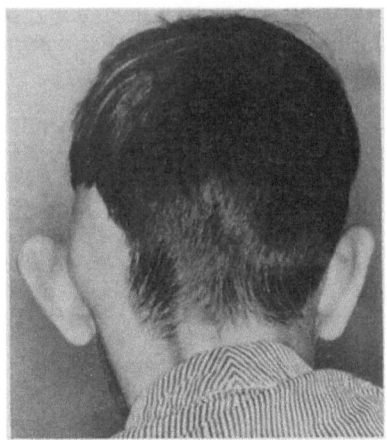

Abb. 24: Mastoiditis mit Durchbruch durch das Planum mastoideum.

Solche Zeichen, meist im Laufe der 2. bis 3. Woche nach Krankheitsbeginn deutlich werdend, weisen darauf hin, daß die Miterkrankung der Schleimhaut des retrotympanalen Zellsystems nicht nur nicht zur Ruhe gekommen ist, sondern auf den Knochen übergegriffen hat: Eine Mastoiditis ist entstanden.

Pathologisch-anatomisch geschieht folgendes: Zunächst kommt es zur Einschmelzung der die Zellen abgrenzenden Knochenwände, im weiteren Verlauf zur Zerstörung auch der dickeren Außenwand, der Kortikalis. So entsteht schließlich ein subperiostaler Abszeß, der von außen als teigige oder weiche Schwellung tastbar ist. Am häufigsten über dem Warzenfortsatz (Mastoid), aber ebenso in allen pneumatischen Bezirken des Felsenbeins kann sich dieser Prozeß abspielen und zum Ausbruch in die Umgebung führen. Am besten charakterisierbar sind folgende Formen:

1. Der häufigste Durchbruch erfolgt über dem *Planum mastoideum*. Der subperiostale Abszeß wölbt natürlich auch die darüber liegende Haut vor. Diese rötet sich und kann, wenn nicht rechtzeitig operativ vorgegangen wird, von der Entzündung durchwandert werden (Abb. 23). Infolge der sich immer weiter ausbreitenden retroaurikulären Schwellung steht die Ohrmuschel vom Kopfe ab (Abb. 24). Oft geschieht das von hinten oben her im Gegensatz zu der retroaurikulären Schwellung beim Gehörgangsfurunkel (S. 52), wo die Schwellung gewöhnlich mehr direkt hinter dem Gehörgang zu liegen pflegt.

2. Den Durchbruch von den Warzenfortsatzzellen in die Fossa digastrica mit Senkungsabszeß hinter dem Kopfnickermuskel nennt man **Bezoldsche Mastoiditis** (Abb. 25). Die sichtbare Schwellung unterhalb des Warzenfortsatzes wird gelegentlich als Lymphknotenschwellung mißdeutet. Gewöhnlich wird der Kopf schräg zur behinderten oder schmerzhaften Seite hin getragen (Schonhaltung).

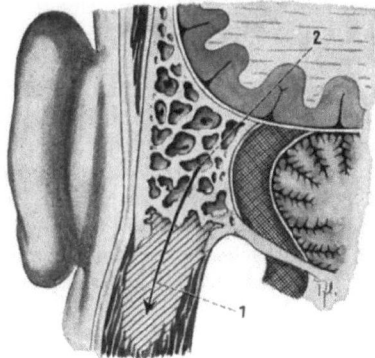

Abb. 25: *Bezold*sche Mastoiditis (Durchbruch durch die Warzenfortsatzspitze).

Wird hier nicht rechtzeitig operiert, so kann sich der Eiterherd als Phlegmone bis in das Mediastinum oder in den Retropharyngealraum ausbreiten. Er kann aber auch als paratonsillärer oder peritubarer Abszeß in Erscheinung treten.

3. Beim *Durchbruch über dem Jochbogen* **(Zygomatizitis)** kommt es zu einem starken Ödem, das sich über die Schläfe nach vorne hin am auffälligsten in das lockere subkutane Gewebe um das Auge herum fortsetzt, so daß gar nicht selten zunächst der Ophthalmologe zu Rate gezogen wird. Auch eine Mißdeutung als Parotitis kommt vor.

4. Vom Kuppelraum oder von einem besonderen Zellzug in der knöchernen hinteren Gehörgangswand aus kann der *Durchbruch in den Gehörgang* erfolgen. Zunächst kommt es zur „Senkung" des Gehörgangs, dann zur Fistelbildung mit Eiterabsonderung aus der Durchbruchstelle. Vom aufbrechenden Furunkel, der im knorpeligen Gehörgangsabschnitt sitzt, unterscheidet sich dieser Durchbruch durch seinen Sitz im knöchernen Abschnitt.

5. Bei Pneumatisation der *Pyramidenspitze* kann die Einschmelzung und der Ausbruch auch von hier aus erfolgen. Eine äußere Schwellung wird hier natürlich nicht sichtbar. Hinweis auf eine derartige Komplikation ist der *Gradenigosche Symptomen-Komplex:* Neben stärkerem Kopfschmerz und vielleicht Meningismus, Trigeminusneuralgie (Ganglion Gasseri), Abduzens- und evtl. Okulomotoriuslähmung.

Gerade bei dieser letzteren Form – wie bei den anderen natürlich auch – ist das *Röntgenbild* ein unersetzliches diagnostisches Hilfsmittel. Besonders wenn man schon im Beginn der Erkrankung das gesamte Zellsystem in mindestens 2 Aufnahmerichtungen (nach *Schüller* und nach *Stenvers*) darstellt, so läßt sich durch Kontrollaufnahmen eine fortschreitende Auflösung der Zellwände im Verlauf der Krankheit gut diagnostizieren. Das ist von besonderem Wert, wenn äußere Schwellungen noch keinen Hinweis geben, das sonstige klinische Bild aber eine Komplikation wahrscheinlich macht.

Therapie: Welche Form der unter dem Sammelbegriff „Mastoiditis" zusammengefaßten entzündlichen Einschmelzungen im Bereich des peritympanalen Zellsystems auch immer vorliegen mag: als Behandlung kommt nur die breite Freilegung und radikale Ausräumung aller erkrankten Zellen in Frage (Mastoidektomie). Durch die Operation wird der gesamte gefährliche Entzündungsherd beseitigt. Die Gehörknöchelchen bleiben intakt. Nach sorgfältigem Operieren kann man mit einer funktionellen Restitutio ad integrum, d. h. mit völliger Wiederherstellung des Gehörs rechnen. Es besteht also kein Grund, bei klarer Indikation etwa aus Rücksicht auf eine vermutliche Gefährdung des Hörvermögens seine Hoffnung auf antibiotische Behandlung allein zu setzen. Diese birgt ohnehin schon die Gefahr, sich anbahnende Komplikationen zu verschleiern.

Weitere Otitis-Komplikationen

Außer der „typischen" Komplikation der Mastoiditis gibt es bei der akuten Otitis media noch einige andere, die unter Umständen besondere Überlegungen und Maßnahmen erfordern.

Labyrinthitis: Eine diffuse *seröse Entzündung* kann als Frühlabyrinthitis schon im ersten Stadium der akuten Mittelohrentzündung auftreten. Es handelt sich dabei nicht um einen Übergang der Infektion ins Innenohr, sondern um eine Art kollaterales Ödem. Die Miterkrankung des Innenohres macht sich bemerkbar durch heftigen Schwindel mit Spontannystagmus, Erbrechen und eine Innenohrschwerhörigkeit, die sich zu der durch die Otitis media verursachten Schallleitungsschwerhörigkeit addiert.

Die *Therapie* dieser frühen Labyrintherkrankung erfordert sofortige Parazentese, falls das Ohr noch nicht läuft. Unabhängig davon, ob das Trommelfell schon „reif" genug erscheint. Man braucht ferner hohe Antibiotikagaben und Antiemetika. Bettruhe ist selbstverständlich. Operation ist in diesem Stadium nicht angezeigt.

Die *Prognose* im Hinblick auf die Innenohrfunktion ist gut: fast immer kommt es zur teilweisen oder sogar völligen Wiederherstellung des Hörvermögens.

Die *diffuse eitrige Labyrinthitis* entsteht durch einen Einbruch von Krankheitskeimen ins Innenohr. Am leichtesten kann er durch das runde oder ovale Fenster erfolgen. Die eitrige Labyrinthitis ist bei der akuten Otitis media selten und kann am ehesten bei atypischem Verlauf der Erkrankung als Spätkomplikation auftreten. Die Symptome sind die gleichen wie bei der serösen Entzündung, jedoch noch wesentlich heftiger.

Die *Therapie* wird auch hier nach Möglichkeit konservativ sein (hohe Penicillindosen oder Breitbandantibiotikum). Besondere andere Komplikationen können jedoch zur Operation zwingen: Mastoiditis, Sinusphlebitis, Meningitis, Hirnabszeß. Nur in den seltensten Fällen wird man neben der Mastoidektomie auch eine Labyrintheröffnung oder Labyrinthektomie machen.

Die *Prognose* ist im Hinblick auf die Wiederherstellung der Hör- und Gleichgewichtsfunktion absolut schlecht: Es tritt immer Taubheit ein. Der durch den

Vestibularisausfall mit anfänglichem Spontannystagmus zur gesunden Seite bedingte Schwindel läßt infolge zentraler Ausgleichsvorgänge allmählich nach. Verdunkelt wird die Prognose auch ganz allgemein wegen der Möglichkeit endokranieller Komplikationen (Meningitis, Hirnabszeß).

Die *zirkumskripte Labyrinthitis* ist bei akuter Mittelohrentzündung ebenfalls selten. Sie entsteht durch Knochenarrosion von perilabyrinthären Zellen aus, am ehesten bei Scharlach-Otitis (S. 68) und bei der Mukosus-Otitis der Erwachsenen (S. 68). Als klinischer Indikator gilt ein anfallsweiser Spontan- oder Bewegungsschwindel. Das Fistelsymptom (S. 75) ist nicht konstant.

Therapie: Bei dieser Spätkomplikation sind meist auch andere gefahrdrohende Zeichen vorhanden. Operative Revision ist notwendig.

Eine **Fazialislähmung** kann schon in den ersten Tagen einer akuten Mittelohrentzündung auftreten, weil sich das entzündliche Ödem besonders beim kleinen Kind durch Dehiszenzen im Fazialiskanal auf die Nervenscheide fortpflanzen und zu einer Kompression des Nerven führen kann. Das ist nichts Besorgniserregendes. Tritt dagegen die Lähmung erst einige Wochen nach Beginn der Mittelohrentzündung auf, so spricht das für einen fortschreitenden Einschmelzungsprozeß des knöchernen Fazialiskanals und ist eine Indikation zur Operation.

Eine **Abduzenslähmung** im Beginn der Erkrankung kann gleichfalls auf Schädigung durch Ödem oder Toxine beruhen. Diese geht von Zellen der Felsenbeinspitze aus. Hier gilt das gleiche wie für die Fazialislähmung: Die *Frühschädigung* des Nerven als einziges Zeichen ist noch nicht bedenklich. Mit Ausheilung der Grundkrankheit geht sie gewöhnlich wieder zurück. Zusammen mit meningitischen Zeichen oder als *Spätschädigung*, meist im Rahmen des *Gradenigoschen* Symptomenkomplexes, zwingt sie zur operativen Revision. Diese ist an der Pyramidenspitze technisch recht schwierig. Glücklicherweise kommt man oft mit einer ausgiebigen Mastoidektomie aus, die den Pyramidenspitzenzellen einen vorher verlegten Ausgang öffnet.

Die **Meningitis** ist bei akuter Mittelohrentzündung selten, tritt am ehesten noch bei Kindern auf. Man unterscheidet eine *seröse* Form, die mehr den Charakter eines kollateralen Ödems hat, und eine *eitrige* Form. Beide sind klinisch weniger durch die allgemeine Symptomatik als durch den Liquorbefund voneinander zu unterscheiden. Während die *seröse Frühmeningitis* eine durchaus günstige Prognose hat, ist die otogene durch präformierte Spalten eindringende *eitrige Frühmeningitis* eine mit Recht gefürchtete Komplikation der „stürmisch verlaufenden" Otitis. Die *eitrige Spätmeningitis* entwickelt sich gewöhnlich dann, wenn der Knochen bis zur Dura zerstört wurde, ein Extraduralabszeß entstanden und nicht entleert worden ist, so daß die Entzündung allmählich die an sich recht kräftige Abwehrschranke der Dura überwinden konnte. Auf diese Weise kann nicht nur eine diffuse Meningitis, sondern auch eine zunächst lokal abgeriegelte Meningitis (Subduralabszeß, Haubenmeningitis) oder ein Hirnabszeß entstehen.

Therapie: Alle diese Komplikationen außer der serösen Frühmeningitis erfordern die sofortige Operation, und zwar zunächst die Mastoidektomie. Ob die Operation im einen oder anderen Sinne zu erweitern ist, kann erst der Operationsbefund ergeben. Das gilt insbesondere auch für die

Septische Sinusphlebitis. Sie zeigt sich an durch die bekannten Zeichen der Sepsis: Schüttelfröste mit intermittierendem Fieber oder Continua, Benommenheit, Leukozytose mit Linksverschiebung, Milzschwellung usw. Ebenso wie der otogene Hirnabszeß ist die Sinusphlebitis bei besonderen Formen der chronischen Mittelohreiterung häufiger als bei akuter Mittelohreiterung und Mastoiditis. Sie wird deshalb bei der chronischen Mittelohreiterung besprochen.

Sonderformen der akuten Otitis media

Otitis media epitympanica: Das Mittelohr ist kein einheitlicher Raum. Es ist durch das Promontorium sowie die Gehörknöchelchen und ihre Bänder und Muskeln sehr unterschiedlich weit. Kommt es bei der Mittelohrentzündung zu einer Schleimhautschwellung, so können einzelne Bezirke von anderen ganz abgetrennt werden. Das zeigt sich in charakteristischer Weise bei der selteneren Otitis media acuta epitympanica, bei der eine Rötung und Vorwölbung (evtl. Zitzenbildung mit Perforation) allein im hinteren oberen Quadranten und der Shrapnellschen Membran anzeigen, daß sich der Entzündungsprozeß im wesentlichen hier abspielt (Taf. 1). Wegen der schlechten Entleerungsmöglichkeit neigt diese Form besonders zu protrahiertem Verlauf sowie zur Miterkrankung und Einschmelzung der Warzenfortsatzzellen.

Die **Otitis media beim Säugling und Kleinkind** macht schon deshalb besondere diagnostische Schwierigkeiten, weil das Kind seine Beschwerden nicht deutlich machen kann und eine Hörprüfung nicht möglich ist. Das „Fassen ans Ohr" und die Abwehrreaktion auf Druck auf den Tragus und den Warzenfortsatz sind nur unsichere Zeichen. Die manchmal sehr heftige Allgemeinreaktion, mit der die Krankheit beginnt, muß auch nicht von vornherein an das Ohr denken lassen:

α) Meningeale und zerebrale Reizerscheinungen (Bohren des Kopfes ins Kissen, Nackensteifigkeit, Somnolenz, Krämpfe, Erbrechen) können an eine epidemische Meningitis denken lassen.

β) Schwerere Grade der Dyspepsie können ganz im Vordergrund des Bildes stehen.

Der mit den Erkrankungen von Kindern vertraute Arzt wird aber in allen solchen Fällen auch die Ohren inspizieren oder vom Facharzt ansehen lassen. Der otoskopische Befund ist leider nicht immer und um so schwieriger zu deuten, je kleiner das Kind ist. Im frühesten Lebensalter ist der Gehörgang ja noch eng und spaltförmig, das Trommelfell steht noch ganz schräg. Es ist auf der Mittelohrseite noch von einem dicken Schleimhautpolster überzogen und noch nicht aufgehellt. Auch bei vorhandener Mittelohrentzündung ist oft nur eine Trübung, jedoch keine deutliche Trommelfellrötung vorhanden. Eine Spontanperforation muß nicht erfolgen, weil das Sekret sich durch die kurze und weite Tube in den Nasen-Rachen-Raum entleeren kann. Andererseits kommt der Diagnostik zugute, daß schon sehr früh durch die beim Kleinkind noch offene Fissura mastoideo-squamosa ein initiales Ödem über dem Warzenfortsatz entstehen kann. Diese Schwellung pflegt bei Rückgang der Mittelohrentzündung ohne Eingriff wieder zu verschwinden. Es kann sich aber auch ein subperiostaler Abszeß daraus entwickeln. Hier von Mastoiditis zu sprechen wäre nicht ganz korrekt, weil das Zellsystem im Warzenfortsatz sich erst allmählich im Laufe der ersten Lebensjahre entwickelt. Man spricht besser von Antritis.

Therapie: Da die Infektion fast durchweg vom Nasen-Rachen-Raum ausgeht und sich in diesem Falle auch durch einen Schnupfen anzeigt, so muß vor allem durch abschwellende Nasentropfen für freien Durchzug gesorgt werden (z.B. Otriven für Kinder). Besteht eine große Rachenmandel (in den ersten 1 ½ Lebensjahren unwahrscheinlich), so kann man trotz der fieberhaften Erkrankung notfalls die Adenotomie machen. Der Facharzt wird sich bei unklarem Befund auch nicht scheuen, eine Probe-Parazentese zu machen, die bei ganz kleinen Kindern ohne Rausch ausführbar ist. Der etwa erzeugte Schmerz steht in keinem Verhältnis zu dem Risiko des Rausches und wird erfahrungsgemäß schnell wieder vergessen, besonders wenn durch die Entlastung ein etwa dauernd vorhandener Ohrschmerz aufhört. Zur Schmerzlinderung und Fiebersenkung bewähren sich im übrigen Treupel-Zäpfchen.

Besteht eine Schwellung hinter dem Ohr als Ausdruck der Abszedierung, so muß nicht nur der Abszeß, sondern auch das Antrum eröffnet werden, von dem er seinen Ausgang nahm. Für diesen schnell auszuführenden Eingriff ist der Name „Antrotomie" am Platze.

Ein größerer Eingriff ist dann angezeigt, wenn nicht nur die von Schleimhaut überkleideten Hohlräume, sondern die im frühesten Lebensalter ja noch bestehenden Markräume im Warzenfortsatz in die Krankheit einbezogen werden. Am ehesten im Kindesalter wird auch eine **Schläfenbein-Osteomyelitis** noch gelegentlich beobachtet. Das Fortschreiten auf die Schläfenbeinschuppe mit Venenthrombosen, Sinusthrombose, mit Sequesterbildung, Extradural-Abszessen und Meningitis macht die Osteomyelitis trotz ausgedehnter Operation und antibiotischer Behandlung auch heute noch zu einer Erkrankung mit sehr unsicherer Prognose.

Die **okkulte oder latente Säuglingsotitis,** wegen ihrer Beschränkung auf das Antrum (Zellen sind ja meist noch gar nicht da) auch als „okkulte Antritis" bezeichnet, tritt fast nur im 1. Drittel des 1. Lebensjahres auf. Während an (beiden) Ohren höchstens angedeutete sichtbare Zeichen einer Entzündung bestehen, ist der Säugling durch häufiges Erbrechen, Durchfälle, diätetisch nicht beeinflußbares Absinken des Körpergewichtes und Temperatursteigerung aufs höchste gefährdet. Da die Eröffnung und Auslöffelung des Antrums sehr häufig schlagartige Besserung auch der intestinalen Erkrankung bringt, sollte man beim geringsten Verdacht diesen relativ kleinen Eingriff keinesfalls unterlassen. Finden sich im Sekret Erreger, so ermöglicht das dann auch eine gezielte antibiotische Behandlung. Engste Zusammenarbeit zwischen dem Pädiater und dem Otologen ist hier besonders vonnöten.

Bei der **hämorrhagischen Otitis media** kommt es zur Blutblasenbildung im Trommelfell und, von ihm übergehend, besonders im hinteren oberen Teil des Gehörganges. Gelegentlich ist auch das Mittelohrsekret so stark mit Blut vermischt, daß man den Eindruck eines Hämatotympanons hat. Diese Form der Otitis media gibt es vor allem bei der *Grippe.* Die Virusinfektion des Mittelohres erfolgt dabei wahrscheinlich hämatogen. Doch kommt es nicht selten zu einer bakteriellen Superinfektion durch die Tube. Der Verlauf unterscheidet sich kaum von dem der gewöhnlichen Mittelohrentzündung, nur ist der Kranke durch die Grippe stärker mitgenommen. Frühzeitige Parazentese ist empfehlenswert. Nicht selten kommt es zu einer toxischen Schädigung des Innenohres oder des Hörnerven und damit zu einer Innenohrschwerhörigkeit.

Eine **nekrotisierende Otitis media** mit rasch fortschreitender Zerstörung des Trommelfells und der Gehörknöchelchen sowie Einschmelzungen im Bereich der retrotympanalen Räume wird selten durch Grippe und Diphtherie, etwas öfter durch Masern, am häufigsten durch *Scharlach* verursacht. Neben den genannten Zerstörungen kommt es auch zu Sequesterbildung, zu Fazialislähmung und zu Labyrinthausfall. Der Folgezustand kann sein: totaler bzw. randständiger Defekt mit der Möglichkeit bleibender chronischer Entzündung, ja sogar Cholesteatombildung (S. 69), hochgradige Schwerhörigkeit oder Taubheit. Die Infektion erfolgt bei dieser Form hämatogen. Sie ist jedoch selten geworden, seitdem der Scharlach mit Penicillin behandelt wird. Angesichts etwa drohender Komplikationen wird man nicht zögern, notfalls eine Mastoidektomie in solchen Fällen sehr frühzeitig auszuführen.

Neben dieser typischen „Scharlachotitis" gibt es – auch heute noch häufig – eine „Otitis media bei Scharlach". Der Infektionsweg führt die auch sonst üblichen Keime hier durch die Tube. Zum Unterschied von der schnell wachsenden Perforation und der fötiden Sekretion der Scharlachotitis kommt es hierbei nicht zu größeren Zerstörungen und nur zu der „normalen" erst dünnen, dann schleimig eitrigen Sekretion ohne besonderen Fötor. Auch der Verlauf unterscheidet sich in nichts von der gewöhnlichen Otitis media.

Die **Mukosusotitis** wird durch den *Pneumococcus Typ III* oder Streptococcus mucosus hervorgerufen. Sie ist charakterisiert durch Beschwerden, die sich manchmal mehr als Kopfschmerz denn als Ohrschmerz äußern. Meist sind ältere Männer betroffen. Der hochgradigen Schalleitungsschwerhörigkeit entspricht kein Bild eines hochgradig entzündeten Trommelfells: das Trommelfell erscheint sukkulent infiltriert, glanzlos, aber blaß. Auffällig ist bei Betrachtung mit der Lupe lediglich die Füllung der radiären Blutgefäße. Macht man angesichts der hochgradigen Schwerhörigkeit eine Parazentese, so entleert sich – meist ohne viel Druck – schleimiges, fadenziehendes Sekret, in dem sich die genannten Erreger nachweisen lassen. Sofortige hochdosierte antibiotische Therapie ist notwendig. Entsteht trotzdem eine Mastoiditis, so verursacht sie in der Regel zunächst weder charakteristische Beschwerden noch äußerlich sichtbare Zeichen. Plötzlich aber können *endokranielle Komplikationen* auftreten (Meningitis), auch wenn keine Sekretion aus dem Mittelohr mehr besteht. Deshalb ist es notwendig, eine Mukosusotitis röntgenologisch besonders sorgfältig zu überwachen und bei Verdacht auf Einschmelzung ab der 3. bis 4. Krankheitswoche auch dann die Mastoidektomie vorzunehmen, wenn sonst keine äußere Zeichen einer Knochenzerstörung sichtbar sind. Meist findet man bei der Operation dann doch einen sehr ausgedehnten Krankheitsherd mit der Gefahr weiterer Komplikationen (z. B. Sinusthrombose). Die Mukosusotitis ist ebenfalls selten geworden.

Chronische Mittelohrentzündungen

Es wäre irrig anzunehmen, die chronischen Mittelohrentzündungen nähmen ihren Ausgang von der akuten Otitis media. Das ist zumindest die große Ausnahme, die am ehesten bei der selten gewordenen nekrotisierenden Otitis media (Scharlach) vorkommt. Die chronischen Mittelohrentzündungen bilden weder ihrem klinischen Bilde noch ihrer Gefährlichkeit nach eine einheitliche Gruppe. Man kann sie in 3 Erscheinungsformen einteilen:
α) die chronische mesotympanale Otitis media = Schleimhautentzündung
β) die chronische epitympanale Otitis media = Knocheneiterung.
γ) das (Pseudo-) Cholesteatom. Dies kann sowohl bei bestehender
Knocheneiterung sich zusätzlich entwickeln als auch
„genuin" entstehen und eine Knocheneiterung erst sekundär nach sich ziehen (oder nicht).

Allen 3 Gruppen gemeinsam ist eine besondere *Schwäche der Schleimhaut:* Offenbar ist diese nicht in der Lage, die als normal geltenden retrotympanalen lufthaltigen Räume zu bilden. Dementsprechend findet man bei der chronischen Mittelohrentzündung schon im Röntgenbild fast regelmäßig eine mehr oder weniger ausgeprägte „Pneumatisationshemmung", bei Cholesteatomen meist sogar einen völlig zellfreien („eburnisierten") Warzenfortsatz. In der Annahme, daß die Pneumatisation tatsächlich eine wichtige Aufgabe der gesunden Schleimhaut ist, und in der Kenntnis der besonderen Reaktionsweise auf Infekte spricht man in solchen Fällen gern von einer „biologisch minderwertigen" Schleimhaut. Der röntgenologische Befund einer Pneumatisationshemmung beweist freilich noch nicht das Vorliegen einer chronischen Ohrkrankheit; er ist lediglich das Zeichen einer entsprechenden Disposition.

Für die Entstehung dieser Disposition könnte man an einen *Erbfaktor* denken. Dies um so mehr, als auch die übrige Schleimhaut des Nasen-Rachen-Raums usw. krankheitsanfällig ist, was dem ganzen Reaktionstyp eines Menschen seinen Stempel aufdrückt. Nicht selten ergibt auch die Familienanamnese Hinweise auf eine solche Erblichkeit.

Der Annahme einer Erbanlage als des allein ausschlaggebenden Faktors widerspricht aber der nicht seltene Befund einer *einseitigen Pneumatisationshemmung* bei normaler Pneumatisation der anderen Seite. Gerade beim „eburnisierten" Warzenfortsatz (fast typisch für das Cholesteatom) findet man das nicht selten. In diesem Falle besteht auch ein erheblicher Größenunterschied: der eburnisierte Warzenfortsatz ist wesentlich kleiner, in ihm liegt der Sinus sigmoideus weiter vorn (manchmal fast an der hinteren Gehörgangswand) als im gesunden Warzenfortsatz. Man muß in solchen Fällen mit einseitiger Pneumatisationshemmung also den Erbfaktor beiseite lassen. Der Befund spricht dafür, daß die Hemmung der Zellentwicklung auf der betreffenden Seite vor Beginn des Pneumatisationsvorganges durch äußere Faktoren stattgefunden hat, also schon intrauterin (verschlucktes Mekonium?) oder in frühester Kindheit (latente Otitis?).

Es gibt freilich auch zellfreie Warzenfortsätze, welche die normale Größe haben. Hieraus kann man schließen, daß ein Mastoid, das im Zuge der Pneumatisation zunächst eine normale Größe erreicht hatte, später durch Entzündungen sekundär sklerosiert worden ist. Diese Sklerosierung kann den ganzen Warzenfortsatz, kann aber auch nur einzelne Bezirke betreffen. Im letzteren Falle entsteht ein unregelmäßiges pneumatisches System, das für die Spontanheilung von Entzündungen besonders ungünstige Voraussetzungen bietet.

Chronische mesotympanale Otitis media: Die angeborene allgemeine Schleimhautschwäche dokumentiert sich am deutlichsten bei der chronischen Schleimhautentzündung. Meist beginnt diese schon im *frühen Kindesalter* ohne dramatische Begleitumstände: plötzlich läuft das Ohr, ohne daß Fieber, Ohrschmerzen oder eine intestinale Störung erkennbar gewesen wären. Gewöhnlich haben solche Krankheiten auch bei anderen Familienmitgliedern schon in der Kindheit begonnen. Die Regel ist eine beiderseitige Erkrankung. Die allgemeine *exsudativ-lymphatische Diathese* findet ihren Ausdruck in häufigen Nasen-Rachen-Infekten, Schwellung und Vergrößerung der Rachen- und meist auch der Gaumenmandeln. Von den Racheninfekten aus kommt es auf dem Wege der Tube auch immer wieder zu neuen akuten Exazerbationen der Mittelohrentzündung. Das Sekret ist im allgemeinen schleimig, von graugelber Farbe, ohne besonderen Geruch, wenn nicht eine Superinfektion erfolgt, z. B. mit E. coli oder Ps. pyocyanea. Das Trommelfell, auf der medialen Seite von einem dicken Schleimhautpolster überzogen, ist weißlicher als das normale rauchgraue Trommelfell. Die Perforation ist wesentlich größer als bei der typischen akuten Otitis media. Sie pflegt sich nicht spontan zu schließen, sondern kann sich im Laufe der Zeit sogar immer mehr vergrößern, wenn es nicht gelingt, die Entzündung zur Ruhe zu bringen. Wenn schließlich fast die ganze Pars tensa zugrunde gegangen ist, so ragt der Hammergriff in einen nierenförmigen Defekt hinein, durch den man nach Reinigung des Ohres im Falle persistierender Entzündung die gerötete Paukenhöhlenschleimhaut sehen kann (Abb. Taf. I g). Charakteristisch ist jedoch, daß der Defekt nirgends bis zum Rande reicht, wie das nach der akuten nekrotisierenden Otitis media gelegentlich zu sehen ist. Diese *„Mittelständigkeit" des Trommelfelldefektes* verhindert das Einwachsen von Gehörgangsepithel in das Mittelohr und damit die Entstehung eines Cholesteatoms (s. S. 72).

Aus der Schleimhautschwellung bilden sich im Laufe der Zeit gelegentlich auch Granulationen, die so groß werden können, daß sie als „Polypen" am Gehörgangseingang sichtbar werden.

Durch die dauernde Sekretion wird schließlich auch eine infektiöse Entzündung des Gehörgangs hervorgerufen.

Mit zunehmender Dauer der Krankheit *verschlechtert* sich das *Hörvermögen* infolge des großen Trommelfelldefektes, der Schleimhautschwellung, der Polypenbildung sowie infolge von Verklebungen und strangförmigen Verwachsungen im Mittelohr. Zunächst trägt diese Schwerhörigkeit reinen Schalleitungscharakter. Bei anhaltender durch Bakterien unterhaltener Sekretion kommt es aber infolge Intoxikation nicht selten auch zum Absinken der Innenohrleistung.

Therapie: Liegt eine Entzündung des Gehörgangs vor, sind Polypen vorhanden, so muß man sich durch tägliche Reinigung, Salbenbehandlung und evtl. Abtragen der Polypen (Facharzt!) zunächst einen zuverlässigen Aufblick auf das

„Fenster des Mittelohres", das Trommelfell verschaffen. Findet sich dann ein großer mesotympanaler Defekt, ist die Sekretion unter gezielter antibiotischer Behandlung typisch schleimig geworden, so kann die Behandlung gleichzeitig auf 3 Ebenen in Angriff genommen werden:

α) Nasen-Rachen und Nase sollten zunächst saniert werden (Adenotomie, Tonsillektomie, Behandlung einer Sinusitis, Septumkorrektur).

β) Dem Allgemeinzustand sollte notfalls aufgeholfen werden durch Vitaminpräparate und tonisierende Medikamente. Klimareize (Meer oder Mittelgebirge) von mindestens fünfwöchiger Dauer sollen eine Umstellung der Gesamtreaktion des Körpers herbeiführen. Schwefelbäder sind besonders bei bestehenden Hautkrankheiten anzuraten (Psoriasis, Akne). Bei bestehender Allergie sollte man versuchen, das Allergen herauszufinden, auszuschalten oder zu desensibilisieren.

γ) Die *Lokalbehandlung* besteht zunächst in täglicher sorgfältiger Reinigung (Ausspritzen mit abgekochtem körperwarmem Wasser, Borwasser oder Kamillenaufguß) und dem darauffolgenden Einbringen von körperwarmen Ohrtropfen. Zur Austrocknung hat sich bewährt:
Acid. borici 1,0
Spirit. diluti
Glycerini āā ad 30,0
Adstringierend wirkt Sol. Zinci sulfur. 1%ig.

Bei *bakterieller Superinfektion* kann man nach Erregernachweis und Resistenzbestimmung aus dem Sekret auch mit Ohrtropfen gezielt antibiotisch behandeln. Zum Einbringen der Tropfen soll sich der Patient für 10 Minuten aufs andere Ohr legen und durch mehrfachen Druck auf den Tragus das Medikament in die Buchten des Mittelohres hineinpumpen. Eine trotz Sanierung des Nasen-Rachen-Raumes fortbestehende tubare Sekretion wird durch häufige Tubenlüftung mit dem Politzer-Ballon (oder vom Facharzt auch mit dem Katheter) behandelt. 1%ige Zinksulfatlösung oder verdünntes Mucidan lassen sich auch vom Mittelohr aus durch Einträufeln ins Ohr und Nachdrücken mit dem Politzer-Ballon vom Gehörgang her bis zum Eintritt des Medikaments in den Rachen an die Tubenschleimhaut bringen.

Solange ein Defekt besteht, muß beim Schwimmen das Ohr wasserdicht verschlossen werden, um neben sonstigen Gefahren eine Re-Infektion zu vermeiden.

Es gibt auch Entzündungen, die auf all diese Maßnahmen deshalb nicht ansprechen, weil in einzelnen Zellen des (wenig pneumatisierten) Warzenfortsatzes Gebiete chronischer Entzündung bestehen – z. B. in Form einer blande verlaufenden Otitis – die von dieser Behandlung einfach nicht erreicht werden können. Das Röntgenbild ist hier bei der Diagnostik hilfreich. In solchen Fällen muß man sich ausnahmsweise auch einmal zu einer Operation (Mastoidektomie) entschließen, die das erkrankte Zellgebiet ausräumt. Eine typische Mastoiditis wie bei akuter Mittelohrentzündung gibt es aber beim „akuten Rezidiv" einer chronischen Schleimhautentzündung so gut wie nie. Dazu ist die Schleimhaut viel zu reaktionsschwach. – Ist es gelungen, das Ohr trocken zu bekommen, so besteht die Möglichkeit, durch eine Tympanoplastik das Gehör zu verbessern und den Trommelfelldefekt zu verschließen (s. S. 76).

Chronische epitympanale Otitis media: Der Anfang einer chronischen Knocheneiterung liegt meist noch mehr im Dunkel als der Anfang der chronischen Schleimhautentzündung. Ohrschmerzen bestehen in der Regel nicht, gleichgültig, welche Ausdehnung die rarefizierende Ostitis schon erreicht hat. Die *fötide Eiterung* kann so gering sein, daß sie erst anläßlich einer darauf beruhenden Gehörgangsentzündung entdeckt wird. Bei der Untersuchung nimmt man oft erst bei sehr genauem Zusehen einen kleinen *randständigen Trommelfelldefekt* wahr, der hinten oben oder in der Shrapnellschen Membran liegt (Abb.Taf. I h und i). Zuweilen verbirgt er sich unter einer Borke, die sich aus dem antrocknenden Sekret gebildet hat. Der Sitz der Perforation und andere Gründe legen die Vermutung nahe, daß diese Form der Knocheneiterung ausgeht von einer schleichenden Ostitis, die ihren Ausgang nimmt im Bereich des Antrums (periantrale Ostitis). Die damit verbundene Knochenkaries erreicht auch den Trommelfellrand und führt so zu einer Perforation. Da in die ganz allmählich fortschreitende Zerstörung des Knochens auch die Gehörknöchelchen mit einbezogen werden, so stellt sich eine Schalleitungsschwerhörigkeit ein. Der Trommelfelldefekt muß nicht, kann aber größer und damit deutlicher werden. Die Größe des Trommelfelldefektes sagt aber nichts aus über die Ausdehnung der Knochenzerstörung im Mittelohr und steht in keinem erkennbaren Verhältnis zur Schwerhörigkeit. Manchmal quellen Granulationspolypen aus der Perforation als Zeichen kariöser Prozesse der Gehörgangshinterwand oder der Gehörknöchelchen.

Therapie: Angesichts nur geringer sichtbarer Krankheitszeichen liegt die Versuchung nahe, einen solchen Prozeß konservativ zu behandeln. Der Facharzt kann Polypen abtragen, er kann versuchen, durch Spülung, Absaugen und Alkoholinstillation mittels eines abgebogenen Paukenröhrchens das Ohr „auszutrocknen". Das wird am ehesten – mit viel Geduld von beiden Seiten – gelingen, wenn der randständige Defekt etwas größer ist und in der Pars tensa sitzt. Allzu lange wird man allerdings eine solche Behandlung auch wiederum keinesfalls fortsetzen, besonders dann nicht, wenn eine stärkere Schwerhörigkeit hinzutritt, die darauf hinweist, daß die Gehörknöchelchen schon in die Zerstörung mit einbezogen wurden. Wegen der Besonderheiten der Gefäßversorgung geht gewöhnlich der lange Amboßschenkel zuerst zugrunde. Dadurch wird die Schalleitungskette zwischen Amboß und Steigbügel unterbrochen. Das allein schon bewirkt eine Schalleitungsschwerhörigkeit von 50 dB. Es ist gut verständlich, daß eine Verbesserung des Gehörs in solchem Falle niemals durch konservative Behandlung, sondern nur durch tympanoplastische Operation erreichbar ist.

Noch aus einem anderen Grunde wird man sich ziemlich früh zur Operation entschließen: Wahrscheinlich durch den Reiz der Eiterung auf die Gehörgangshaut kann es zum Einwachsen vom Gehörgangsepithel durch den randständigen Defekt in die Pauke kommen. Daraus entsteht mit der Zeit ein „*sekundäres*" *Cholesteatom*, das den osteoklastischen Knochenabbau noch beschleunigt und besondere Gefahren mit sich bringt. Die Bildung eines Cholesteatoms ist so häufig, daß man von der Otitis media chronica epitympanalis auch geradezu als von „*Cholesteatomeiterung*" spricht. Freilich kann die Entwicklung auch umgekehrt verlaufen: Erst das Cholesteatom, dann erst die Eiterung. Die Hörstörung, die Komplikationsgefahren und die operative Therapie sind in beiden Fällen die gleichen und werden deshalb nach Besprechung der Entwicklung des primären Cholesteatoms genannt.

Das primäre (Pseudo-) Cholesteatom: Von „Pseudo"cholesteatom muß man sprechen, weil der Name des „*echten*" *Cholesteatoms* (Perlgeschwulst) schon reserviert ist für einen *Tumor*, der aus versprengten embryonalen Epidermiskeimen hervorgeht, meist an der Hirnbasis sitzt und (sehr selten) vom Schläfenbein aus die verschiedenen Bezirke des Hörorgans in Mitleidenschaft ziehen kann.

Die primäre Pseudo-Perl,,geschwulst" des Ohres, die, der Gewohnheit entsprechend, in der weiteren Darstellung einfach Cholesteatom genannt werden wird, entsteht aus Epithel, das in den von Schleimhaut ausgekleideten Raum des Mittelohres hineinwächst. Der häufigste Ausgangsort dieses Wachstums ist die Shrapnellsche Membran. Von hier aus gelangt das Epithel zunächst in den Kuppelraum. Das vollzieht sich anscheinend auf zweierlei Weise:

α) Bekanntlich fehlt der Shrapnellschen Membran eine nennenswerte Tunica propria aus Bindegewebe. Sie ist deshalb nachgiebiger als die Pars tensa und wird auf eine Luftdrucksenkung im Mittelohr als erste durch Einziehung reagieren. Eine Luftdrucksenkung entsteht bei mangelnder Belüftung durch die Tube. Die unzulängliche Durchgängigkeit der Tube kann durch rezidivierende Tubenkatarrhe bei entsprechender allgemeiner Schleimhautdisposition, sie kann aber auch durch Stenose infolge Persistenz einer Art von embryonalem Bindegewebe bedingt sein, wie man es in solchen Fällen auch im Mittelohr findet. Wie in jeder Epidermis, so stoßen sich auch im Zuge des erneuernden Wachstums im Gehörgang und im äußeren Überzug des Trommelfells samt seiner Shrapnellschen Membran die obersten Hornschichten laufend ab (orthisch repetierende Regeneration der Epidermis). Im Gehörgang nehmen sie an der Bildung des Cerumens teil und wandern mit ihm nach außen (S. 50). Ist die Shrapnellsche Membran nun stark eingezogen, so bildet sie einen Sack, in dem sich die abgestoßenen Hornlamellen zunächst ansammeln können (Abb. 26). Finden sie schließlich doch ihren Ausgang zum Gehörgang hin, so entsteht daraus nichts weiter. Können sie sich aber nicht entleeren, so dringt der Sack im Laufe der Zeit immer tiefer in den Kuppelraum vor. Durch die zwiebelschalenförmige Struktur der im Innern des Sackes abgestoßenen Hornschicht entsteht das Cholesteatom (Abb. 27). Die Außenseite des das Cholesteatom darstellenden Sackes wird von der Keimschicht gebildet. Sie wird jetzt Cholesteatom-Matrix genannt. Durch ihr Wachstum und durch den exzentrischen Druck des langsam, aber stetig sich vergrößernden Cholesteatoms kann es bei fehlender Behandlung zu den weiter unten beschriebenen Zerstörungen und gefährlichen Verwicklungen kommen.

β) Bietet die Einsenkung der Shrapnellschen Membran bei erhaltener Öffnung zum Gehörgang immer noch eine gewisse Chance, daß sich das Cholesteatom spontan entleert oder – durch Zufall frühzeitig entdeckt – vom Facharzt mit feinen Instrumenten ab und zu entleert werden kann, so entfällt diese Möglichkeit bei einer anderen Entstehungsform des Kuppelraumcholesteatoms, nämlich bei „pathisch-papillärem Wachstum" des Plattenepithels in Form von Epidermissträngen, die erst in der Tiefe den typischen Hornlamellensack des Cholestea-

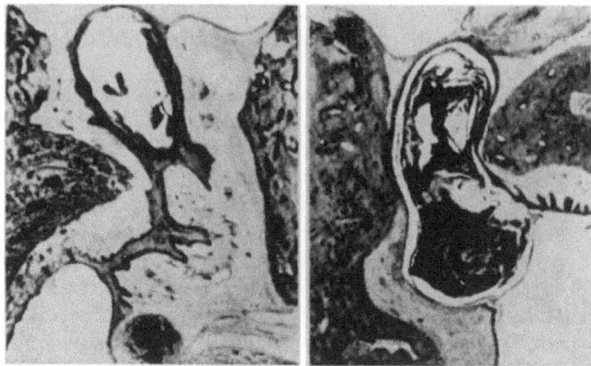

Abb. 26: Shrapnell-Cholesteatom. Auf dem rechten Bild hat der Cholesteatomsack Verbindung zum Gehörgang. Auf dem linken Bild entwickelt er sich erst nach Einwanderung von Epithelzapfen in die Tiefe pathologisch veränderter Mittelohrschleimhaut.

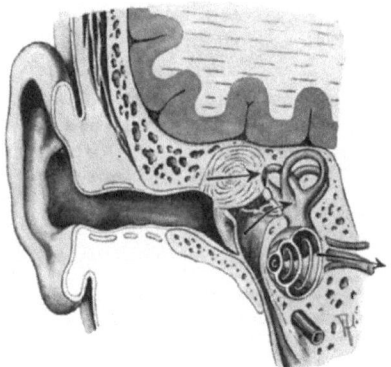

Abb. 27: Shrapnell-Cholesteatom, das den ganzen Kuppelraum des Mittelohres einnimmt. Pars tensa erhalten.

toms bilden (Abb. 26). Ein solches Tiefenwachstum kann nur dann erfolgen, wenn für die vordringende Cholesteatom-Matrix eine Ernährungsbasis vorhanden ist. Diese liegt in der Tat vor in Form von embryonalen Bindegewebsresten oder von entzündlichem Granulationsgewebe als Rückstand früherer Mittelohrkatarrhe. Es scheint so, als ob durch eine *Wechselwirkung zwischen „biologisch minderwertiger" Schleimhaut und der besonderen Wachstumsneigung des Epithels* vom Trommelfell und von dem trommelfellnahen Gehörgangsabschnitt der ganze Prozeß in Gang gesetzt wird. Sicher ist jedenfalls, daß in solchen Fällen die Pneu-

Entzündungen

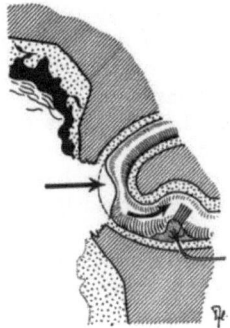

Abb. 28: Fistelsymptom (siehe Text).

matisation als Zeichen einer biologisch vollwertigen Schleimhaut gewöhnlich ganz ausgeblieben ist (wie das Röntgenbild erweist). Fälle von Cholesteatom bei normaler Pneumatisation gehören zu den Seltenheiten.

Durch das Wachstum des Cholesteatoms allein oder zusammen mit einer hinzutretenden Ostitis kommt es zum osteoklastischen Abbau des Knochens überall dort, wohin sich das Cholesteatom in seinem allmählichen Wachstum erstreckt. Dabei gibt es folgende charakteristische Schäden:

1. Unterbrechung der Gehörknöchelchenkette mit *Schalleitungsschwerhörigkeit* von 50 dB. Nicht nur der gewöhnlich am ehesten ergriffene lange Amboßschenkel, auch der Stapes wird gar nicht so selten zerstört, wenn das Cholesteatom bis in die Nische des ovalen Fensters vordringt.

2. Wenn der Knochenwulst des horizontalen Bogenganges zerstört wird, so liegt der häutige Bogengang frei. Daraus ergibt sich neben gelegentlichem Spontanschwindel infolge zirkumskripter Labyrinthitis das *„Fistelsymptom"*: Wenn man (bei bestehender Trommelfellperforation) durch Druck auf den Tragus oder mittels Einsetzen eines Politzer-Ballons in den Gehörgang eine Druckerhöhung herbeiführt, so pflanzt sich diese durch die Perforation fort und dellt den häutigen Bogengang ein. Hierdurch entsteht eine im typischen Falle ampullenwärts gerichtete Endolymphströmung, Schwindel und Nystagmus zur Seite des erkrankten Ohres. Bei Ansaugen mit dem Politzer-Ballon tritt eine Strömung zur Stelle der Fistel hin und ein Nystagmus zur gesunden Seite auf (Abb. 28).

3. Der tympanale Anteil des N. facialis liegt unter einer sehr dünnen Knochenschale oberhalb des ovalen Fensters und vor dem horizontalen Bogengang. Bei dem Knochenabbau durch das Cholesteatom kann es zu einer *Fazialislähmung* kommen. Das ist aber selten der Fall. Die größere Gefahr liegt darin, daß nach Zerstörung der knöchernen Umgebung der N. facialis frei durch ein aus Granulationen, Cholesteatom und nekrotischem Material bestehendes Erkrankungsgebiet zieht und bei dessen Ausräumung durch den Operateur verletzt werden kann.

4. Das Wachstum des Cholesteatoms vollzieht sich auf die Dauer nur selten in sterilem Milieu. Auch wenn das Cholesteatom genuin, ohne vorhergehende

Trommelfellperforation begonnen hat, so pflegt doch eine schleichende Entzündung nicht zu fehlen. Im Verlauf des Cholesteatom-Wachstums kommt es schließlich doch immer zur Trommelfellperforation und zu einer Infektion. Das führt zu weiteren Komplikationsmöglichkeiten:

Neben einer **zirkumskripten Labyrinthitis** (horizontaler Bogengang) kann auch eine schleichende, wohl toxische Labyrinthose entstehen, die eine Innenohrschwerhörigkeit oder gar Taubheit zur Folge hat.

Dringt der Prozeß an der mittleren Schädelgrube bis zur Dura oder (häufiger) an der hinteren Schädelgrube an den Sinus sigmoideus vor, so entstehen ganz plötzlich lebensgefährliche Komplikationen **(Meningitis, Sinusphlebitis** mit Thrombose und Sepsis), die sofortiges Eingreifen durch den Facharzt erfordern.

Der **Hirnabszeß** pflegt sich dagegen im Laufe von Wochen und Monaten zu entwickeln. Anfangs macht er nur uncharakteristische Zeichen (depressive Verstimmung), später Hirndrucksymptome. Herdsymptom ist beim Schläfenlappenabszeß (links bei Rechtshändern) die amnestische und sensorische Aphasie, beim Kleinhirnabszeß die zerebellare Gleichgewichtsstörung.

Therapie: Ist die Diagnose eines Cholesteatoms erst einmal gestellt, so kommt als Behandlung nur die Operation in Frage. Früher hatte das operative Vorgehen 2 Ziele: 1. Vollständige Ausräumung des Krankheitsherdes, 2. Herstellung einer Höhle mit einem weiten Zugang zum Gehörgang. Hierdurch sollte verhindert werden, daß sich von neuem Epithel durch einen engen Tunnel in das Mittelohr vorschieben, ein Cholesteatom – Rezidiv bilden und Gefahren heraufbeschwören konnte. Diese Art des Operierens brachte oft 2 Nachteile mit sich: 1. Durch die Radikaloperation, d. h. die weitgehende Ausräumung unter Einbeziehung der Gehörknöchelchen ging ein wesentlicher Teil des Hörvermögens verloren. 2. Der weite Zugang der Operationshöhle zum äußeren Gehörgang wurde durch Wegnahme der hinteren Gehörgangswand und der lateralen Kuppelraumwand geschaffen. Im günstigen Falle epithelisierte sich die Höhle und wurde trocken. Die Epidermis, welche die Höhle innen auskleidete, vollzieht aber die gleichen Erneuerungs- und Abstoßungsvorgänge wie die gesunde Haut des Gehörgangs zuvor – nur kommt es nicht zur Abwanderung nach außen, sondern in der großen Höhle sammelt sich ein Gemisch von abgestoßenen Epithelien, Talg und u. U. Sekret. Dies kann sich unter der Einwirkung von Bakterien auch zersetzen und dauernde ärztliche Überwachung und Behandlung nötig machen. Zur Vermeidung dieser Nachteile ist man im Laufe der Zeit bei der sog. Radikaloperation immer konservativer geworden. Vor allem versucht man, von Trommelfell und Gehörknöchelchen soviel wie möglich zu erhalten. Der systematischen Entwicklungsarbeit in erster Linie von *Wullstein* und *Zöllner* ist es zu danken, daß man mit der heutigen subtilen Operationstechnik unter Benutzung des Mikroskops unter Antibiotikaschutz sowohl die Entstehung großer postoperativer Höhlen als auch – in vielen Fällen – eine höhergradige Schwerhörigkeit zu vermeiden gelernt hat. Dazu muß der Operatuer erfinderisch sein, denn jeder Fall hat seine Besonderheiten. Man kann sich aber im Grundsätzlichen gut nach einem von *Wullstein* angegebenen Schema richten, das verschiedenen Zerstörungsgraden Rechnung trägt (Abb. 29).

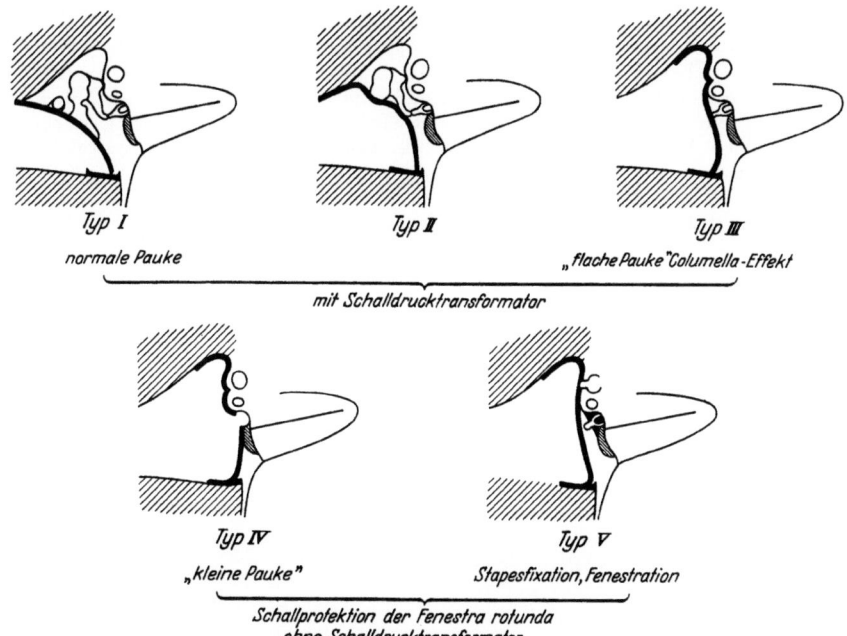

Abb. 29: Typen der Tympanoplastik nach *Wullstein*.

Typ I:

Großes Trommelfelloch bei intakter Gehörknöchelchenkette. Vorkommen nach traumatischer Trommelfellperforation und nach Trockenwerden einer chronischen mesotympanalen Entzündung. Durch Verschluß des Trommelfelldefektes mittels Faszienlappens oder eines aus Faszie und Haut bestehenden Doppellappens wird die normale Schalldrucktransformation wiederhergestellt. Das Transplantat heilt aber nur an, wenn das Ohr völlig trocken ist und keine Infektion erfolgt. Hier liegt die Schwierigkeit bei der chronischen Schleimhautenzündung.

Typ II:

Wenn bei Trommelfelldefekt und nur geringem Defekt der Schalleitungskette die Paukenhöhle frei von Cholesteatom ist oder wird, so kann der Trommelfelldefekt abgedeckt und die Kontinuität der Kette wiederhergestellt werden. Im Idealfall wird normale Schalldrucktransformation erreicht.

Typ III:

Wenn Hammer und Amboß zerstört sind oder entfernt werden müssen, so kann man den Trommelfellrest oder/und das Transplantat direkt mit dem Stapes in Verbindung bringen. Die Schalldrucktransformation erfolgt dann wie bei der Columella der Vögel und bringt im Idealfall eine nur um 10 dB schlechtere Leistung gegenüber der normalen Transformation.

Typ IV:
Alle Gehörknöchelchen einschließlich des Stapes fehlen, doch ist die Fußplatte im ovalen Fenster noch beweglich, desgleichen die Membran im runden Fenster. Zur Herstellung einer Schalldruckdifferenz zwischen ovalem und rundem Fenster kann man das Mittelohr plastisch so abdecken, daß das ovale Fenster dem Schalldruck zugänglich bleibt, das runde Fenster jedoch durch den Plastiklappen in einer eigenen kleinen Pauke abgedeckt wird (Schallprotektion).

Der Erfolg all solcher Operationen hat entsprechende mikrotechnische Einrichtung, Geschicklichkeit und Erfahrung des Operateurs zur Voraussetzung. Das Anheilen der autoplastischen Transplantate ist abhängig von der Sterilität der Arbeit oder vom Erfolg der Infektionsbekämpfung. Voraussetzung zum Erfolg sind auch die Sanierung des Nasen-Rachen-Raums und die Erhaltung der Belüftbarkeit der Paukenhöhle (bzw. der künstlich geschaffenen „kleinen" Pauke bei Typ IV) durch die Tube. Die Hörverbesserung kann sich natürlich nie auf die Leistung des Innenohres, sondern nur auf die Schalltransformation auswirken. Das endgültige Ergebnis in dieser Hinsicht ist erst zu beurteilen nach Ablauf aller reaktiven Prozesse einschließlich der Narbenbildung, also nicht vor einem ½ oder 1 Jahr nach der Operation.

	Otitis media mesotympanalis	Otitis media epitympanalis
Sitz der Entzündung	Schleimhaut	Schleimhaut und Knochen
Sekret	schleimig, geruchlos	eitrig, fötid. Kann auch sehr gering sein oder fehlen.
Trommelfellbefund	großer zentraler Defekt	meist kleiner randständiger Defekt oben (Pars flaccida oder Pars tensa)
Röntgenbefund des Mastoids	gehemmte Pneumatisation mit Restzellen, keine Einschmelzung	meist kleiner kompakter Warzenfortsatz ohne Zellen. Zeichen der Destruktion.
Komplikationen	selten; höchstens bei akuter Exazerbation wie bei akuter Otitis media.	häufig: Labyrinthfistel, Fazialisparese, Sinusthrombose, endokranielle Komplikationen
Therapie	meist konservativ (auch durch prakt. Arzt)	operativ (HNO-Facharzt)

Ohrtuberkulose

Die Ohrtuberkulose ist selten geworden. An der *Ohrmuschel* manifestiert sie sich am ehesten als Hauttuberkulose am Ohrläppchen. Die *Mittelohrtuberkulose* entsteht vorwiegend hämatogen bei bestehender Lungen- oder Intestinaltuberkulose. Bei bazillenhaltigem Sputum ist auch eine Infektion durch die Tube möglich. Schmerzen bestehen am Ohr zumindest im Anfang nicht, sondern nur ein Völlegefühl im Ohr wie beim unspezifischen Mittelohrkatarrh und eine allmählich zunehmende Schwerhörigkeit, die durch Intoxikation oder direkte tuberkulöse Miterkrankung des *Innenohres* auch in Taubheit übergehen kann.

Diagnose: Bei frühzeitiger Beobachtung des Trommelfells sieht man unter Lupenvergrößerung kleine Infiltrate entstehen. Diese zerfallen und verursachen die für Tuberkulose charakteristischen mehrfachen Defekte, die im Laufe der Zeit dann zu einem einheitlichen großen Trommelfelldefekt zusammenzufließen pflegen. Die Eiterung ist meist nur gering. Tuberkelbazillen sind im Eiter selten nachweisbar. Wenn charakteristische Zeichen am Trommelfell fehlen, so ist die tuberkulöse Natur der Ohrerkrankung am ehesten aus dem Röntgenbild abzulesen. Im Gegensatz zu den diffusen Auflösungserscheinungen des Zellsystems im Warzenfortsatz bei der Mastoiditis nach akuter Mittelohrentzündung und im Gegensatz zur Pneumatisationshemmung bei der gewöhnlichen chronischen Mittelohrentzündung zeigt die *tuberkulöse Knochenerkrankung* oft unregelmäßig fleckige Einschmelzungsherde inmitten von Zonen mit normaler Zellstruktur. Dabei gibt es als weitere Komplikation gar nicht allzu selten auch Fazialisparesen, sehr selten jedoch eine vom Ohr ausgehende tuberkulöse Meningitis.

Differentialdiagnostisch muß bedacht werden, daß auch der Tuberkulöse an einfachem Mittelohrkatarrh, unspezifischer chronischer Otitis media oder Mukosusotitis erkranken kann.

Bei der *Therapie* steht die Behandlung der Primärerkrankung mit Streptomycin, PAS und INH-Präparaten im Vordergrund. Die lokale Behandlung besteht im wesentlichen aus Säuberung und – bei größerem Defekt – dem Versuch, durch Einblasen von Neoteben-Mikropulver oder Streptomycin auf die Herde der Mittelohrschleimhaut direkt einzuwirken. Knochenherde, die sich auf die Allgemeinbehandlung nicht bessern, sondern fortschreiten (Röntgenkontrolle!), müssen operativ ausgeräumt werden – je nach Ausdehnung in Form der Mastoidektomie oder sogar der alten Radikaloperation. Dabei kann man gelegentlich größere sequestrierte Knochenbezirke als Ganzes entfernen – bei fortgeschrittener Krankheit auch aus dem Bereich der Felsenbeinpyramide.

Die *Prognose* hängt ganz von der Entwicklung der Allgemeinkrankheit ab.

E. Tumoren

1. Ohrmuschel

Als *gutartige* Tumoren werden zwar meist die **Atherome** und **Dermoide** bezeichnet. Sie sind aber keine Tumoren, sondern zystische Bildungen. Auch das gelegentlich am Helixrand beobachtete **Cornu cutaneum** ist oft nichts anderes als eine Art hyperkeratotische Warze.

Therapie: Chirurgische Entfernung ist zu empfehlen, weil Zysten sich infizieren, das Cornu cutaneum auch einmal die Vorstufe eines spinozellulären Karzinoms sein könnte.

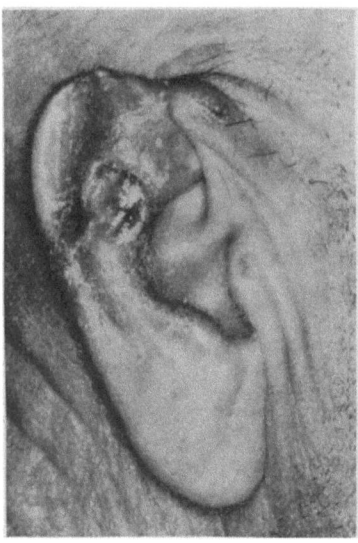

Abb. 30: Karzinom der Ohrmuschel.

Als *bösartiger* Tumor ist an der Ohrmuschel das **Karzinom** am häufigsten. Es beginnt in der Regel als kleines Knötchen oder Ulkus (Abb. 30). Im Gegensatz zur Chondrodermatitis nodularis (S. 52), mit der es am ehesten verwechselt werden könnte, falls es am Helixrand beginnt, ist es schmerzlos, vergrößert sich aber langsam. Histologisch erweist es sich als *Plattenepithel-Ca* (Kankroid) oder *Basalzellen-Ca*. Während letztere durch rechtzeitige Exzision meist gut zu beherrschen sind, können die Plattenepithelkarzinome leicht lebensgefährlich werden. Die meist älteren Menschen suchen angesichts der Schmerzlosigkeit den Arzt oft erst auf, wenn der Tumor schon zu größeren Zerstörungen an der Ohrmuschel geführt hat oder gar in den Schläfenbeinknochen eingewachsen ist. Dann finden sich auch Metastasen in den benachbarten Lymphknoten hinter und unter der Ohrmuschel sowie in der Parotis. Nur eine sehr ausgiebige Operation verspricht jetzt noch Erfolg. Oft müssen die Ohrmuschel ganz abgesetzt und in einem großen Eingriff die Halslymphknoten ausgeräumt werden.

2. Gehörgang und Mittelohr

Als *gutartige* Tumoren des Gehörgangs könnte man manche exzessiven Formen von **Hyperostosen** bezeichnen. Solche „Osteome" können den Blick auf das Trommelfell, das „Fenster des Mittelohres", unmöglich machen. Hinter ihnen kann sich Cerumen anstauen, ein Gehörgangcholesteatom entwickeln und können andere Krankheiten verborgen bleiben.

Therapie: Mit der Fräse lassen sich solche Exzessivbildungen gewöhnlich nicht allzu schwer entfernen. Notfalls wird der bewegliche Gehörgangsteil durch einen Schnitt zwischen Tragus und vorderem unterem Helixende, wo kein Knorpel verletzt wird, vorher erweitert. Manchmal muß man auch von einem Schnitt hinter der Ohrmuschel aus eingehen.

Zwischen „gutartig" und „bösartig" steht – histologisch wenigstens – der in letzter Zeit etwas öfter als früher diagnostizierte **Glomustumor des Mittelohres.** Ähnlich dem im Glomus caroticum entstehenden Gebilde nimmt diese Geschwulst ihren Ausgang von einem chromaffinen Ganglion in der Adventitia des Bulbus venae jugularis aus, dem Glomus jugulare tympanicum. Das uncharakteristische Anfangssymptom ist zunehmende Schalleitungsschwerhörigkeit, manchmal begleitet von pulsierenden Ohrgeräuschen. Erkennbar wird der Tumor erst nach Durchbruch durch das Trommelfell. Die Probeexzision pflegt zu einer ungewöhnlich starken Blutung zu führen.

Therapie: Nur der sehr Geübte sollte sich an die Operation wagen. Wegen der trotz aller Röntgendiagnostik nicht immer genau vorhersehbaren Ausdehnung und der gewöhnlich erschreckend starken Blutung müssen nicht nur operative Kunst und unbeschränkt viel Zeit zur Verfügung stehen, sondern auch alle klinischen Hilfsmittel, vor allem genügend Transfusionsblut der richtigen Blutgruppe. In operativ nicht erreichbarem Gebiet mag Bestrahlung von Nutzen sein.

Unter den *bösartigen* Tumoren steht das freilich seltene **Karzinom** obenan. Wenn es durch Sekretion oder Blutung aus dem Gehörgang auffällig wird, so hat es meist auch schon das Mittelohr ergriffen.

Therapie: In Einzelfällen mag man durch ausgiebige Operation samt Lymphknotenausräumung vollen oder zeitlich begrenzten Erfolg haben. Oft muß man aber damit zufrieden sein, durch Operation die rasenden Schmerzen, von denen die Kranken in fortgeschrittenem Stadium geplagt werden, ziemlich sicher beseitigen zu könen.

Unter den *Sarkomen* gibt es im Felsenbein als Tumor des Knochenmarkgewebes schon bei Jugendlichen das sog. **Ewing-Sarkom.** Die Prognose ist eher noch schlechter als beim Karzinom, weil sehr früh eine generalisierte Metastasierung erfolgt.

3. Innenohr

Das Innenohr wird höchstens sekundär von malignen Tumoren in Mitleidenschaft gezogen. Für den Otologen von Bedeutung ist ein im inneren Gehörgang sich entwickelndes **Akustikusneurinom.** Das ist ein histologisch gutartiger Tumor mit langsamem Wachstum, der sich am Stamm des VIII. Hirnnerven im inneren Gehörgang oder im Kleinhirnbrückenwinkel findet.

Symptome: Einseitige progrediente Innenohrschwerhörigkeit oder Taubheit ohne sichtbare Veränderungen am Trommelfell. Neben der Hörstörung kann es auch zu allmählichem Vestibularisausfall (manchmal mit Schwindel) und Fazialislähmung kommen. *Röntgenologisch* sieht man bei entsprechendem Sitz des Tumors auf der Aufnahme nach *Stenvers* einen (im Vergleich zur gesunden Seite) abnorm weiten inneren Gehörgang, bei fortgeschrittener Entwicklung auch eine Zerstörung der oberen Pyramidenkante. Sitzt der Tumor primär im Kleinhirnbrückenwinkel, so fehlen solche sichtbaren Zeichen. Als organische Grundlage des neben den Ohrsymptomen empfundenen Kopfschmerzes findet man hier allgemeine Hirndrucksymptome und eine gleichseitige Stauungspapille. Die Diagnostik muß zusammen mit dem Neurologen betrieben werden.

Therapie: Der entsprechend operativ vorgebildete otologische Operateur wird einen im inneren Gehörgang sitzenden Tumor translabyrinthär oder unter Erhaltung des Gehörs von der mittleren Schädelgrube aus, der Neurochirurg den Kleinhirnbrückenwinkeltumor von der hinteren Schädelgrube aus angehen.

F. Erkrankungen des Innenohres

1. Die Otosklerose

Bei der Otosklerose (die mit Arteriosklerose nichts zu tun hat) kommt es in der knöchernen Labyrinthkapsel zu herdförmigem Umbau des kompakten Knochens in einen porösen Knochen, dessen Hohlräume während des aktiven Umbaues nicht von normalem Markgewebe, sondern von gefäßreichem Bindegewebe mit Osteoklasten und Osteoblasten erfüllt sind. Als Endzustand des Neubildungsprozesses finden sich Herde von wiederum kompaktem, aber geschwulstartig verdicktem Faserknochen. Je nach dem Sitz dieser Herde manifestiert sich die Krankheit durch eine *Hörstörung:* Herde am ovalen Fenster verursachen durch Bewegungs-Behinderung oder völlige Fixierung der Steigbügelfußplatte eine reine Schalleitungsstörung, Herde an der übrigen Schneckenkapsel mit Degeneration des Cortischen Organs eine Innenohrschwerhörigkeit. Kombinationen beider Schwerhörigkeitsformen sind eher die Regel als die Ausnahme.

Es handelt sich um eine *erbliche* Krankheit mit teilweise dominantem Erbgang. Sie manifestiert sich meist zwischen dem 15. und 40. Lebensjahr durch eine allmählich zunehmende Schwerhörigkeit auf beiden Ohren (Symmetrieregel), nicht selten auch durch Ohrensausen. Charakteristisch ist die schubweise Zunahme der Schwerhörigkeit während der Gravidität. Das ist ein Hinweis auf die Wirksamkeit endokriner Faktoren.

Die *Diagnose* ergibt sich aus folgenden Gesichtspunkten:

a) Anamnese: *Familiäre Belastung* mit Hörstörungen, die auch schon zwischen dem 15. und 40. Lebensjahr aufgetreten sind. Eigene Schwerhörigkeit seit dem gleichen Alter allmählich zunehmend.

b) Annähernd symmetrische beiderseitige *Schalleitungsschwerhörigkeit* oder kombinierte Schwerhörigkeit mit überwiegendem Schalleitungsanteil, für die das Trommelfell und die gute Luftdurchlässigkeit der Tube keinen Schluß auf eine andere Ursache zulassen. Zuweilen (in etwa 10%) ist das Trommelfell infolge durchscheinender Promontorialgefäße leicht rosa getönt. Charakteristisch ist manchmal die besonders gute Knochenleitung und das scheinbare Besserhören im Lärm.

Der Grad der Stapesfixation ist erkennbar durch den *Gelléschen Versuch:* Wird ein Politzer-Ballon mittels Olive luftdicht auf den Gehörgangseingang gesetzt und durch Zusammendrücken des Ballons das Trommelfell (und mit ihm die Gehörknöchelchen) nach medial verlagert, so empfindet der Prüfling mit normalem Mittelohr eine Abnahme der Lautstärke einer auf den Ballon oder den Schädel aufgesetzten schwingenden Stimmgabel. Bei Fixation des Steigbügels durch einen Otosklerose-Herd bleibt die Druckerhöhung ohne Auswirkung auf das Hörvermögen. Man sagt: Der „Gellé" schwankt nicht.

c) Im Röntgenbild *gute Pneumatisation* der Warzenfortsätze ohne Zeichen früher abgelaufener Mittelohrentzündungen unterstützt die Annahme einer Otosklerose.

Die Diagnose ist also im wesentlichen nur durch die Feststellung einer beiderseitigen Schalleitungsschwerhörigkeit ohne sichtbare Ursache zu stellen. Einseitige Erkrankung gehört zu den Ausnahmen.

Differentialdiagnostisch muß man in Erwägung ziehen: Mittelohrkatarrh, Adhäsivprozeß, Paukensklerose, Amboßluxation bei früherer Operation oder durch Unfall, beginnende Tumoren des Mitelohres – alles fast immer einseitig. All diesen Ursachen von Schalleitungsschwerhörigkeit sind aber entweder entsprechende anamnestische Angaben oder ein pathologischer Trommelfellbefund zugeordnet.

Therapie: Da die Ursache der Erkrankung noch ungeklärt ist, kann sich zur Zeit die Behandlung nur auf die Beseitigung der Hörstörung richten.

a) Mit einem *Hörapparat* kann man um so besser helfen, je mehr die Schalleitungskomponente überwiegt. Das Hörgerät vermittelt aber keinen „natürlichen" Höreindruck, macht ihre Träger von einem störungsanfälligen technischen Gerät abhängig und als schwerhörig für die Umgebung erkennbar.

b) Die bessere Lösung ist die *Operation (Stapesplastik).* Man entfernt den fixierten Stapes und ersetzt seine Platte durch Bindegewebe oder Venenwand, die mit dem langen Amboßschenkel in feste Verbindung gebracht werden (z. B. durch Tantaldraht, Abb. 31). Der Eingriff kann in Lokalanästhesie unter sterilen Kaute-

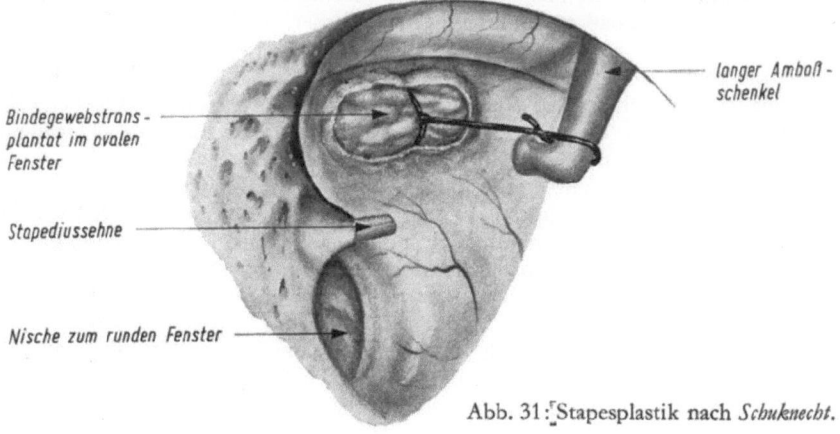

Abb. 31: Stapesplastik nach *Schuknecht*.

len und Penicillinschutz vom Gehörgang aus erst am einen und nach einigen Monaten evtl. auch am andern Ohr gemacht werden und erfordert keinerlei besondere Nachbehandlung. Soweit man bis jetzt urteilen kann, tritt keine erneute Fixierung ein. Natürlich läßt sich nur der Schalleitungsanteil der Schwerhörigkeit ganz oder zum größten Teil beseitigen (Erfolgsquote über 90%, postoperative Ertaubung wegen Eröffnung des Innenohres unter 1%). Das Fortschreiten einer eventuellen Innenohrkomponente läßt sich nicht verhindern. Doch hört in vielen Fällen das sehr quälende Ohrensausen auf. Ein allzu großer Innenohranteil der Schwerhörigkeit ist eine *Gegenindikation* zur Operation, besonders bei jüngeren Menschen, bei denen das Vorliegen der Innenohrkomponente ein Hinweis auf schnelles Fortschreiten der Innenohrschädigung sein kann. In solchen Fällen begnügt man sich besser mit einem Hörgerät, wenn sich damit ein befriedigendes Sprachverständnis erreichen läßt.

2. Durchblutungsstörungen des Innenohres

Beide Teile des Innenohres – die Cochlea und der Vestibularapparat – werden jeweils durch Äste aus der A. auditiva interna versorgt. Kommt es zur Minderdurchblutung (Spasmus) oder zum Verschluß (Sklerose, Embolie) einer dieser Arterien oder der zu ihnen gehörenden Kapillaren, so kann es zu Funktionsstörungen kommen – je nach dem Sitz der Störung in der Cochlea oder im Vestibularapparat oder in beiden Organen. Bei sofortiger Behandlung haben die relativ beste Besserungsaussicht diejenigen Krankheitsbilder, die auf Gefäßspasmen zu beruhen scheinen.

Der sog. **Hörsturz** ist dasjenige Symptom, das mit der größten Wahrscheinlichkeit und in den meisten Fällen auf einer funktionellen Minderdurchblutung der Cochlea beruht. Subjektiv verläuft er in seiner reinen Form ohne besondere Dramatik: Morgens beim Aufwachen oder irgendwann sonst bemerkt der Betroffene plötzlich, daß er auf einem Ohr (seltener auf beiden) „nichts" mehr hört. Meist ist das sonstige Befinden nicht beeinträchtigt. In anderen Fällen ist die plötzliche Hörminderung von Ohrensausen, zuweilen auch von Schwindel begleitet. Das gehört aber nicht unbedingt zum typischen Bilde. Die Schwellenaudiometrie zeigt dann eine Innenohrschwerhörigkeit, die überschwellige Audiometrie den Lautheitsausgleich (S. 28) als Hinweis auf eine Haarzellstörung. Der Ausfall kann einzelne Frequenzgebiete bevorzugen, er kann aber auch den ganzen Hörbereich in jeweils verschiedenem Grade bis zur völligen Ertaubung betreffen. Derartige Hörstörungen, besonders die nicht allzu hochgradigen, können sich zwar spontan allmählich wieder zurückbilden. Doch nur selten scheinen sie das wirklich zu tun. Es wäre deshalb gefährlich, untätig darauf zu warten.

Therapie: Aller Erfahrung nach hat man nur dann begründete Aussicht auf therapeutischen Erfolg, wenn man in den ersten 6–8 Tagen zu Hilfe kommt – je früher, desto besser. Unter der Vorstellung, daß es sich um eine Durchblutungsstörung handele, versucht man, die Durchblutung der Cochlea zu verbessern. Dazu benutzte man früher die üblichen gefäßerweiternden Mittel (Ronicol u. ä.) oder Stellatumblockaden. Die Erfolge waren aber unsicher. Dagegen scheint es so, als ob man mit Hilfe von Xantinol-Nicotinat (Complamin) die Endstrombahn der Innenohrgefäße entscheidend erweitern und damit einer endgültigen Hörminderung vorbeugen könne. Wir lassen das Mittel in steigender Dosis (1–2 g bis zu 6–8 g täglich) in 500 ml NaCl-Lösung oder Rheo-Macrodex in Form einer Tropfinfusion in 3–4 Stunden einlaufen und setzen diese Behandlung 12–15 Tage oder noch länger fort, wenn sich nicht schon früher das Gehör wieder normalisiert. Dann nehmen die Patienten noch einige Wochen lang täglich 2 Tabletten Complamin retard. Möglicherweise hat das Complamin nicht nur eine hämodynamische Wirkung, sondern greift auch günstig in den Zellstoffwechsel ein. – Wie dem auch sei: Je frühzeitiger die Behandlung beginnt, desto besser sind die Aussichten auf Besserung oder völlige Wiederherstellung des Gehörs. Rückfälle lassen sich leider nicht voraussagen und nicht vermeiden. Ist von vornherein völlige Ertaubung eingetreten, so ist die Behandlung freilich so gut wie aussichtslos. Auch bei einem Hörverlust von über 60 dB im ganzen Frequenzbereich ist therapeutisch oft nichts Befriedigendes mehr zu erreichen.

Die **Menièresche Krankheit** ist gekennzeichnet durch das plötzliche Auftreten von heftigem Schwindel mit Erbrechen aus vollem Wohlbefinden oder aus dem Schlafe heraus, Ohrgeräusche und fluktuierende Schwerhörigkeit. Der Anfall kann Minuten oder Stunden, ja Tage dauern. Er zwingt die Befallenen zunächst zu völliger Bettruhe und pflegt allmählich abzuklingen. Der Untersucher sieht als Korrelat des Drehschwindels während des Anfalles einen Spontannystagmus. Daneben besteht nicht selten eine Hörstörung auf einer Seite. Sie wird vom Kranken selbst infolge der stürmischen sonstigen Symptome allerdings gewöhnlich nur dann von Anfang an bemerkt, wenn auch Ohrensausen besteht. Glücklicherweise bildet sie sich oft nach dem ersten Anfall wieder zurück. Am Trommelfell oder auf dem Röntgenbild sind Veränderungen natürlich nicht erkennbar. Nach Abklingen des Anfalles ist kein Nystagmus mehr sichtbar. Erregbarkeitsunterschiede im Vestibularsystem lassen sich jedoch gewöhnlich zumindest nach mehreren Anfällen nachweisen („Untererregbarkeit" der befallenen Seite; Nystagmusbereitschaft, meist zur nicht befallenen Seite), desgleichen dann doch auch eine Innenohrschwerhörigkeit.

Ätiologie: Eine einheitliche „Ursache" der Menièreschen Krankheit ist noch nicht definierbar. Bei einer Reihe von Kranken, die nach dem aus anderer Ursache erfolgten Tode histologisch untersucht werden konnten, fand sich eine Erweiterung des Ductus cochlearis, des Sacculus und des Utriculus, also ein nichtentzündlicher endolymphatischer Hydrops ohne Beteiligung der Bogengänge. Die Entstehung dieses Hydrops vermutet man auf dem Boden einer „vasoneurotischen Diathese" der feinsten arteriellen Gefäße. Mit dieser Annahme reiht man die Menièresche Krankheit in die gleiche Gruppe ein wie die Urtikaria, das Quinckesche Ödem, das Asthma bronchiale, die Rhinopathia vasomotoria und wohl auch die Migräne. Die Gefäßreaktionen gehören im weitesten Sinne auch in den allergischen Formenkreis (physikalische Allergie). Sogar psychische Faktoren lassen sich in das „Ursachenbündel" eingliedern.

Die *Therapie* wird polypragmatisch sein müssen, wenn sie dieser vermuteten vielschichtigen Pathogenese gerecht werden will. Sie versucht

a) das Vegetativum zu dämpfen (Sedativa, Melcain i. v.)
b) den Labyrinthhydrops durch Entwässerung zu beseitigen (Hypertonische Lösungen i. v., kochsalzarme Diät, medikamentös Diuretika),
c) Gefäßspasmen zu lösen (Nikotinsäure, Hydergin, Ronicol, Magnesiumsulfat, Stellatumblockaden),
d) einen Zellschutz des Innenohres mit Vitamin A und E zu erreichen.

Diese Maßnahmen bilden den wesentlichen Bestandteil der von *Wittmaack* angegebenen Menière-Kur. Ihre nur mäßigen Dauererfolge werden nach unserer bisherigen Erfahrung verbessert durch die Infusionsbehandlung mit *Complamin*, dessen segensreiche Wirkung sich auch bei frühzeitiger Behandlung des „Hörsturzes" (S. 85) zeigt. Die Hauptwirkung scheint darin zu liegen, daß durch Eröffnung der Endstrombahn die Sauerstoffaufnahme des Gewebes verbessert wird.

Im Hinblick auf die weiter vermutete Ätiologie sollen

e) etwaige Foci (Tonsillen und Zähne) beseitigt werden,
f) bei nachgewiesener Allergie eine Desensibilisierung durchgeführt oder antiallergisch behandelt werden.

Häufen sich die Anfälle trotz Dauertherapie, erlischt nicht allmählich die Funktion des durch seine „Falschmeldungen" störenden Vestibularapparates von selbst, so wird man sich überlegen, ob man das Vestibularorgan nicht künstlich ganz ausschalten soll. Bei häufig sich wiederholender Erkrankung auf immer der gleichen Seite (kenntlich am Hörverlust und der Herabsetzung der kalorischen Erregbarkeit des Vestibularis), kann man das *operativ* oder – mit geringerer Gefährdung eines etwa noch vorhandenen wertvollen Hörrestes – durch *Ultraschall* machen.

Menière-ähnliche Bilder können auch durch Vorgänge fern vom Innenohr ausgelöst werden. Am häufigsten entstehen sie durch *Kompression der A. vertebralis* oder durch *Reizung* des diese Arterie umspinnenden *Nervengeflechtes*.

Das geschieht durch Traumen, entzündliche oder degenerative Veränderungen der Halswirbelsäule. Außer Schwindel, Ohrensausen und Schwerhörigkeit machen die Kranken oft typische Angaben: Einsetzen von Kopfschmerz, Schwindel und Schulter-Arm-Beschwerden nach bestimmten Kopfbewegungen, Globusgefühl, Augen- und Herzbeschwerden.

Die *Therapie* solcher auf diese Weise ausgelösten Beschwerden ist Sache des Orthopäden, der mit Glisson-Schlinge, Durchwärmung und Massage der infolge der Schmerzen verspannten Muskulatur und mit chiropraktischem Eingreifen in vielen Fällen Besserung bringen kann. Bei allen nicht ganz tpyischen Menièreartigen Bildern sollte also die Halswirbelsäule orthopädisch kontrolliert werden.

3. Innenohrschwerhörigkeit

Von der Innenohrschwerhörigkeit war schon mehrfach die Rede: bei den Mißbildungen (S. 43), den Traumen (S. 47), den Intoxikationen, der Otosklerose, dem Hörsturz (S. 84), der Menièreschen Krankheit (S. 85). Die Mehrzahl dieser Formen ist dadurch charakterisiert, daß das Hörvermögen vor allem im hohen Frequenzbereich oberhalb 1000 Hz abnimmt oder ausfällt. Hierdurch ist vor allem das Sprachverständnis beeinträchtigt. Im Abschnitt „Psychologie des Hörens" wurde schon darauf hingewiesen, daß das Sprachverständnis weitgehend von der richtigen Wahrnehmung der Konsonanten abhängt. Die Formantstrecken der Konsonanten liegen aber gerade im hohen Frequenzbereich. Abschwächung oder Ausfall des Gehörs in diesem Bereich läßt die Sprache deshalb nicht nur leiser (Schwerhörigkeit), sondern vor allem verwaschener (Fehlhörigkeit) erscheinen. Aus diesem Grunde ist der Innenohrschwerhörige darauf angewiesen, den vorwiegend aus tiefen Frequenzen bestehenden Torso seiner akustischen Sinneswahrnehmung durch Kombination zu einem ihm bekannten Wort oder zu einem sinnerfüllten Satz zu ergänzen. Das gelingt unter Anspannung der Aufmerksamkeit je nach dem Grade der Hörstörung meist auch ganz gut, besonders bei der Unterhaltung von Mensch zu Mensch im stillen Raum. Sprechen aber mehrere Personen gleichzeitig oder besteht sonstiger Lärm, so werden die tiefen Frequenzen zugedeckt, auf die der Fehlhörige angewiesen ist, und er wird plötzlich „sozialtaub".

Zwei Altersgruppen von Innenohrschwerhörigen stehen vor ganz besonderen Problemen: Die *Kleinstkinder* und die *alten Menschen*.

Das **Kind** lernt sprechen, indem es Sprachlaute hört, gleichsam spielend nachahmt und allmählich mit Sinn zu erfüllen lernt. Die Entwicklung zum Verständnis und zu genügender Fertigkeit im Gebrauch der Sprache soll bis zum 5. bis 6. Lebensjahr im wesentlichen abgeschlossen sein (s. auch S. 30). Sie vollzieht sich unter der Wirkung des Lauschtriebes und des sprachlichen Nachahmungstriebes. Diese Triebe erlöschen aber, wenn ihnen keine akustische Nahrung angeboten wird. Wenn ein sonst normales Kind nicht zur rechten Zeit zu sprechen beginnt, so liegt die Vermutung nahe, daß es nicht oder nicht genügend hört. So früh wie möglich, nämlich vom etwa 18. Lebensmonat an bis zum vollendeten 3. Lebensjahr muß man dann mit den Mitteln der indirekten Hörprüfung (S. 30) unbedingt so genau wie möglich herauszubringen suchen, wie es um das Gehör steht. Denn ein *Hörrest*, der für sich allein nicht zum Erlernen der Sprache ausreichen würde, kann u. U. durch ein Hörgerät und notfalls zusätzlich durch Hör- und Verstehübungen so weit unterstützt werden, daß die „Erziehung durch das Ohr" doch noch möglich wird. Dies ist die Voraussetzung dafür, daß die geistige Entwicklung im Rahmen der natürlichen Umwelt ein Niveau erreicht, das der intellektuellen Begabung entspricht. Ist nach Erlernen der Sprache das Gehör trotz Hörhilfe für die Normalschule nicht ausreichend, so gibt es Schwerhörigenklassen, in denen besonders ausgebildete Sonderschullehrer ihr Bestes für die Kinder tun.

Hat ein Kind aber gar keine Hörreste, die für das Erlernen der Sprache und des durch sie zu vermittelnden Wissens ausreichen, so muß es eine Schule oder ein Internat für Gehörlose besuchen. Hier, in der mißverständlich meist immer noch als „Taubstummenanstalt" bezeichneten Stätte lernt es vom Alter von 6 Jahren ab zunächst einmal durch Absehen und Abtasten Sprachlaute nach der Mundstellung zu deuten und unter der Kontrolle seiner kinästhetischen Empfindungen auch selbst zu bilden. Die „*Taubstummensprache*" unterscheidet sich aber sehr charakteristisch durch Überbetonung, fehlende Sprechmelodik und größere Lautstärke von der viel flexibleren, „musikalischeren" Sprache des Normalhörigen. Die meisten der als „taub" bezeichneten Kinder haben freilich noch geringe Hörreste, die sich bei der Sprachanbildung ausnützen lassen. So ist es manchmal gar nicht so leicht zu entscheiden, ob ein Kind eine Gehörlosenschule besuchen muß oder nicht doch noch besser in einer Schwerhörigenschule gefördert werden kann. Zum Teil ist das natürlich auch eine Sache der Begabung. Für das Kind ist die richtige Entscheidung jedenfalls von allergrößter Bedeutung, weil die Bildungsmöglichkeit „über das Ohr" doch ganz wesentlich das übersteigt, was in der „Taubstummenanstalt" mit deren ganz andersartigen Methoden erreicht werden kann. Nur wenn Arzt und Pädagoge bei der Entscheidung über diese Frage verständnisvoll zusammenarbeiten, läßt sich für das Kind die beste Lösung finden.

Die Schwerhörigkeit alter Menschen, individuell sehr verschieden, hat einen doppelten Aspekt: Einmal besteht eine Leistungsminderung des „peripheren" Apparates, die als **„Altersschwerhörigkeit"** ihren Ausdruck in langsam zunehmendem Verlust im oberen Hörbereich findet. Dieser bedingt eine Verschlechterung vor allem des Konsonantenverständnisses und damit der Wortunterscheidung („Diskriminationsverlust"). Hinzu kommt aber, daß der alte Mensch es mehr und mehr verlernt, den Ausfall an „semantischer Information" zu kompensieren durch intellektuelle Kombination im Rahmen des zusammenhängenden Satzes. Aus diesem letzteren Grunde verstehen schwerhörige alte Menschen Einzelwörter und zusammenhängende Rede schlechter als schwerhörige jüngere Menschen mit gleichem Tonschwellenaudiogramm.

G. Hörprothetik und Hörtraining

Sehr vielen Schwerhörigen, denen auf andere Weise nicht mehr zu helfen ist, läßt sich durch ein **Hörgerät** der Zugang zur Welt des Schalles erleichtern. Auf das Hörvermögen als solches hat die Hörhilfe natürlich keinen Einfluß. Sie kann nur den ankommenden Schall verstärken. Da der Ausfall der Ohrleistung bei verschiedenen Formen der Schwerhörigkeit aber durchaus nicht immer alle Frequenzen in quantitativ gleicher Weise betrifft (Schwerhörigkeit-Fehlhörigkeit S. 87), so muß man jedes Hörgerät individuell anpassen, und zwar möglichst mit Hilfe der Sprachaudiometrie. Das ist gelegentlich zwar ziemlich einfach, oft aber auch recht zeitraubend und schwierig. Am leichtesten kann man helfen bei Schalleitungsschwerhörigkeiten. Hier kommt es im wesentlichen auf eine Schallverstärkung im mittleren Frequenzbereich an. Das läßt sich oft schon mit kleinen

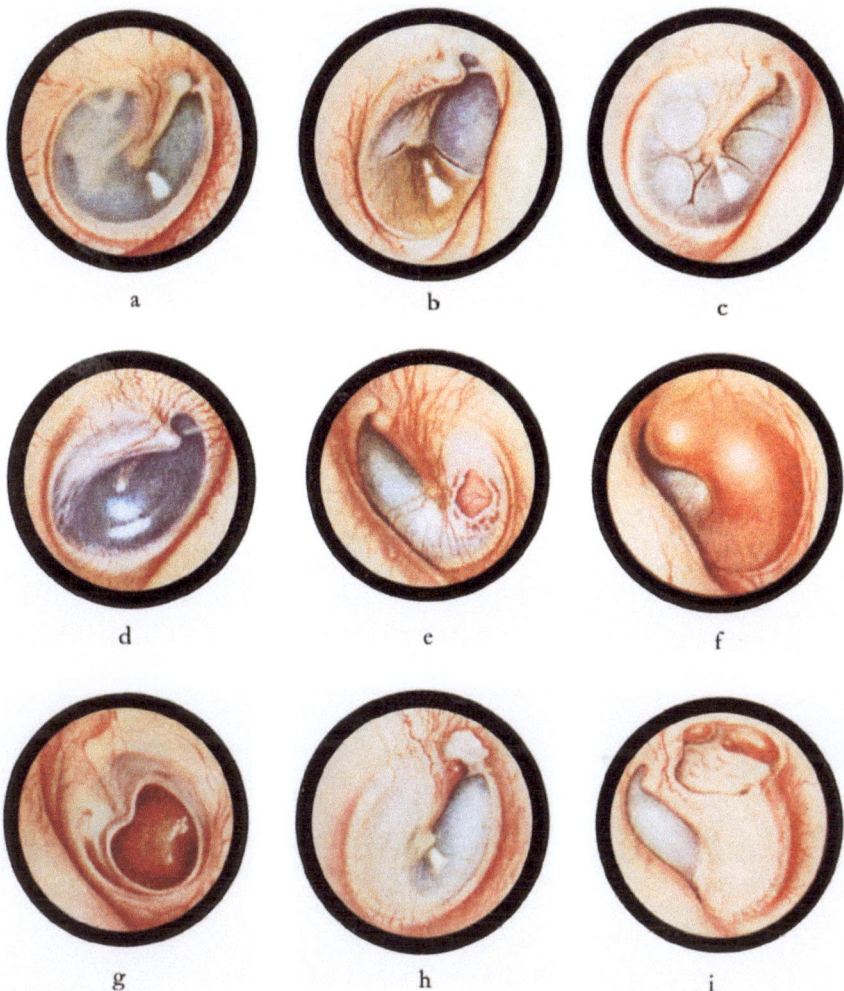

Tafel I: Typische Trommelfellbefunde.
a) Normales rechtes Trommelfell. Vgl. Abb. 3, S. 14.
b) Chronischer Mittelohrkatarrh mit Paukenerguß. Infolge der Einengung des Paukenlumens wird das Transsudat durch Capillarkraft am Umbo zeltartig hochgezogen.
c) Paukenerguß. Nach *Politzern* sieht man Luftblasen hinter dem Trommelfell.
d) Blaufärbung des Trommelfells infolge Blutung in die Paukenhöhle (Hämatotympanon).
e) Frische traumatische Trommelfellperforation (Ohrfeige, vgl. S. 46).
f) Akute Mittelohrentzündung Stadium II. Starke Rötung und Vorwölbung des Trommelfells.
g) Großer zentraler Trommelfelldefekt bei chronischer Schleimhauteiterung des Mittelohres. Schleimhaut über dem Promontorium gerötet (akute Exacerbation).
h) Kleiner randständiger Defekt in der Pars flaccida (primäres Pseudocholesteatom).
i) Großer randständiger Defekt der Pars tensa hinten–oben (chronisch-epitympanale Mittelohreiterung mit sekundärem Cholesteatom).

sog. Schmalbandgeräten erreichen, die in einer Hörbrille unauffällig untergebracht werden können oder gar als Ganzes im Gehörgang zu verbergen sind. Schwerhörige, besonders Frauen, mögen es nicht gern, daß ihr Defekt erkannt wird. In dieser Hinsicht sind sie eitel. Sehr viel größere Schwierigkeiten machen oft die Innenohr-„Fehlhörigkeiten" angesichts des in verschiedenen Frequenzbereichen verschieden großen Hörverlustes unter Bevorzugung des hohen Bereiches. Hier bringt ein „*Breitbandgerät*" mit einer allmählich zu den hohen Frequenzen (über 3000 Hz hinaus) ansteigenden Verstärkung die beste Hilfe. Gerade bei der Innenohrschwerhörigkeit setzt aber – auch wenn kein „Lautheitsausgleich" vorliegt – die subjektiv meist stark empfundene „Unbehaglichkeitsschwelle" der Verstärkung eine quantitative Grenze. Man braucht dann u. U. Geräte mit einer *automatischen Verstärkungsregelung*, die das Überschreiten einer bestimmten Lautstärke verhindert. Die technische Einrichtung solcher Geräte erfordert naturgemäß mehr Platz (Taschengerät). Die *Hörgerätanpassung* ist eine Kunst, deren Beherrschung großes Wissen sowie längere Ausbildung, Übung und Erfahrung voraussetzt.

Hörtraining

Das Hörgerät verstärkt immer nur größere oder kleinere Teile des ankommenden Gesamtschalles. Der Sprachklang klingt deshalb mehr oder weniger fremd, ähnlich wie im Telefon. Manche Schwerhörige müssen erst lernen, diesem veränderten unvollständigen Sprachklang den ihm innewohnenden Sinn zu entnehmen. Wer das nicht von selbst lernt, dem kann man durch „Hörtraining" helfen (s. auch S. 31, 87). Indem man jeweils nachsprechen läßt und korrigiert, geht man aus von einfachen Lautunterscheidungsübungen im stillen Raum, steigert die Anforderungen schrittweise und endet bei Übungen mit normaler fließender Umgangssprache in Räumen mit normaler „Halligkeit" und normalem Störgeräuschpegel. Durch dieses Hörtraining läßt sich die Indikation zur Hörgeräteverordnung bedeutend erweitern. Das gilt sowohl für die Kleinkinder, die erst Sprache verstehen und sprechen lernen sollen, wie auch für die schwerhörig Gewordenen, die ihre gewohnte Sprache zunächst nicht wiedererkennen. In manchen Fällen muß also die audiometrische Prüfung und die im Rahmen dieser Prüfung erfolgte Hörgerätanpassung noch durch ein tägliches Hörtraining über 2–3 Wochen ergänzt werden, ehe man endgültig entscheiden kann, ob ein Hörgerät wirkliche Hilfe bringt oder nicht.

H. Begutachtung

Der Gutachter hat im Hinblick auf das Ohr und seine Funktion gewöhnlich zu 2 Fragen Stellung zu nehmen:
1. Hat eine Schädigung eines oder beider Ohren stattgefunden?
2. Wie hoch ist die durch Hör- und Gleichgewichtsstörung bedingte derzeitige oder dauernde Minderung der Erwerbsfähigkeit (MdE)?

Zu 1.: Für die Beantwortung der ersten Frage sind die Anamnese und der *Erstbefund* oft von ausschlaggebender Bedeutung. Der zu einem Unfall gerufene Arzt sollte bei Verdacht auf Verletzung (Ohrfeige, Schädeltrauma) immer die Ohren inspizieren oder alsbald durch einen Facharzt ansehen lassen. Der Befund muß sofort schriftlich fixiert und damit späteren Fehldeutungen vorgebeugt werden (aber keine Blutkrusten aus dem Gehörgang entfernen!). Hierzu gehört auch eine je nach Gesamtzustand des Verletzten wenigstens überschlägige Hörprüfung mit Flüstersprache und Umgangssprache (Jedes Ohr für sich unter Verschluß des nichtgeprüften Ohres). Es ist festzuhalten, ob über Schwindel, Drehschwindel geklagt wird, ob ein spontaner oder provozierbarer Nystagmus besteht, und es sind, falls möglich, gegebenenfalls Zeige- und Gehversuche zur Erkennung von Abweichungen anzustellen.

Rechtes Ohr	Hörweite für Umgangssprache in Metern	Grad der Schwerhörigkeit	Hörverlust in %	Normalhörigkeit	Geringgradige Schwerhörigkeit	Mittelgradige Schwerhörigkeit	Hochgradige Schwerhörigkeit	An Taubheit grenz. Schwerhörigkeit	Taubheit
	> 4	Normalhörigkeit	0–25	0	0	10	10	15	15
	> < 4	Geringgradige Schwerhörigkeit	15–45	0	15	20	20	30	30
	> < 1	Mittelgradige Schwerhörigkeit	35–65	10	20	30	30	40	40
	> < 0,25	Hochgradige Schwerhörigkeit	55–85	10	20	30	45	50	50
	> < a. c.	An Taubheit grenz. Schwerhörigkeit	75–95	15	30	40	50	60	60
	> <	Taubheit	100	15	30	40	50	60	70
		Hörweite für Umgangssprache in Metern		< > 4	< < 1	< > 0,25	< > a. c.	< >	
		Linkes Ohr							

Zu 2.: Die Einschätzung einer zu einem bestimmten Zeitpunkt bestehenden *Minderung der Erwerbsfähigkeit* (MdE) ist Sache des erfahrenen fachärztlichen Gut-

achters. Am gebräuchlichsten ist die graduelle Abstufung der Schwerhörigkeit nach der Hörweite für Umgangssprache. Man klassifiziert folgendermaßen:

Hörweite eingeschränkt,
aber noch über 4 m   = geringgradige Schwerhörigkeit
1,0–4,0 m   = mittelgradige Schwerhörigkeit
0,25–1,0 m   = hochgradige Schwerhörigkeit
a.c. (ante concham)–0,25 m = an Taubheit grenzende Schwerhörigkeit

Für die Einschätzung der MdE kommt es nun sehr darauf an, ob die Hörstörung einseitig oder beiderseitig ist, und welcher Grad auf jeder der befallenen Seiten besteht. Die MdE läßt sich am besten aus nebenstehender Tabelle ablesen.

Natürlich hat die Prüfung mit der „natürlichen" Umgangssprache viele Fehlermöglichkeiten. Besser ist ein auf einem Tonband konservierter, akustisch ausbalancierter Sprachtest. Dieser erlaubt es, eine genau definierbare, den Hörweiten entsprechende Lautstärke zur Prüfung zu verwenden *(Sprachaudiometrie)*. In der Praxis der Begutachtung finden aber natürlich je nach Erfordernis auch die andern im Abschnitt „Hörprüfung" beschriebenen Methoden ihren Platz.

Neuerdings ist der „prozentuale Hörverlust" (s. Tabelle) anstelle der Hörweiten für Umgangssprache zur Grundlage der Gradeinschätzung einer Schwerhörigkeit gemacht worden. Dieser prozentuale Hörverlust wird mittels spezieller Tabellen aus den Hörweiten für Umgangs- **und** Flüstersprache einerseits sowie aus Hörverlust für Zahlen und Diskriminationsverlust bei der sprachaudiometrischen Untersuchung andererseits errechnet.

Nicht immer ist nur die MdE zu beurteilen. Manchmal steht im Vordergrund die Frage nach der Fähigkeit, unter bestimmten Umständen durch zumutbare Tätigkeit im erlernten oder auch im nichterlernten Beruf einen gewissen Mindestverdienst zu erzielen (Berufs- bzw. Erwerbsfähigkeit).

Nase und Nasennebenhöhlen

I. Anatomie und Physiologie

Der oberste Abschnitt der Luftwege mit seinen Nebenräumen nimmt einen großen Teil des Gesichtsschädels ein. Wir unterscheiden:

1. Die äußere Nase.

Sie ragt aus dem Niveau des Gesichtsschädels hervor, variiert in ihrer Form individuell und rassenbedingt beträchtlich und beeinflußt den Gesichtsausdruck sehr stark. Die häufigsten kosmetischen Operationen sind Veränderungen der Nasenform. Das knöcherne Gerüst der Nase umschließt den Eingang in die eigentliche Nasenhöhle (Apertura piriformis) und setzt sich zusammen aus den Nasenfortsätzen des Stirnbeins, den Nasenbeinen und seitlich den Stirnfortsätzen des Oberkieferbeins. Distal ist die Nase beweglich gestaltet und durch Knorpel gestützt. Der sog. Dreiecksknorpel (Cartilago septodorsalis) als flügelartiger Ausläufer des Nasenscheidewandknorpels setzt die Richtung der Nasenbeine fort, wogegen die beiden Spitzenknorpel (Cartt. apicis nasi) durch ihren bogigen Verlauf Nasenflügel und Spitze formen und mit ihren crura medialia in den vordersten, häutigen Teil der Nasenscheidewand einstrahlen. – Der vom beweglichen Anteil der Nase umschlossene Raum hinter beiden Naseneingängen heißt Nasenvorhof (vestibulum nasi). Er ist noch von äußerer Haut mit Haaren und Talgdrüsen ausgekleidet (Furunkelbildung!).

2. Die Nasenhöhle.

Sie wird sagittal in ganzer Ausdehnung unterteilt durch die *Nasenscheidewand* (Septum nasi). Wir unterscheiden am Septum: ganz vorn die breite häutige *Columella* (Nasensteg) mit den Spitzenknorpel-Crura. Durch einen Querschnitt (Transfixion) kann man den Steg ohne Knorpelverletzung vom knorpeligen Teil der Scheidewand trennen. Verlängert man diesen Schnitt beiderseits nach oben zwischen Dreiecks- und Spitzenknorpel (Interkartilaginärschnitt) und löst von dort aus die Nasenweichteile ab, so ist das gesamte Gerüst übersichtlich dargestellt (Vorgehen bei der Rhinoplastik). Das *Septum cartilagineum* (hyaliner Knor-

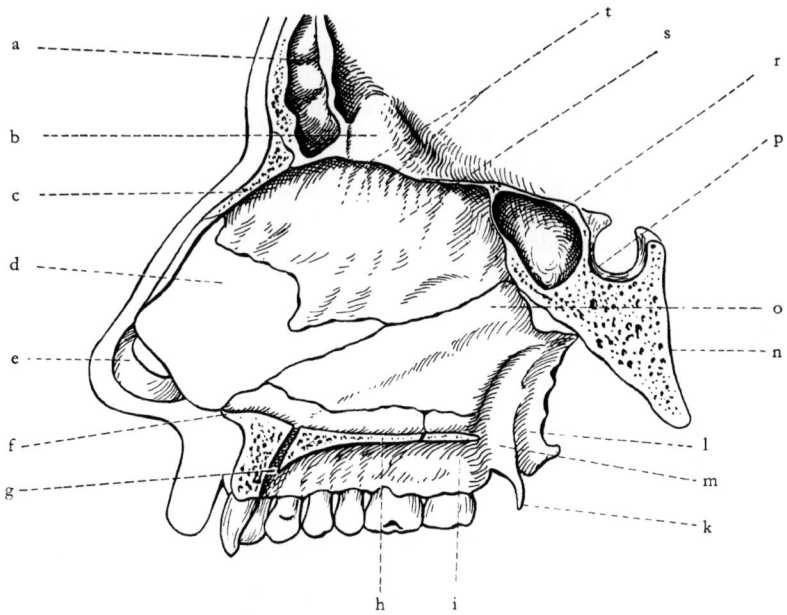

Abb. 32: Anatomie der Nasenscheidewand. (a) Sinus frontalis; (b) Crista galli; (c) Os nasale; (d) Cart. septi quadrangularis; (e) Cart. alaris maj. (Crus med.); (f) Spina nasalis ant.; (g) Canalis incisivus; (h) Proc. palat. maxillae; (i) Foramen palat. maj; (k) Hamulus pterygoideus; (l+m) Lamina lat. et med. proc. pterygoid.; (n) Clivus; (o) Vomer; (p) Sella turcica; (r) Sinus sphenoidalis; (s) Lamina perpendicularis; (t) Lamina cribrosa.

pel der Lamina quadrangularis) bildet das folgende Drittel der medianen Wand. Hinten schließt sich endlich der *knöcherne Teil* an, oben mit der fast papierdünnen Lamina perpendicularis des Siebbeins („hängt" gleichsam an der Schädelbasis), die teilweise zur Riechregion gehört, und unten mit dem Pflugscharbein (Vomer), einem selbständigen Knochen, der im Bereiche der Nasenausgänge (Choanen) die Scheidewand allein bildet. Am oberen verdickten Rand des Vomer pflegt ein Knorpelstreifen nach hinten zu ziehen (Abb. 32).

Nach oben verschmälert sich die Nasenhöhle erheblich. Ihr *Dach* wird vorne vom Stirnbein mit den Stirnhöhlen und hinten von der Lamina cribriformis des Siebbeins gebildet, die ihren Namen von der siebartigen Durchlöcherung durch die Fila olfactoria hat. Das Nasendach ist hier Teil der Schädelbasis im Bereiche der vorderen Schädelgrube. Über die Fila können Entzündungsprozesse von der Nase ins Endokranium fortgeleitet werden (z. B. beim Septumabszeß). – Der *Nasenboden* wird vom harten Gaumen gebildet. – Kompliziert ist der Bau der *lateralen Nasenwand.* Prinzip ist eine Unterteilung in ein System von spaltförmigen Gängen durch drei übereinanderliegende Knochen-Schleimhaut-Wülste, die Nasenmuscheln. Hierdurch wird die aktive Schleimhautoberfläche bei praktisch wirbelfreier Luftpassage größtmöglich erhöht. Die Nasengänge sind gleichzeitig Einmündungsort der meisten Nasennebenhöhlen.

Im *oberen Nasengang* (zwischen oberer und mittlerer Muschel) münden die hinteren Siebbeinzellen, im *mittleren Nasengang*, dem klinisch wichtigsten (mittlere/ untere Muschel) liegen die Ostien von Kieferhöhle, Stirnhöhle sowie vorderen und mittleren Siebbeinzellen. Der *untere Nasengang* schließlich, zwischen unterer Muschel und Nasenboden gelegen, enthält die Mündung des Tränen-Nasenganges (Abb. 33). Der größte Teil der Nasenhöhle gehört der Pars respiratoria an und trägt entsprechend ein mehrreihiges Flimmerepithel mit reichlich Schleimdrüsen. Ganz hinten oben nimmt die *Regio olfactoria* einen kleinen Bezirk von Septum, Nasendach und lateraler Nasenwand ein, ausgestattet mit spezifischem Sinnesepithel. Durch diese Lokalisation ist die Riechregion einerseits gegen Verunreinigungen der Einatemluft relativ gut geschützt, andererseits wird sie durch Geruchsreize auch über den Rachen gut erreicht (gustatorisches Riechen beim Essen).

3. Die Nasennebenhöhlen

Sie sind paarig-spiegelbildlich angelegt und entwickeln sich praktisch als Ausstülpungen der Nasenhöhle, zu der sie auch später offene Verbindung behalten. Bei der Geburt sind Kieferhöhle und Siebbein schon angelegt, letzteres pflegt bereits umschrieben pneumatisiert zu sein. Die Kieferhöhlen pflegen im 2. Lebensjahr lufthaltig zu werden, gelegentlich aber auch schon früher, weshalb man auch beim Säugling zuweilen bereits eine Sinusitis maxillaris finden kann. Stirnhöhlen bilden sich zu individuell stark schwankenden Zeiten, jedoch selten vor dem 7. Lebensjahr. – Die Schleimhaut der Nasennebenhöhlen ist im Prinzip von gleichem Bau wie die der Nase, nur dünner.

Die Kieferhöhlen (Sinus maxillares) sind normalerweise die größten Nebenhöhlen und wie auch die Siebbeinzellen immer vorhanden. Sie nehmen den Raum zwischen Nasenhöhle, Orbita, Flügelgaumengrube, Jochbein und hartem Gaumen ein. In ihrem Dach verläuft der N. infraorbitalis N.V/2, zum Boden haben die Zähne (7),6,5/5,6,(7) Beziehung (dentogene Kieferhöhleneiterung). Die durch die Flügelgaumengrube verlaufende A. maxillaris interna kann von der Kieferhöhle aus dargestellt und unterbunden werden. Das Ostium zur Nase liegt ungünstig hoch im mittleren Nasengang, möglicherweise als Auswirkung der Umstellung des Menschen zum aufrechten Gang. Das dürfte einer der Gründe sein, weshalb die Kieferhöhlen am häufigsten von allen Nasennebenhöhlen erkranken, und weshalb Entzündungen der Kieferhöhlen am ehesten zum Chronischwerden neigen.

Die Stirnhöhlen (Sinus frontales) drängen die Tabula externa und interna der Stirnbeinschuppe gleichsam auseinander. In Form, Größe, Tiefe und Buchtenreichtum sind sie äußerst variabel, können auch ein- oder beidseitig völlig fehlen. Mit der Hinterwand grenzen sie an die vordere Schädelgrube, mit dem Boden an

Die Nasennebenhöhlen

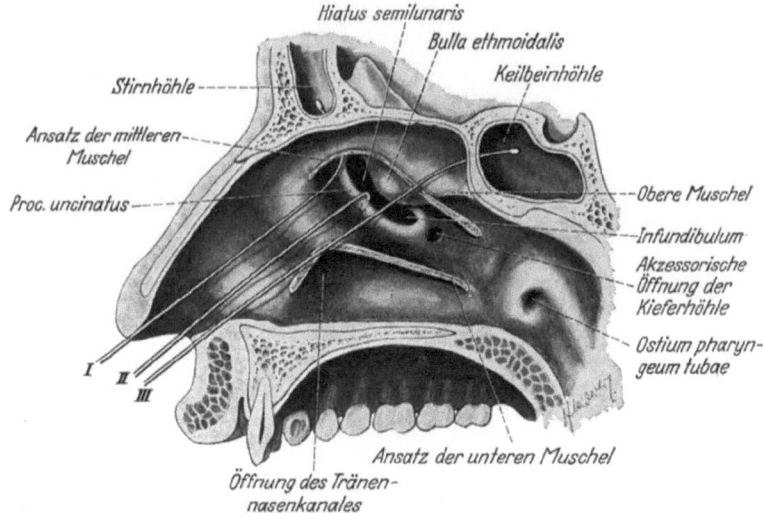

Abb. 33: Schema der lateralen Nasenwand. Die Muscheln sind entfernt, damit man die Nebenhöhlenostien besser übersehen kann. Beachte das weit hinten gelegene Ostium accessorium der Kieferhöhle (Choanalpolypen!).

die Orbita. Der Ausführungsgang liegt zwar am tiefsten Punkt der Höhlen ganz medial, ist jedoch gewunden und so eng, daß schon eine mäßige Schleimhautschwellung zur Sekretverhaltung führen kann. Entsprechend sind Eiterdurchbrüche (in die Orbita, selten ins Endokranium) viel häufiger als entsprechende Komplikationen von der Kieferhöhle aus.

Die Siebbeinzellen dehnen sich aus in dem zwischen Nasenhöhle, Orbitae und Kieferhöhlen sowie Schädelbasis verbleibenden Raum. Größe, Ausdehnung und Dicke der Zellsepten variieren stark. Auch von den Cellulae ethmoideae aus können entzündliche Durchbrüche in die Orbita (bei kleinen Kindern) sowie selten in die vordere Schädelgrube entstehen. Bei Eiterung der hinteren Siebbeinzellen ist der N. opticus gefährdet.

Blutversorgung der Nase

In der Nase treffen zwei sonst getrennte Gefäßsysteme wieder zusammen, nämlich das der *A. carotis externa* und der *A. carotis interna*. Diese Doppelversorgung ist für die operative Behandlung des Nasenblutens sehr wichtig. Ganz allgemein geht der arterielle Blutstrom von hinten und oben nach vorne und unten. Das Gefäßkaliber (auch der Venen) nimmt in umgekehrter Richtung zu. Eine Blutung ist also in der Regel desto gefährlicher, je weiter hinten und oben die Gefäßläsion liegt, s. Abb. 34.

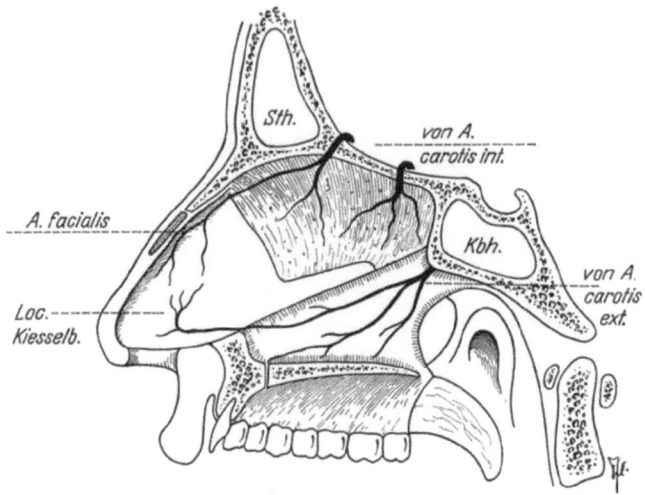

Abb. 34: Schema der arteriellen Blutversorgung der Nase. Stromrichtung von hinten und oben nach vorne und unten. Zusammentreffen von Ästen der A. carotis externa mit solchen der A. carotis interna (Doppelversorgung der Nase!).

Die Äste der A. carotis externa sind
a) A. facialis (Versorgung der äußeren Nase, Anastomosen mit der vorderen Siebbeinarterie)
b) A. pterygopalatina (Zufluß von der A. maxillaris interna, tritt von der Flügelgaumengrube aus in die Nase ein und versorgt den hinteren und unteren Abschnitt).

Äste der A. carotis interna sind
c) A. ethmoidalis anterior (Anastomosen mit Ästen der A. facialis)
d) A. ethmoidalis posterior.

Beide Gefäße kommen aus der A. opthalmica, kreuzen das Siebbeinzellgebiet dicht unter der Schädelbasis und versorgen das Gebiet unter dem Nasenrücken sowie die Gegend der Lamina perpendicularis und die oberen Anteile der lateralen Nasenwand. Sie sind von einem Hautschnitt am medialen Augenwinkel aus operativ erreichbar.

Dicht hinter der Haut-Schleimhaut-Grenze findet sich am Septum oft ein bäumchenartig aufsteigendes Gefäß (Locus Kiesselbach). Die meisten Nasenblutungen bei jüngeren Leuten gehen von dort aus.

Nerven der Nase

II. Ast des N. trigeminus (sensibel) und Ganglion sphenopalatinum (vegetativ).

Lymphgefäße der Nase und ihrer Nebenhöhlen

Sie ziehen zu den Lnn. cervicales profundi, vorwiegend vordere Kette, sowie zu den retropharyngealen Lymphknoten. Nebenhöhlenmalignome metastasieren in der Regel recht spät.

Aufgaben der Nase

Die Aufgabe der Nase ist eine dreifache:
Die *Schleimhaut der Pars respiratoria* dient zum **Schutz der unteren Luftwege** und der Lungenbläschen. Durch die stark variable Füllung der sog. Schwellkörper in der unteren und mittleren Muschel kann die Nasenschleimhaut wie ein *Thermostat* wirken, der die Einatmungsluft immer auf etwa 33°C anwärmt. Die gleichen Schwellkörper machen eine stark unterschiedliche Flüssigkeitsabgabe möglich, wodurch die relative Feuchtigkeit der Luft auf etwa 80% eingestellt werden kann. Weiterhin wird die Luft in der Nase von kleinen Fremdkörpern (und auch Bakterien?) gereinigt, die in dem den Flimmerhaaren aufliegenden zähen Schleimteppich hängen bleiben und durch die Flimmerbewegung zum Nasenrachen befördert werden. Zur Schutzfunktion gehört auch das *reflektorische Atemanhalten* bei Einwirkung ätzender Substanzen auf die sensiblen Nervenendigungen. Ebenfalls durch Reizung der Trigeminusäste ausgelöst werden Nies- und Hustenreflex sowie vermehrter Tränenfluß.

Die komplizierten Anforderungen an die Nasenschleimhaut bedingen eine sehr differenzierte vegetative Innervation. Störungen durch neurovaskuläre Regulationsmechanismen von überschießendem Charakter sind deshalb häufig. Die Nase ist auch bevorzugter Manifestationsort allergischer Störungen (Heuschnupfen, Rhinopathia vasomotorica, chronisch-polypöse Sinusitis).

Das Epithel der Regio olfactoria enthält die Rezeptoren des **Geruchssinnes**. Von hier ziehen die Fila olfactoria – in Durahüllen eingescheidet – in die vordere Schädelgrube zum Bulbus olfactorius und Tractus olfactorius. Über die weiteren zentralen Verbindungen der Riechbahn weiß man noch wenig. Die Verhältnisse scheinen äußerst kompliziert. Die lange als gesichert geltende Einordnung des Gyrus hippocampi als primäres Olfactorius-Rindenzentrum ist neuerdings wieder fragwürdig geworden. Verbindungen bestehen sicher auch zu Nucleus amygdalae, Thalamus, Hypothalamus und Mittelhirn.

Obwohl die Riechregion des Menschen im Vergleich zu einer Reihe von Säugetieren (z. B. dem Hund) flächenmäßig stark verkümmert erscheint, ist der Geruchssinn erstaunlich *leistungsfähig* geblieben. Noch 5×10^{-7} g Moschus pro Liter Atemluft werden wahrgenommen. Ein Ausfall des Geruchssinnes beeinträchtigt die Lebensfreude erheblich, „schmeckt" doch das Essen durch den Ausfall des gustatorischen Riechens nicht mehr. Trotzdem wird ein Geruchsausfall bei der Begutachtung gering bewertet, bedeutet er doch in der Regel keine Minderung der Erwerbsfähigkeit. Ausnahmen sind Berufe wie Kaffee- und Duftstoffexperte, Weinhändler u. ä., bei denen ein Geruchsverlust Berufsunfähigkeit bedeutet.

Störungen des Geruchssinnes. Eine quantitative Herabsetzung des Riechvermögens nennen wir *Hyposmie*, einen völligen Geruchsverlust *Anosmie*. Bei subjektiver Veränderung der Geruchsempfindung sprechen wir von *Parosmie* (z. B. bei Grippe), bei ausschließlich negativer Veränderung zur Mißempfindung von *Kakosmie*. Letztere kann gelegentlich Frühsymptom einer echten Psychose sein.
Störungen des Geruchssinnes können viererlei Ursachen haben:

1. Ganz periphere Ursachen. *Verlegung der Riechspalte* führt zur „*respiratorischen Anosmie*". Ursachen sind akute und chronische Verstopfung der Nase (Schnupfen, vasomotorische Rhinopathie, Schleimhautreizung durch nicht toxische Inhalate, endonasale Polypen, Nasentumoren). Bei der Riechstörung durch Muschelschwellung tritt nach medikamentöser Abschwellung (Privin 1:1000) eine Besserung ein. Die Therapie besteht in der Beseitigung der Nasenverlegung.

2. Periphere Ursachen. Das spezifische *Sinnesepithel* der Nae kann durch eingeatmete toxische Stäube und Dämpfe *geschädigt* werden (*essentielle* Anosmie). Man unterscheidet akut aufgetretene und chronische Vergiftungserscheinungen am Riechepithel. Eine Anosmie kann akut entstehen durch Inhalation von Dämpfen starker anorganischer Säuren. Geruchsstörungen durch chronische Schädigung sind beschrieben für Hydrazin, Zyan, Spritzlacke mit ihren Lösungsmitteln, überhaupt flüssige Kohlenwasserstoffe einschließlich Benzol; Schwefelkohlenstoff und Kohlenmonoxyd.

3. Nervale Störungen durch *Schädigung der Fila olfactoria*. Wir unterscheiden die traumatische Schädigung durch Abriß der Riechfäden an der Schädelbasis (stumpfes Schädeltrauma, frontobasale Fraktur, aber auch iatrogen bei Stirnhöhlen-Siebbein-Operation) von der entzündlichen Schädigung. Die lange anhaltende Hyp- bzw. auch Anosmie durch Grippe soll meist neuritischer Natur sein und in 10% der Erkrankungen vorkommen. Therapeutisch wurden Irgapyrin sowie hohe Dosen Vitamin-B-Komplex empfohlen.

4. *Zentrale Riechstörungen*. Entzündungen und Tumoren im Bereiche des Bulbus und Tractus olfactorius kommen ebenfalls als Ursache von Geruchsstörungen in Frage. Die topische Einordnung weiter zentral entstandener Riechstörungen ist wegen unserer lückenhaften anatomischen und physiologischen Kenntnisse kaum möglich.

Das Hohlraumsystem von Nase und Nebenhöhlen als Ganzes gehört zum sogenannten **Ansatzrohr beim Sprechen und Singen.** Es beeinflußt durch Struktur und Luftdurchgängigkeit Timbre und Nasalität der Sprache. Durch Störungen im Einsatz dieses Teils des Ansatzrohres entstehen die verschiedenen Formen des *Näselns* (siehe Abschnitt Sprachstörungen).

II. Spezielle Untersuchungsmethoden der Nase und ihrer Nebenhöhlen

Zur Besichtigung der Nasenhaupthöhle werden die vordere, mittlere und hintere Rhinoskopie angewendet.

Bei der vorderen Spiegelung **(Rhinoscopia anterior)** besichtigt man zuerst den *Nasen orhof*. Dabei wird die Nasenspitze mit dem Daumen etwas nach oben gedrückt. Bei genügend weiten Eingängen kann man so schon einen Teil der Haupthöhle mit übersehen. Ein solches Vorgehen ohne Instrumente anstelle der Spekulumuntersuchung empfiehlt sich sehr bei ängstlichen Kleinkindern.

Eine bessere Übersicht über die *Haupthöhle* der Nase (und die Spitzentasche im Vestibulum) verschafft das Hartmannsche Spekulum. Man führt das Instrument mit der linken Hand bis dicht vor die Apertur ein, und zwar streng sagittal mit Abstützen des Zeigefingers am Nasenabhang. Medial kann man jetzt bei genügend weiter Nase das Septum fast vollständig übersehen. Von den Strukturen der lateralen Nasenwand sieht man die untere Muschel sowie – bei nach hinten geneigtem Kopf des Patienten – den Ansatz der mittleren Muschel sowie den Eingang des mittleren Nasenganges. Bei stärkerer Verschwellung der Nase erleichtert ein Privin-Spray die Übersicht.

Die **Rhinoscopia media** verschafft Einblick in den oberen und mittleren Nasengang. Sie hat bereits den Charakter eines operativen Eingriffs, da die mittlere Muschel mit einem langbranchigen Spekulum frakturiert werden muß, und ist deshalb dem Facharzt vorbehalten.

Die **Rhinoscopia posterior** schließlich ist eine indirekte Spiegelmethode wie die Laryngoskopie und verschafft Einblick auf den hinteren Nasenabschnitt sowie in den Nasen-Rachen-Raum. Sie ist die schwierigste Spiegeltechnik des HNO-Faches und erfordert Geschick und Übung. Ein kleiner Stielspiegel mit um ca. 100° abgebogenem Griff, wie er auch vom Zahnarzt verwendet wird, muß nach Herabdrücken der Zunge in den Raum zwischen Uvula und Rachenhinterwand eingebracht werden, ohne daß der Würgreiz ausgelöst wird. Ein Pantocain-Spray (nach Allergie fragen!) erleichtert die Untersuchung. Gelegentlich, besonders bei Tumorverdacht, muß man sich den weichen Gaumen mittels durch die Nase eingeführter Schläuche vorziehen. Neuerdings ist eine Vorrichtung angegeben worden, mit deren Hilfe man den Epipharynx durch das Operationsmikroskop besichtigen kann und beide Hände zum Operieren frei behält.

Die **Luftdurchgängigkeit der Nase** prüft man orientierend durch abwechselndes Zuhalten eines Nasenloches. Etwas mehr kann man aus der Größe des Atemfleckes aussagen, der auf einer vor die Nase gehaltenen polierten Metallplatte bzw. einem Spatel beim Ausatmen entsteht. Für exaktere Untersuchungen dienen Messungen von Nasenwiderstand, Durchströmungsgröße usw., die ziemlich aufwendig sind. Sie werden neuerdings zunehmend zur Erfolgskontrolle nach Rhinoplastik und Septumoperationen sowie zum Testen abschwellender Medikamente benutzt. – Bei Verdacht auf Choanalatresie bläst man einfach Luft mit dem fest aufgesetzten Politzer-Ballon in die Naseneingänge ein, ohne schlukken oder phonieren zu lassen.

Für die **Geruchsprüfung** (siehe auch Abschnitt Funktion der Nase) haben wir subjektive und objektive Methoden zur Verfügung.

Die Mitarbeit des Patienten ist nötig für die *klassische Riechprüfung*, bei der 3 Gruppen von Riechstoffen, nämlich reine Olfaktoriusreizstoffe (z. B. Vanillin, Ol. terebinthi), Riechstoffe mit Trigeminusreizkomponente (Menthol, Säuren) und Riechschmeckstoffe (z. B. Chloroform) unter abwechselndem Zuhalten eines Nasenloches angeboten werden. Bei Anosmie bleibt die sensible Reizung (Essigsäure sticht) und der Geschmacksreiz (Chloroform schmeckt süß) erhalten.

Das *Olfactometer nach Elsberg* erlaubt eine quantitative Untersuchung einschließlich einer Bestimmung von Riechschwellenwerten. Das einfache Gerät besteht aus einer Glasflasche, in der ein bestimmtes Luft-Duftstoff-Gemisch erzeugt und über einen Schlauch mit Nasenolive eingeblasen wird. Zum Nachweis der kompletten Anosmie ist die *Prüfung des gustatorischen Riechens (Güttich)* sehr geeignet. Verdünnte Liköressenzen, die reine Riechstoffe enthalten (z. B. Pfefferminz) „schmekken" bei Anosmie wie Wasser, während bei solchen mit Mischriechschmeckstoffen nur die Geschmackskomponente erkannt wird (Halb- und Halb-Likör schmeckt bitter). Das Verfahren ist zumindest halb-objektiv.

Die Verwendung echter objektiver Methoden der Riechprüfung (Plethysmographie, EEG) wird selten notwendig (Begutachtung).

Die **Durchleuchtung der Nasennebenhöhlen** mit einer starken elektrischen Birne im völlig dunklen Raum (*Diaphanoskopie*) wird in der freien Praxis noch viel benutzt. Bei einseitigen Prozessen der Kieferhöhle (kein Aufleuchten) ist die Methode verhältnismäßig zuverlässig. Das gilt nicht für die Stirnhöhlen, denn hier kann eine diaphanoskopische Verschattung außer durch Entzündung auch durch Aplasie der Höhle bedingt sein. Besser ist in jedem Falle die Röntgenuntersuchung.

Röntgenuntersuchung der Nasennebenhöhlen: Wir kennen Aufnahmen mit okzipito-fazialem Strahlengang sowie axiale, seitliche und Schrägaufnahmen des Gesichtsschädels. Am wichtigsten sind die folgenden Projektionen:

a) *Okzipito-frontale Aufnahme.* Die Stirnbeinschuppe liegt der Röntgenplatte an. Entsprechend werden am besten dargestellt: Stirnbeinschuppe und Stirnhöhlen. Die Felsenbeinpyramiden projizieren sich in die Orbitae. Diese Aufnahmerichtung entspricht der a.-p. Schädelaufnahme der Chirurgen.

b) *Okzipito-nasale Aufnahme.* Die Nase liegt auf der Platte. Die in gleicher Höhe liegenden Höhlen werden am besten abgebildet, also die Siebbeinzellen und auch die Stirnhöhlen. Die Felsenbeinpyramiden sind in den Kieferhöhlen zu sehen (Abb. 35).

c) *Okzipito-dentale Aufnahme.* Die Oberkieferzähne liegen an. Der Mund ist geöffnet. Man kann jetzt am besten die Kieferhöhlen beurteilen, zumal die Felsenbeine vom Alveolarfortsatz des Oberkiefers verdeckt werden. Die Keil-

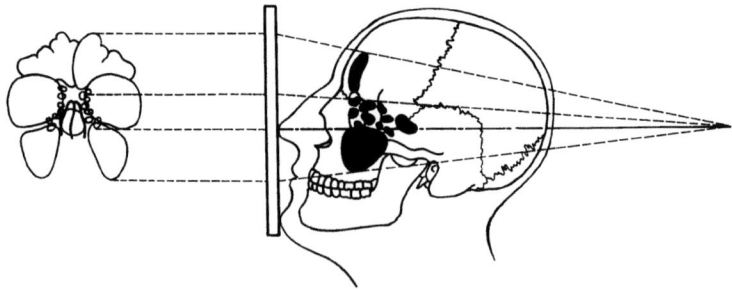

Abb. 35: Röntgenaufnahmetechnik der Nasennebenhöhlen in okzipito-fazialem Strahlengang. Beispiel der okzipito-nasalen Aufnahme. Von den Nebenhöhlen werden die dem Zentralstrahl nahen Siebbeinzellen am besten abgebildet.

beinhöhle erscheint im geöffneten Mund. Da die Kieferhöhlen am häufigsten von allen Nebenhöhlen der Nase erkranken, ist die okzipito-dentale Projektion zur Routineaufnahme der Nebenhöhlendiagnostik geworden.

Die genannten Aufnahmen werden normalerweise im Sitzen angefertigt. Bei Verdacht auf Sekretspiegelbildung macht man eine zusätzliche *Aufnahme im Liegen*. Der Spiegel ist dann verschwunden, und man sieht nur eine gleichmäßige Trübung des betreffenden Höhlenlumens. Bleibt die fragliche Struktur unverändert, kann es sich nicht um einen Sekretspiegel handeln.

d) Die *überkippte axiale Aufnahme* mit vorgeschobenem Unterkiefer (*Welin*) erlaubt die Beurteilung von Vorder- und Hinterwand der Stirnhöhle, insbesondere der Dicke dieser Wände sowie der Frakturen derselben. Die Tiefe der Höhlen läßt sich gut erkennen. Diese Aufnahmetechnik hat die Versagerquote der Röntgenuntersuchung bei frontobasalen Frakturen (Stirnhöhlenhinterwand!) erheblich gesenkt (siehe Abb. 43).

Die **diagnostische Punktion und Spülung** ist einfach und allgemein üblich bei der Kieferhöhle. Sie wird mit einer analog der Nadel zur Lumbalpunktion gestalteten geraden Kanüle mit Mandrin spitz vom unteren Nasengang aus vorgenommen. Man muß dabei die dünne Knochenlamelle der lateralen Nasenwand durchstoßen. Bei Kindern, deren hochstehende Zahnanlagen nicht alteriert werden dürfen, punktiert und spült man mit einem gebogenen Röhrchen durch das akzessorische Ostium im mittleren Nasengang (Abb. 36). Zwecks röntgenologischer Darstellung von Schleimhautpolypen kann man anschließend ein wasserlösliches Kontrastmittel (z. B. Endografin) einfüllen. Die Spülung ist aber

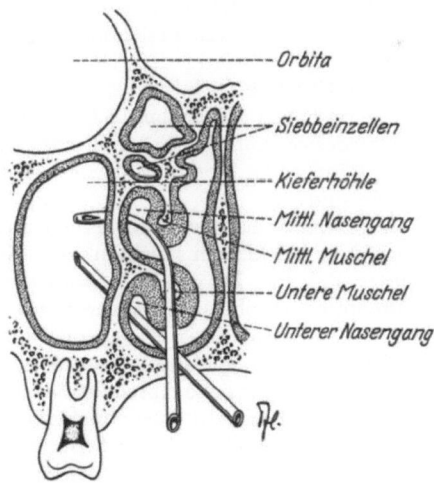

Abb. 36: Kieferhöhlenspülung. Sie kann scharf vom unteren Nasengang aus oder stumpf mit abgebogenem Röhrchen durch das Ostium accessorium im mittleren Nasengang durchgeführt werden.

auch Teil der Therapie (Entfernen von Eiter, Durchspülen mit Antiseptika, Einfüllen antibiotikahaltiger Gele, evtl. nach Keimtestung und Resistenzbestimmung aus dem Kieferhöhlenpunktat).

Die **Endoskopie der Kieferhöhle** kann bei Tumorverdacht oder bei unklarer Absonderung nach Radikaloperation weiterhelfen. Man geht wie zur Spülung im unteren Nasengang ein, jedoch bei der nicht operierten Höhle mit einem dikkeren Troikar, und führt dann eine kleine Optik ein. Sicherer ist in jedem Falle die diagnostische Probeeröffnung der Höhle vom Mundvorhof aus.

Zum Thema *Prüfung der Nasalität des Sprachklanges* siehe Abschnitt Sprachstörungen.

III. Erkrankungen von Nase und Nebenhöhlen

A. Mißbildungen und Formfehler der Nase

Schwere angeborene **Mißbildungen** der äußeren Nase wie *Aplasie*, *Doppelnase*, mediane oder laterale *Nasenspalte* sind sehr selten. Als geringster Grad der medianen Spalte gelten die **Nasenfisteln** in der Mitte des Nasenrückens. Stärkere Absonderung oder Abszeßbildung sind Indikationen zur Operation. Wenn die Fistel im Knochen bis zur Nasenwurzel geht oder sich weit ins Septum fortsetzt, kann der Eingriff technisch schwierig sein.

Schwere **erworbene Deformierungen bzw. Defekte** der Nase können durch Traumen entstehen (Kriegsverletzungen, Auto- und Motorradunfälle, Operation maligner Tumoren) oder aber durch Entzündungsprozesse mit Gewebseinschmelzung (Tbc., insbesondere Lupus, Lues III, Perichondritis). Der plastische Wiederaufbau solcher Nasen ist oft schwierig und langwierig. Er bringt zudem nicht immer das erhoffte gute Ergebnis (z. B. bei luetischen Defekten).

Große praktische Bedeutung haben die weniger schwerwiegenden **Formfehler** der äußeren Nase, die nichtsdestoweniger den ästhetischen Gesamteindruck des Gesichts erheblich stören können. Es gibt angeborene und erworbene derartige Formfehler. Herauszuheben sind:

Der **Nasenhöcker**. Er betrifft meist den knöchernen und knorpeligen Teil des Nasenrückens zugleich. Nur bei kleinen Höckern gibt die einfache subperiostale Abtragung ein gutes Resultat. Bei größeren wird die Nase so zu breit, sie muß deshalb durch Osteotomien mobilisiert und verschmälert werden (Abb. 37).

Die knöcherne **Breitnase**. Zur Korrektur ist eine „große" Nasenplastik erforderlich, bei der die Nasenbeine allseits gelöst werden müssen (laterale, mediale und transversale Osteotomien, Zugang siehe Abschnitt Nasenanatomie). Die neue Position wird durch einen Nasengips für 10 Tage gesichert.

Die **Schiefnase**. Sie ist in der Regel mit einer Septumdeviation zur Gegenseite vergesellschaftet. Steht nur der knorpelige Teil der Nase schief, genügt u. U. die Septumresektion zur Korrektur. Zur Beseitigung eines knöchernen Schiefstandes wird wiederum die Mobilisierung des gesamten Gerüsts zusätzlich notwendig. Es genügt nicht, nur die lateralen Osteotomien zu machen. Besonders

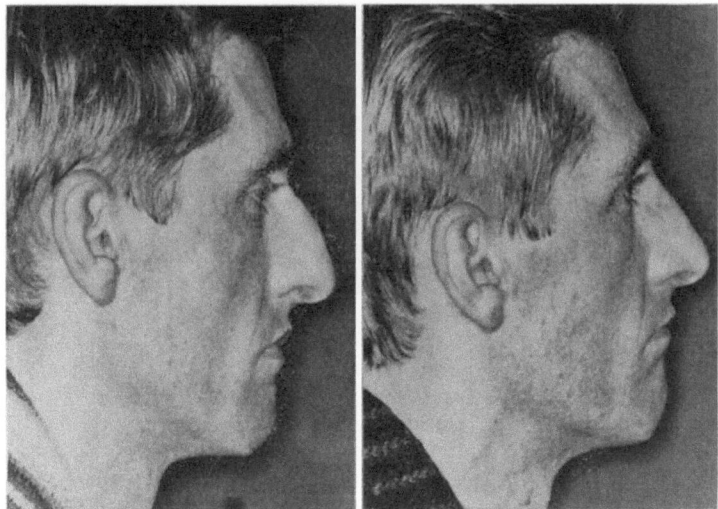

Abb. 37: Großer knöcherner und knorpeliger Nasenhöcker. Rechts Zustand nach Rhinoplastik.

schwierig ist die Operation wachstumsbedingter oder durch frühkindliches Trauma entstandener Schiefnasen, da hier entweder knöcherner und knorpeliger Anteil miteinander nochmals einen Winkel bilden oder aber die ganze Nase nicht nur schief, sondern auch krumm ist.

Die **Sattelnase** („Boxernase", oder Folge von Septumoperation, luetische Sattelnase). – Die Korrektur ist meist nicht schwierig. Man pflanzt eine Spange körpereigenen Materials (Knorpel von Septum oder Rippe, Rippenknochen) unter die Haut des Nasenrückens ein.

Die genannten Formfehler können als solche isoliert oder in verschiedenen Kombinationen miteinander vorkommen. Die Eingriffe zu ihrer Beseitigung fassen wir unter dem Begriff **Rhinoplastik** zusammen. Rhinoplastische Operationsverfahren werden zwar von Fachärzten verschiedenster Disziplinen praktiziert, so Allgemeinchirurgen, Kiefer- und plastischen Chirurgen, Dermatologen, aber sie sind eigentlich ein eigenständiges Gebiet des Hals-Nasen-Ohrenarztes. In neuerer Zeit kamen die meisten methodischen Anregungen von den Plastikern (es gibt in einigen Ländern bereits die entsprechende Facharztbezeichnung), für die die Chirurgie der äußeren Nase ein Hauptarbeitsgebiet darstellt.

Wer rhinoplastisch operiert, sollte folgendes *beachten:*
1. Je weniger ausgeprägt die Deformität, desto schwerer ist es, ein den Patienten befriedigendes operatives Ergebnis zu erzielen. Man sollte nur solche Nasen operieren, deren Aussehen dem Untersucher schon störend auffiel, bevor der Patient seinen Wunsch nach einer Korrektur äußerte. Dem Drängen psycho-

pathologischer Persönlichkeiten nach Minimalkorrekturen gibt man möglichst nicht nach. Solche Patienten sind sehr schwer zufriedenzustellen.

2. Da kosmetische Operationen relativ häufig gerichtliche Auseinandersetzungen nach sich ziehen, ist eine exakte prä- und postoperative *Befunddokumentation* unerläßlich (Farb- *und* Schwarzweißphotos in mindestens 2 Ebenen).

3. Der Eingriff muß vorher eingehend mit dem Patienten besprochen werden. Auf die evtl. Notwendigkeit von *Nachkorrekturen* ist ebenso hinzuweisen wie auf die Möglichkeit eines Ausbleibens des Erfolges oder sogar einer Verschlechterung. Am besten fertigt man ein Protokoll dieser Unterredung an und läßt es den Patienten unterschreiben. Nicht zuviel versprechen!

4. Primär *unbefriedigende Ergebnisse* sollten nicht zur raschen Nachoperation verführen. Am besten wartet man mit solchen Sekundäreingriffen ein ganzes Jahr ab.

Während die bisher genannten leichteren Formfehler der äußeren Nase mehr ein *kosmetisches Problem* sind, bildet bei einer zweiten Gruppe von Formfehlern die **Behinderung der Nasenatmung** die Indikation zur operativen Behandlung. In diese Gruppe gehören:
das Ansaugen der Nasenflügel, weiterhin die Stenosen und Atresien der Nase sowie die Nasenscheidewandverbiegung.

Das **Ansaugen der Nasenflügel** kann ganz verschiedene Ursachen haben, wie breite Columella, Querstand des vordersten Septumknorpelanteils, im ganzen abnorm schmale Nase, Kollapsneigung der Nasenflügel bei zu weichen Spitzenknorpeln. Die operative Therapie hat die jeweilige Ursache zu beseitigen.

Stenosen und Atresien der Nase können liegen:

1. Im *Naseneingang*. Wir kennen angeborene und traumatische derartige Verengungen oder Verschlüsse. Fast noch wichtiger als die eigentliche Operation ist die Nachbehandlung solcher Stenosen. Der Patient muß für mehrere Monate einen gut eingepaßten Obturator mit Bohrung für die Atemluft tragen. Trotzdem kommt es – besonders bei kleinen Kindern – häufig zur Re-Stenosierung.

2. in der *Nasenhaupthöhle*. Die sog. **Synechien** sind Folge von Läsionen sich berührender Schleimhautflächen durch operative Eingriffe oder ulzerierende Entzündungsprozesse. Nach der operativen Lösung der Verwachsungen interponiert man Kunststoffplättchen über mehrere Wochen, um erneute Verklebungen zu verhindern.

3. im *Nasenausgang*. Die angeborenen **Choanalatresien bzw. -stenosen** sind häufiger einseitig als doppelseitig und in der Mehrzahl nur membranös.

Die *Diagnose* ergibt sich aus der seit Geburt bestehenden ein- oder beidseitigen Aufhebung der Nasenluftpassage mit schleimiger Absonderung aus dem Naseneingang infolge Hemmung des normalen Sekretstromes zum Nasen-Rachen, weiterhin aus der Unmöglichkeit einer Luftdurchblasung mit dem Politzer-Ballon (ohne Nasen-Rachen-Abschluß), dem Kontrastmittelstop auf dem Röntgenbild nach Endografin-Einfüllung im Liegen, schließlich beim Erwachsenen und größeren Kinde aus dem Befund der Rhinoscopia posterior (Abb. 38). Saugt man die Nase gründlich frei, kann man oft auch schon beim Kleinkinde die Atresieplatte von vorne durch die Nase erkennen.

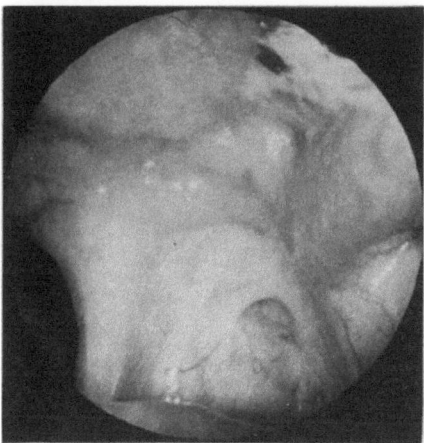

Abb. 38: Endoskopische Aufnahme einer einseitigen Choanalatresie. Tubenwulst und Rosenmüllersche Grube sind gut zu sehen.

Differentialdiagnostisch kommen in erster Linie in Frage: Adenoide, Nasenfremdkörper, chronisch-spezifische oder unspezifische Rhinitis, Sinusitis.

Zur **operativen Entfernung** der Atresieplatte kann man den transpalatinalen, perseptalen oder einfach transnasalen Weg wählen. Da der Erfolg des Eingriffs beim Kinde unsicher ist, wartet man bei einseitiger Atresie so lange wie möglich ab, am besten bis ins Erwachsenenalter. Bei doppelseitiger Atresie dagegen läßt sich ein frühzeitiger Eingriff oft nicht umgehen. Der Säugling kann ja sehr schlecht durch den Mund atmen, in erster Linie wegen der retrovelaren Lage der Epiglottis (noch hochstehender Kehlkopf), und ist deshalb durch die Atresie akut gefährdet. Die einfache Durchstoßung des Verschlusses ist nur dann sinnvoll, wenn sofort anschließend für einige Monate ein Polyäthylenröhrchen in die Nase eingelegt wird. Wir lassen das Röhrchen um die hintere Vomerkante herumlaufen und schneiden es hier ein, so daß ein *doppeltes Atemrohr* entsteht (Abb. 39).

Die Nasenscheidewandverbiegung (Deviatio septi nasi). Ein absolut gerades Septum gibt es zumindest beim Europäer kaum. Vielmehr ist eine Leistenbildung entlang dem oberen Vomerrand die Regel. Gelegentlich sind stärkere Verbiegungen schon bei Föten und Säuglingen beobachtet worden; sie treten jedoch meist erst um die Zeit der Geschlechtsreife auf, wohl als Ausdruck dann besonders starker Wachstumsimpulse (*physiologische Septumdeviation*). Die Erklärungsversuche dieses Phänomens sind bisher sämtlich Theorien geblieben. Eine zweite Form der Septumdeviation ist die *traumatisch* entstandene. Sie betrifft nur den vordersten Teil der Scheidewand und ist charakterisiert durch eine *vertikale Knickbildung*, während die wachstumsbedingte Verbiegung mehr eine horizontale bzw. *leicht ansteigende Faltung* darstellt.

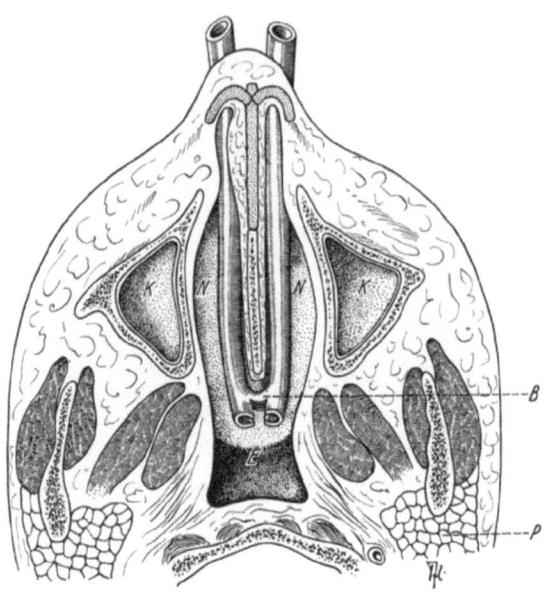

Abb. 39: Postoperative Dilatationsbehandlung der Choanalatresie. Das eingelegte Polyäthylenröhrchen läuft um den hinteren Vomerrand herum und ist hier so eingeschnitten, daß es ein doppeltes Atemrohr bildet. (K) Kieferhöhle, (N) Nase, (E) Epipharynx, (P) Gl. parotis, (B) Einschnitt des Röhrchens.

Die Nomenklatur der Septumverbiegungen kennt die *Deviatio* (gleichmäßige Verbiegung des Septums nach einer Seite), die häufigere *Crista* (Leiste, meist am oberen Vomerrand), die *Spina* (Stachel, meist weit hinten liegend) sowie die *Luxatio* bzw. *Subluxatio*, ein seitliches Heraussstehen der vorderen Knorpelkante.

Indikationsstellung zur Septumoperation

Das Beschwerdebild ist wichtiger als der rhinoskopische Befund. Eine starke Deviation kann bei weiter Nase symptomlos bleiben. Andererseits behindert schon eine mäßige Leiste bei sonst engen Lumina die Atmung. Indikationen zur Operation sind im einzelnen:
Deutliche Behinderung der Nasenatmung, die auch nach medikamentöser Abschwellung der Schleimhaut nicht vollständig behoben ist; offensichtliche Behinderung des Sekretabflusses aus den Nasennebenhöhlen mit Sinusitisneigung; chronische Pharyngo-Laryngo-Tracheobronchitis als Folge von Mundatmung und Sekretabsonderung zum Rachen hin; Behinderung des Tränenabflusses durch die Deviation; hartnäckiges Nasenbluten vom Locus Kiesselbach; Notwendigkeit einer Zugangsverbesserung für endonasale Eingriffe (Siebbeinoperation, persep-

tale Keilbeinhöhlen-, Hypophysen- oder Choanalatresie-Operation); schließlich die Durchführung einer Schiefnasenoperation. Eine *Ermessensentscheidung* hinsichtlich der Septumoperation ist zu fällen bei sonst nicht erklärbaren Stirnkopfschmerzen, sog. nasalem Reflexasthma sowie der Frage einer Materialgewinnung für Knorpelimplantationen besonders bei der Sattelnasenoperation.

Operationstechnik

Septumoperationen werden in der Regel in Lokalanästhesie durchgeführt. Bei der klassischen **subperichondralen Septumresektion** nach *Killian* wird die Bedeckung der Knorpel-Knochen-Stütze der Scheidewand beiderseits großflächig abgelöst. Es folgt eine ausgedehnte Resektion von Knorpel und Knochen entsprechend der Ausdehnung der Verbiegung. Abschließend werden die Schleimhaut-Perichondrialblätter beider Seiten aneinandergelegt und durch Tamponade für 1–2 Tage zum Verkleben gebracht. Richtig ausgeführt beseitigt dieser Eingriff das Hindernis zuverlässig. Nachteile des Verfahrens sind, daß es trotz guter Technik und beiderseits intakter Schleimhaut später zu Septumperforationen kommen kann, ganz abgesehen von den Fällen mit Verletzungen korrespondierender Schleimhautstellen beider Seiten, und daß besonders bei Kindern postoperativ der Nasenrücken zur Sattelnase einsinken kann. Ein Lebensalter unter 16 Jahren gilt deshalb als Kontraindikation des Eingriffs.

Diese Nachteile werden vermieden durch die modernen **Septumplastiken**. Prinzip dieser Eingriffe ist, den Widerstand des verbogenen Knorpels durch geschickt gelegte Ein- und Ausschnitte (stripping) so zu brechen, daß sich die Septumstütze in die Mitte stellen läßt, ohne daß größere Knorpelpartien entfernt werden müssen. Derartige Eingriffe können im Prinzip schon bei Kleinkindern durchgeführt werden. Sie werden die Erwartungen aber nur in der Hand des Erfahrenen erfüllen. Andernfalls bleibt leicht eine Restdeviation bestehen. Die große Zahl von Vorschlägen für die Septumplastik zeigt zudem, daß es eine für jede Situation anwendbare Idealmethode noch nicht gibt.

Als *Kontraindikationen* für jede Art von Nasenscheidewandoperation gelten: die Ozäna sowie die schwere hämorrhagische Diathese.

Septumperforationen im knorpeligen Anteil entstehen außer durch die Killiansche Operation durch Rhinitis sicca anterior, durch längere Einwirkung toxischer oder auch nicht toxischer Stäube und Dämpfe (gewerbliche Septumperforation), nach doppelseitiger Ätzung am Locus Kiesselbach, als Auswirkung chronisch-spezifischer Entzündungen (Schleimhautlupus, Lues III) sowie durch die Therapie kleiner Septumtumoren. Oft werden sie reaktionslos ertragen.

Indikationen zum plastischen Verschluß sind: rezidivierende Blutungen vom Perforationsrand, starke Krustenbildung, pfeifende Geräusche bei der Atmung (nur bei sehr kleinen Defekten) und schließlich die äußerlich sichtbare Perforation. Die einfachste Methode, kleinere Defekte zu verschließen, ist die freie Transplantation eines Stücks mittlere Muschel mitsamt dem Knochen (*Ismail*). Mißlingt die – wiederholbare – Prozedur, steht eine Vielzahl von komplizierten Verfahren zur Verfügung, die überwiegend Rotations- und Brückenlappen aus dem Septum selbst benutzen. Alle diese Eingriffe haben eine ziemlich hohe Versagerquote.

B. Verletzungen der Nase und ihrer Nebenhöhlen, frontobasale Frakturen

Weichteilverletzungen der äußeren Nase werden wegen deren exponierter Lage ziemlich häufig beobachtet. Typisch sind *Abscherungen* an der Apertura piriformis durch tangentialvertikale Gewalteinwirkung sowie Ausrisse der Naseneingänge. Platzwunden am Nasenrücken finden sich meist als Begleitverletzungen einer Nasenbeinfraktur. – Weichteilverletzungen der Nase erfordern bei Beteiligung der Lumina eine fachärztliche Wundversorgung und subtile Nahttechnik. Gummiröhrchen und später durchbohrte Obturatoren müssen die Ausbildung von Stenosen verhindern.

Das **Septumhämatom** im knorpeligen Anteil kann Nasenbeinfrakturen begleiten, entsteht gelegentlich aber auch nach einer Septumresektion. Typisch ist die völlige Verlegung der Nase durch eine bläuliche, kissenartige Schwellung der Scheidewand. Durch Infektion kann ein Septumabszeß entstehen. Therapeutisch kommt nur die Inzision und Ausräumung mit nachfolgender Tamponade in Frage.

Knöcherne Verletzungen

Wir unterscheiden:
1. Mittelgesichtsfrakturen (Nasenbein-, Oberkiefer- und Jochbogenbrüche)
2. Frakturen der oberen Nebenhöhlen mit und ohne Beteiligung der Schädelbasis.

Die Nasenbeinfraktur entsteht durch frontale (Impressions- und Trümmerfraktur, Spätfolge Sattel-Breitnase) oder tangentiale Gewalteinwirkung (Schiefnase). – Unmittelbar nach dem Unfall ist die *Diagnose* aus den klinischen Frakturzeichen: Fehlstellung, abnorme Beweglichkeit und Krepitation zumindest bei dislozierten Frakturen leicht zu stellen. Später erschwert die reaktive Weichteilschwellung bzw. das Hämatom die Beurteilung. Die seitliche Röntgenaufnahme macht Impressions- und Trümmerfrakturen deutlich, nicht aber seitliche Verschiebungen (Abb. 40).

Die *Reposition* frischer Frakturen erfolgt bei Schiefstand durch Daumendruck auf der konvexen Seite. Die erreichte Stellung wird – in leichter Überkorrektur – durch Heftpflasterzug in die Gegenrichtung gehalten. Schwieriger ist die Reposition der Impressions- und Trümmerfraktur, besonders bei gleichzeitiger Zertrümmerung des vorderen Septums sowie Weichteilzerreißungen. Gegebenenfalls muß man sich hier das Nasengerüst wie zur Rhinoplastik breit freilegen (Decollement). Die korrigierte Stellung wird durch Tamponade und evtl. eine dorsale Schiene gehalten. Bewährt hat sich auch eine Matratzennaht durch die ganze

Verletzungen der Nase und ihrer Nebenhöhlen, frontobasale Frakturen 109

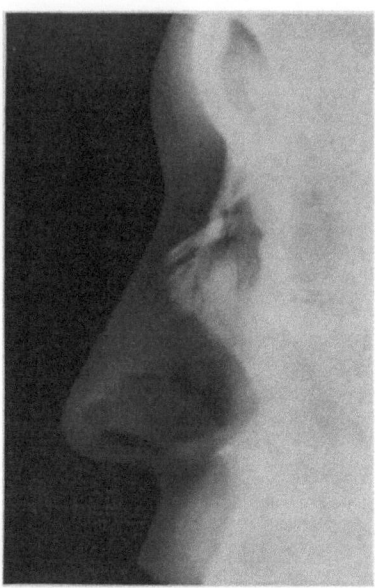

Abb. 40: Seitliche Röntgenaufnahme der Nase zur Darstellung einer Nasenbeinimpressionsfraktur.

Nasenwurzel über Tupfern oder Knöpfen (Beachte: Nekrosegefahr bei starker reaktiver Schwellung!). Schon in der 2. Woche nach dem Unfall wird die einfache Reposition problematisch, da sich die Nase bereits in der Fehlstellung verfestigt. Durch breite Darstellung des Gerüstes und instrumentelle Mobilisation der Fragmente kann man doch noch zum Ziele kommen. Andernfalls bleibt nichts anderes übrig, als nach einigen Monaten einen der schon erwähnten rhinoplastischen Eingriffe durchzuführen.

Die **Oberkieferfrakturen** können wir einteilen in

Sagittale Frakturen: Sie durchsetzen den harten Gaumen in oder dicht neben der Mittellinie und haben keine Beziehung zu den Nebenhöhlen. Ihre Behandlung ist ein kieferorthopädisches Problem.

Transversale Frakturen: Doppelseitigkeit und Beteiligung der Kieferhöhlen sind die Regel. Nach *Le Fort* unterscheidet man

Typ Le Fort I = Querfraktur oberhalb der Zahnwurzelspitzen mit Verlauf durch Nasenhöhle und Kieferhöhlen bis in die Flügelgaumengruben. Es handelt sich also um eine Aussprengung des Gaumen-Alveolarfortsatz-Anteils aus dem Gesichtsschädel;

Typ Le Fort II = Querfraktur durch Nasen- und Tränenbeine in die Orbitae, Durchtrennung des Proc. zygomaticus des Stirnbeins beiderseits. Es handelt sich um eine Aussprengung des gesamten Oberkiefers;

110 Erkrankungen von Nase und Nebenhöhlen

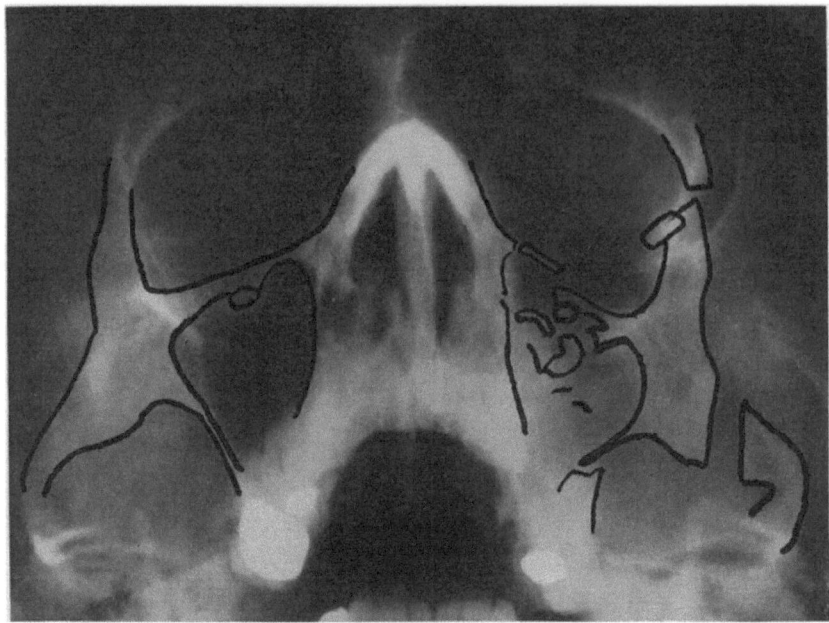

Abb. 41: Röntgenaufnahme bei Jochbeinimpressionsfraktur. Die wesentlichen Knochenstrukturen sind nachgezeichnet. Stufenbildung durch den Canalis infraorbitalis sowie klaffende Fraktur zum Jochbogen sowie im Proc. frontalis gut erkennbar.

Typ Le Fort III = Querfraktur in Höhe der Nasenwurzel, dicht unter der Schädelbasis durch Siebbein und Orbitae laufend, mit Absprengung der Proc. frontales und laterales der Jochbeine. Der Gesichtsschädel ist also komplett ausgesprengt. Bei dieser Frakturform ist sehr oft auch die Schädelbasis verletzt.

Die **Jochbeinimpressionsfraktur** entsteht fast immer durch umschriebene, direkte und stumpfe Gewalteinwirkung auf Jochbein und Kieferhöhlenvorderwand. Dadurch wird der Jochbeinkörper ins Lumen der Höhle hineingetrieben und etwas gedreht (Abb. 41).

Die *Diagnose* ergibt sich aus den typischen klinischen Zeichen: Abflachung der Jochbeinwölbung (gut sichtbar beim Blick von oben), Stufenbildung im Orbitaboden (meist durch den Canalis infraorbitalis ziehend), entsprechend An- oder Parästhesie im N V/2-Bereich, Störungen von Biß (Kiefersperre) oder Mundöffnung (Kieferklemme), in einem Teil der Fälle auch einem Absinken des Augapfels (siehe blow out fracture) sowie natürlich dem Röntgenbefund.

Die *operative Aufrichtung* führen wir durch bei: erheblicher kosmetischer Entstellung, Kiefersperre, Einklemmung des N. infraorbitalis, Absinken des Auges und natürlich bei offenen Frakturen. In den meisten Fällen läßt sich durch eine in die Kieferhöhle eingelegte t-förmige Supramid-Spirale, die in situ verdrahtet wird, ein befriedigendes Ergebnis erzielen. Bei Trümmerfrakturen kommen Knochendrahtungen in Frage, besonders am Proc. frontalis des Jochbeins, eventuell auch eine Abstützung des Jochbeins gegen den Hirnschädel durch eine hirschgeweihartige Konstruktion.

Als **„blow out fracture"** hat *Converse* eine indirekte Fraktur vorwiegend des Orbitabodens bezeichnet. Diese entsteht infolge plötzlichen Überdruckes in der Orbita durch umschriebene stumpfe Gewalteinwirkung auf das Auge (Beispiel: Tennisball fliegt gegen den Bulbus). Ein Teil des Orbitainhaltes tritt dabei in die Kieferhöhle über.

Symptome: Enophthalmus, Doppelbilder, eingeschränkte vertikale und rotierende Bewegung des Auges. Das Röntgenbild zeigt im typischen Fall eine Verschattung am Dach der Kieferhöhle.

Die *Reposition* von der Kieferhöhle aus ist in frischen Fällen meist nicht schwierig. Durch Tamponade der Höhle für 12–20 Tage oder besser Einlegen einer T-förmigen Supramid-Spirale wie bei der Jochbeinimpression hält man die Knochenfragmente in situ. Die Spirale bleibt 4–6 Wochen liegen. – Bei größeren Knochendefekten im Orbitaboden sowie bei älteren derartigen Frakturen wird besser die subperiostale Überbrückung des Defektes von der orbitalen Seite her gewählt. Man geht hierzu vom Rand des Unterlids aus ein. Als Implantat sollte körpereigenes Material (Knochen, Septumknorpel) bevorzugt werden. Kunststoff wird vorwiegend in Fällen mit einem „dead eye" verwendet.

Die **isolierte Jochbogenfraktur** ist relativ selten. Kiefersperre oder -klemme, Abflachung der Knochenkontur sowie eine tangentiale Röntgenaufnahme führen zur richtigen Diagnose. – Für die *Reposition* eignet sich der einfache perkutane Zug mit einem Einzinkerhaken. Wir bevorzugen jedoch die Hebung mit einem langen Elevatorium von einem Schnitt im oberen Mundvorhof aus.

Von den *Frakturen der oberen Nebenhöhlen ohne Schädelbasisbeteiligung*

sind **Impressionen der Stirnhöhlenvorderwand** durch umschriebene direkte Gewalteinwirkung (Biegungsbrüche)
sowie feine **Siebbeinfrakturen** zu nennen. Letztere lassen sich röntgenologisch kaum darstellen. Ein typisches klinisches Zeichen ist das *Hautemphysem* der Orbita und Wange nach dem Schneuzen.

Frakturen der oberen Nebenhöhlen mit Schädelbasisbeteiligung

Stirnhöhlenhinterwand, Siebbeindach und hinteres Nasendach grenzen den pneumatisierten Teil des Gesichtsschädels gegen die vordere Schädelgrube ab. Verletzungen dieser Wände bedeuten einen Schädelbasisbruch. Wir sprechen von einer **frontobasalen Fraktur.** Da der Knochen der Hirnschädelkapsel im Nasennebenhöhlenbereich recht dünn ist, sind derartige Frakturen ziemlich häufig.

Nach Ort der Gewalteinwirkung und Frakturverlauf kann man 3 Verletzungstypen unterscheiden:

Typ I: Biegungsbruch von Stirnbein und Nasenwurzel durch direkte Gewalteinwirkung auf diese Gegend

Typ II: Berstungsbruch des Vorderschädels mit Einstrahlen in die Nasennebenhöhlen durch stumpfe Gewalteinwirkung mehr auf die Stirnbeinschuppe *(Unterberger)*

Typ III: Gesichtsschädelfrakturen mit Beteiligung der Frontobasis (z. B. Le-Fort-III-Fraktur).

Für die *Diagnostik* einer frontobasalen Fraktur können verwertet werden die *unsicheren klinischen Zeichen:* Brillen- oder Monokelhämatom, Muskelscheidenhämatome der geraden Augenmuskeln, Hämatom am Rachendach (= Fernhämatome); Blutungen aus Nase oder Rachen (= Ostienblutungen); Hirnnervenlähmungen; und die

sicheren klinischen Zeichen: Austritt von Hirnsubstanz aus Nase oder Rachen; röntgenologische Nachweisbarkeit von Luft in Liquorräumen oder sogar Hirn (Pneumatozephalus); nasale oder pharyngeale Liquorrhoe.

Liquorbeimengung im austropfenden Blut ist erkennbar, wenn man die Flüssigkeit auf einem Tupfer oder Filtrierpapier auffängt. Der Liquor bildet einen hellen Hof um den Blutfleck. Eine Möglichkeit der Unterscheidung von Nasensekret und Liquor ergibt sich aus dem Zuckergehalt des letzteren (etwa 50% von dem des Serums). Bei ganz geringem Liquorfluß kann man neuerdings die Fistel durch Szintigraphie der Zerebrospinalflüssigkeit *(Risah Scan)* nachweisen und sogar bis zu einem gewissen Grade orten.

Die sicheren klinischen Zeichen der Schädelbasisfraktur sind Zeichen nicht nur der knöchernen Läsion, sondern der offenen Schädel-Hirn-Verletzung durch Zerreißung der Dura mater als wichtiger Infektionsbarriere! In einem hohen Prozentsatz frontobasaler Verletzungen fehlen diese Zeichen jedoch. Hier muß die

Röntgenuntersuchung weiterhelfen. In etwa $^2/_3$ der Fälle können wir die Basisfraktur röntgenologisch feststellen. Die Versagerquote ist bei Läsionen des dünnen, also kontrastarmen Siebbeindaches am höchsten. Neben den okzipito-fazialen sowie seitlichen Aufnahmen hat sich die überkippte axiale Aufnahme nach *Welin* zur Darstellung der Stirnhöhlenhinterwand sehr bewährt (Abb. 42 u. 43).

Therapie der frontobasalen Fraktur: Unfallschock, Blutung und *Hirnödem* sind für den Kranken mit Schädelbasisbruch primär am gefährlichsten. Ist das kritische Stadium der ersten Tage überstanden, tritt die Gefahr der *endokraniellen Infektion* an die erste Stelle. Die Nasennebenhöhlen müssen ja wegen ihrer Verbindung zur Nasenhaupthöhle grundsätzlich als infiziert gelten. Da der dünne Knochen besonders des Siebbeindaches leicht splittert, was Durazerreißungen bedeutet, und da die Heilung kaum durch zuverlässige Verklebung der Duraränder erfolgt, vielmehr meist durch Hirntamponade des Defektes, sind entzündliche endokranielle Früh- und Spätkomplikationen häufig. Die Behandlung der frontobasalen Fraktur *muß* also *operativ* sein. Sie hat entsprechend dem oben Gesagten den Nachrang nach Stillung von Blutungen, Schockbehandlung und Tracheotomie, jedoch den Vorrang vor nicht lebenswichtigen, insbesondere kieferchirurgischen Maßnah-

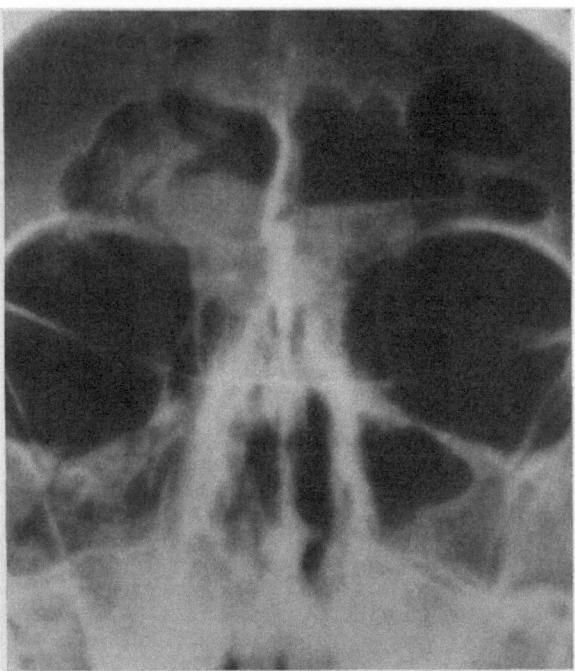

Abb. 42: Frontobasale Fraktur im Bereiche der Stirnhöhlenhinterwand rechts. Die okzipito-nasale Röntgenaufnahme zeigt eine Spiegelbildung in beiden Stirnhöhlen (Blut!), einige Knochensplitter im Stirnhöhlen-Siebbein-Bereich rechts sowie eine Kieferhöhlenfraktur rechts.

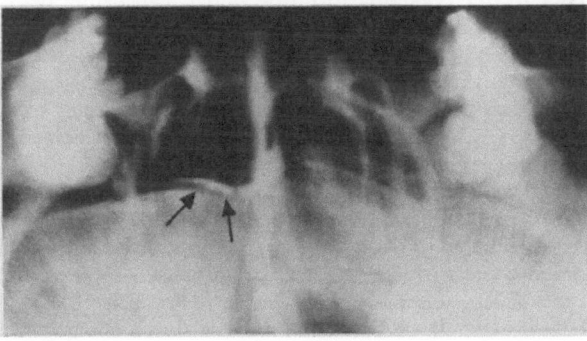

Abb. 43: Frontobasale Fraktur im Bereich der Stirnhöhlenhinterwand rechts. Siehe Abb. 42. Erst die überkippte axiale Aufnahme nach *Welin* stellt den Hinterwandbruch dar.

men, zumal eine Intubationsnarkose nach Kieferschienung nur noch durch eine Tracheotomie möglich ist.

Wer soll frontobasale Frakturen operieren?

In den letzten Jahren wird dieses Gebiet mehr und mehr von Neurochirurgen beansprucht, die von einem intrakraniellen intraduralen Zugang aus eine zuverlässige Versorgung des Duradefektes von oben durchführen können. Sie haben aber Schwierigkeiten bei doppelseitigen paramedianen Defekten, die ein Auslösen der Falx cerebri erfordern (Anosmie) sowie bei Keilbeinhöhlenfrakturen. Der HNO-Arzt hingegen muß die Abdeckung des Duradefektes von unten durchführen, was nicht ganz so sicher ist. Sein nicht wegzudiskutierender Vorteil ist jedoch, daß er allein das infektiöse Nebenhöhlengebiet zuverlässig enttrümmern und mit der Nasenhöhle anastomosieren kann. Auch kommt er an die Keilbeinhöhle besser heran (Liquorfisteln!). – Der Zugang wird in der Regel dem zur Stirnhöhlenoperation entsprechen. In besonderen Fällen geht jedoch auch der HNO-Arzt die Fraktur von einer Lücke in der Stirnbeinschuppe aus intrakraniell an, bleibt aber extradural (*Unterberger*). Nach Ausräumung von Stirnhöhle und Siebbein wird der Duradefekt dargestellt und plastisch gedeckt. (Galeaperiostlappen von der Stirn, Fascia lata, Gelatineschwamm, Amnion). Wichtig ist das Anlegen eines weiten Zuganges der Stirnhöhle zur Nase (Abb. 53).

Ein echter Fortschritt scheint die Verwendung von lyophilisierter Dura zum Verschluß größerer Defekte der Hirnhaut zu sein. Die Fixation erfolgt hierbei nicht mehr durch Naht, sondern mittels eines schnell härtenden Kunststoffklebers aus der Gruppe der Polyacrylsäureester. Kontakt des Klebstoffes mit dem Hirngewebe ist zu vermeiden.

C. Fremdkörper der Nase und der Nasennebenhöhlen

Fremdkörper in der Nasenhaupthöhle findet man häufig bei Kleinkindern, die sich beim Spiel gerne selbst oder gegenseitig kleine Gegenstände in die Nase stecken, gelegentlich auch bei Geisteskranken. Es handelt sich meist um Glasperlen, Kieselsteine, kleine Münzen, Erbsen oder ähnliche rundliche Gebilde.

Symptome: Nicht quellbare Fremdkörper können eine Zeitlang unbemerkt in der Nase liegen, bis sich mehr und mehr Reizerscheinungen der Schleimhaut und der Haut der Naseneingänge bemerkbar machen. *Einseitige fötide Nasenabsonderung* bei Behinderung der Luftpassage ist im Kindesalter fast immer durch einen Fremdkörper bedingt. Quellfähige Corpora aliena machen rasch Verlegungen der Nase und starke Kopfschmerzen (Druck auf die Nasenwandungen, Abflußstörungen der Nebenhöhlen). Gelegentlich können lange in der Nase verbliebene kleine Gegenstände mit Kalksalzen inkrustiert werden (Rhinolithen).

Therapie: Einen Versuch wert ist das Politzern durch das gegenseitige Nasenloch, das einen nicht eingekeilten Fremdkörper heraustreiben kann. Im übrigen soll die Fremdkörperentfernung nur unter Sicht und mit geeigneten Instrumenten versucht werden. Pinzetten sind ungeeignet, gefährlich Stricknadeln und andere spitze Instrumente. Man schiebt das Corpus alienum nur tiefer hinein und verletzt die Schleimhaut. Bewährt haben sich abgebogene Häkchen oder Löffelchen. Die medikamentöse Abschwellung der Schleimhaut sollte nicht vergessen werden. Sind bereits vergebliche Extraktionsversuche mit Blutung vorausgegangen, sollte man eine Kurznarkose machen. Das gleiche gilt für unvernünftige Kleinkinder und eingekeilte Fremdkörper.

Ein typischer **Nebenhöhlenfremdkörper** ist die bei der Zahnextraktion abgebrochene und in die Kieferhöhle gerutschte *Zahnwurzel*. Da das an der Wurzel hängende infektiöse Material meist ein Empyem der Höhle auslöst bzw. der Fremdkörperreiz einer blanken Wurzel zumindest eine stärkere Reaktion der Schleimhaut bedingt, sollte eine solche Zahnwurzel unbedingt operativ entfernt werden. Kommt der Patient schon mit einem Empyem, wird die Kieferhöhle nach *Caldwell-Luc* operiert.

Fisteln von einer Alveole zur Kieferhöhle schließt man durch einen Schleimhaut-Periost-Lappen vom oberen Mundvorhof. Ist die Kieferhöhle entzündet, genügt die einfache Fistelplastik nicht. Man muß die Höhle dann mit operieren. Zweckmäßigerweise zieht man den Mundvorhofschnitt dabei gleich durch die Fistelöffnung und gewinnt so den benötigten Lappen.

D. Das Nasenbluten (Epistaxis)

Die Ursachen des Symptoms Nasenbluten teilen wir ein in örtliche und allgemeine und sprechen bei Blutung aus der Nase als lokaler Manifestation einer Allgemeinerkrankung von symptomatischem Nasenbluten.

Örtlich bedingtes Nasenbluten

kennen wir bei:
Unfallverletzungen von Nase und Nebenhöhlen einschließlich der frontobasalen Frakturen, bei **Fremdkörpern**, Ulcus septi perforans (Rhinitis sicca anterior, Lues III, Schleimhautlupus), beim sog. „blutenden Septumpolypen", bei echten **Geschwülsten** von Nase und Nasen-Rachen-Raum (juveniles Nasen-Rachen-Fibrom!).

Die *häufigste Form* des örtlich bedingten Nasenblutens und bei jüngeren Individuen des Nasenblutens überhaupt ist jedoch die **Locus Kiesselbach-Blutung**. Der Septumanteil unmittelbar hinter der Haut-Schleimhaut-Grenze ist ein ausgesprochener Wetterwinkel der Nase. Der Atemluftstrom trifft hier voll auf das empfindliche Flimmerepithel, Dämpfe und Staub in der Luft wirken hier zuerst ein und der bohrende Finger erreicht die Stelle leicht. Durch Septumdeviation wird eine Seite stärker exponiert, und eine Rhinitis sicca anterior erhöht die Empfindlichkeit des Epithels. Da zudem bei vielen Menschen gerade hier ein Gefäßbäumchen vom Nasenboden aufsteigt, ist die Häufigkeit des Nasenblutens von dieser Stelle aus verständlich.

Symptomatisches Nasenbluten

kann bedingt sein durch

a) **Krankheiten von Gefäßsystem und Nieren** (Gefäßwandschädigung, Hochdruck). Die Blutung pflegt arteriell, d. h. hellrot und spritzend zu sein, kommt häufiger bei älteren Leuten vor und geht meist von Gefäßen des hinteren Septumanteils aus. Prinzipiell gehört in diese Gruppe auch das u. U. bedrohliche Nasenbluten beim *Morbus Rendu-Osler*. Es handelt sich bei dieser Krankheit um hereditäre, meist dominant vererbte Teleangiektasien, die außer in der Nase auch in der Mundhöhle und gelegentlich sogar in inneren Organen gefunden werden.

b) **Hämorrhagische Diathese.** Neben den Erkrankungen des blutbildenden Knochenmarks (Leukosen, thrombopenische Purpura) und der Hämophilie sind zu nennen Leberschäden (Absinken des Prothrombinspiegels, gesteigerte Fibrinolyse) sowie vorübergehende leichte Gerinnungsstörungen während Gravidität und Menses. Die Hämorrhagie ist bei dieser Gruppe von Krankheiten mehr parenchymatös (Diapedeseblutung) mit dunkelrotem, trägem Blutstrom. Nichtsdestoweniger kann es zu bedrohlichen Blutverlusten kommen.

c) **Fieberhafte Infektionskrankheiten.** Bei Grippe, Masern, Diphtherie, aber auch banalen Virusinfekten besteht besonders im Anfang infolge starker Hyperämie der Schleimhaut eine gewisse Blutungsneigung. Starke Blutungen sind aber nicht die Regel. Es besteht mehr eine Blutbeimengung zum Nasensekret.

Therapie des Nasenblutens: Die Behandlung der Epistaxis umfaßt 4 Kategorien: Maßnahmen der ersten Hilfe, lokale Blutstillung, Operationen zur Blutstillung und allgemeine Maßnahmen.

Erste Hilfe: Das Zudrücken der Nasenflügel bringt bei Locus Kiesselbach-Blutung vorübergehenden Stillstand. Bei leichten Blutungen kann man gelegentlich durch spezielle Atemtechnik (Einatmung durch die Nase, Ausatmung durch den Mund), die den Patienten beschäftigt und ablenkt, erfolgreich sein. Die Gefäßkontraktion wird durch kalte Kompressen oder Eisbeutel in die Nackengegend unterstützt. Der Patient soll nie flach liegen (Verschlucken und evtl. Aspiration von Blut!), sondern sitzen (Minderdurchblutung des Kopfes, bessere Kontrolle der Stärke der Blutung, da das Blut vorne herausfließt). Bei profuser Hämorrhagie empfiehlt es sich, Schalen mit Blut und durchblutete Taschentücher etc. aufzuheben. Das erleichtert dem hinzukommenden Facharzt die Beurteilung hinsichtlich des Ernstes der Situation.

Lokale Blutstillung: Sie hat *unter Sicht* zu erfolgen. Man läßt zunächst ausschneuzen. Danach steht die Blutung des öfteren schon. Dann wird Pantocain-Suprarenin-Lösung zur Anästhesie und Anämisierung der Schleimhaut eingebracht. Unterstützend wirkt eine (nicht zu massive) Sedierung des meist sehr erregten Patienten.

Die Ätzung eines blutenden Gefäßes ist angezeigt, wenn die Blutungsstelle sichtbar ist, wirklich nur ein einzelnes Gefäß blutet und die Hämorrhagie durch die vorangehenden Maßnahmen bereits weitgehend zum Stehen gebracht werden konnte.

Das Nasenbluten (Epistaxis)

Am gebräuchlichsten sind die Chromsäureperle (anschließende Neutralisierung mit Argentum nitricum) sowie Trichloressigsäure. Die Ätzung sollte so umschrieben wie möglich gemacht werden. Naseneingang und Oberlippe werden durch Borsalbenaufstrich vor evtl. herausfließenden Ätzmittel geschützt. Bei Ätzung korrespondierender Stellen auf beiden Seiten des Septums kann eine Perforation entstehen.

Die vordere Tamponade ist bei allen Blutungen aus vorderem und mittlerem Abschnitt der Nasenhöhle angezeigt, die nicht geätzt werden können.

Abzulehnen ist die Verwendung blutstillender Watte, die durch ihren Eisenchloridzusatz großflächige Verätzungen der Schleimhaut setzt. Resorbierbare Stoffe wie Topostasin-Schaum, Gelatine o. ä. helfen nur bei leichten Blutungen. Wir bevorzugen die Tamponade mit je einem einzigen Mullstreifen für jede Nasenseite, der mit Vasenol oder Marbadal behandelt ist. Einfache Borsalbenstreifen rutschen zu leicht wieder heraus. Man beginnt hinten-oben mit einer mehrfachen Lage, damit die Tamponade Halt bekommt und nicht zu leicht in den Nasenrachen abrutscht. Die Naseneingänge werden mit Heftpflaster verklebt. Bleibt der Streifen ausnahmsweise länger als 24 Stunden liegen (hämorrhagische Diathesen!), muß wegen der Otitis media- und Sinusitisgefahr Penicillinschutz gegeben werden. – Anstelle der vorderen Tamponade kann das Seiffertsche Röhrchen verwendet werden, ein mit einem Hahn verschließbares kleines Rohr, über das 2 Gummifingerlinge gezogen sind. Bläst man das Gebilde mit Luft auf, schmiegen sich die Fingerlinge den Nasenwandungen an. Für die ambulante Behandlung ist das Verfahren etwas zu unsicher, ebenfalls bei unvernünftigen Patienten. Hier ist in jedem Fall die Tamponade sicherer.

Die Nasen-Rachen-Tamponade nach Bellocq wird notwendig, wenn im Sitzen bei leicht nach vorne geneigtem Kopf noch Blut in den Rachen abläuft.

Der Tampon besteht aus einem Mulltupfer von etwa der Größe des Daumenendgliedes des Patienten, der mit starkem Supramid kreuzweise umschnürt ist. Die gedoppelten Fadenenden werden lang gelassen. Zur Einführung wird zunächst ein Gummikatheter durch die Nase in den Mesopharynx geschoben, zum Munde herausgezogen und mit dem einen Fadenpaar umschnürt. Durch Zug am Katheter und unter Zuhilfenahme des Zeigefingers läßt sich der Tampon in den Nasen-Rachen dirigieren, wo er ganz fest sitzen muß. Dann wird die vordere Tamponade gelegt und abschließend das Fadenpaar vor dem Naseneingang fest über einem Tupfer verknotet. Das 2. Fadenpaar läuft aus dem Munde heraus und dient später zur Entfernung des Tampons. Liegt ein Bellocq, muß in jedem Falle ein Antibiotikum gegeben werden (Abb. 44).

Operationen zur Blutstillung: Am wichtigsten sind die *Unterbindungen zuführender Arterien.* Der Zufluß von der A. carotis externa her ist einzuschränken durch Unterbindung dieser Arterie oberhalb des Abganges der A. facialis (äußere Inzision am Hals) oder besser durch Aufsuchen der A. maxillaris interna in der Flügelgaumengrube. Dieser Eingriff wird durch die Kieferhöhle vorgenommen (*A. Seiffert*). – Der Zufluß von der A. carotis interna kann durch Unterbindung der A. ethmoidales an ihrer Eintrittsstelle ins Siebbein unterbrochen werden. Man macht dazu einen Hautschnitt am medialen Augenwinkel wie bei der Siebbeinoperation von außen.

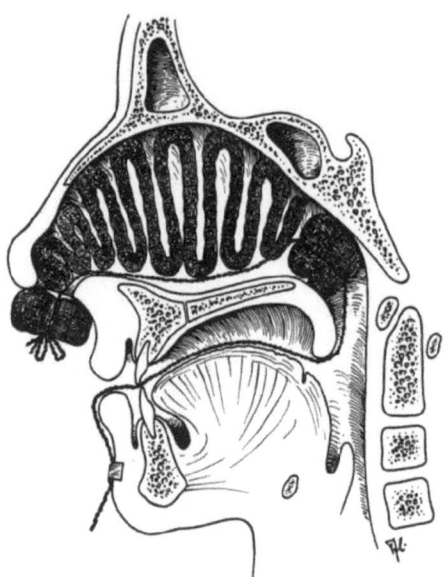

Abb. 44: Nasen-Rachen-Tamponade nach *Bellocq*. Das vor dem Naseneingang über einem Tupfer fest verknotete Fadenpaar hält den Tampon in situ. Das zweite, zum Munde herausgeleitete Fadenpaar dient später zur Entfernung des Tampons.

Den blutenden Septumpolypen trägt man ab und verschorft sein Bett. Rezidivierende Blutungen vom Locus Kiesselbach können endgültig durch *Septumresektion* beseitigt werden. Blutungen von einem Ulcus septi perforans werden durch Resektion von am Defektrand freiliegendem Knorpel und von Granulationen behandelt, evtl. auch durch Verschlußplastik der Perforation. Zur Therapie des Nasenblutens bei M. Osler hat *Saunders* eine Septumplastik angegeben:

Man entfernt zunächst beiderseits die Schleimhaut der Nasenscheidewand so großflächig wie möglich, auch am Nasenboden. Das Perichondrium bleibt in situ. Dann werden die Defektflächen mit Spalthautlappen versorgt.

Allgemeinbehandlung bei Nasenbluten: Injektionen von *Hämostyptika* mit Gerinnungsfaktoren können die lokale Blutstillung meist nicht ersetzen. Sie sind aber wichtig bei Blutungsübeln (antihämophiles Globulin bei Hämophilie, Vitamin K bei Leberschäden, Epsilon-Tachostyptan bei gesteigerter Fibrinolyse). Prednisonpräparate helfen bei Thrombasthenie und Thrombopathie. Hier ist die Zusammenarbeit mit dem Internisten unerläßlich. – Die *Bluttransfusion* dient nicht allein der Auffüllung des Gefäßsystems. Als Direkttransfusion oder ganz frische Konserve führt sie dem Organismus zusätzlich Gerinnungsfaktoren zu. – Bei der

Beurteilung von Blutverlusten sollte man nicht vergessen, daß das Ergebnis der üblichen Bestimmungsmethoden einige Tage nachhinkt (Hämatokritwert bestimmen!).

E. Entzündungen von Nase und Nebenhöhlen

1. Äußere Nase

Naseneingangsekzeme. Wir kennen nässende (häufiger) und trocken-schuppende Ekzeme. Leitsymptom ist der *Juckreiz*. Konstitutionelle Momente spielen besonders beim Ekzem des Kindes eine Rolle (exsudative Diathese). Beim Erwachsenen ist an eine chronische Stoffwechselstörung wie Diabetes mellitus zu denken. Ein wichtiger ätiologischer Faktor ist auch die starke eitrige Absonderung aus der Nase bei Sinusitis bzw. beim Kinde auch beim Nasenfremdkörper. Zur *Lokalbehandlung* des Ekzems eignen sich milde Präzipitatsalben sowie die modernen Steroidzubereitungen (z. B. Volon-A-Salbe).

Der Nasenfurunkel ist wie alle Furunkel eine vom Haarbalg ausgehende abszedierende Staphylokokkeninfektion. Er kann außen an der Nase und im Vestibulum nasi sitzen. Starke Schmerzen und öfters auch Fieber begleiten das örtliche entzündliche Geschehen. Bevor der Furunkel reif ist, kommt es zu einer ödematösen Anschwellung um die eigentliche Infiltration herum. Der Durchbruch erfolgt nach 3–5 Tagen meist nach innen in den Nasenvorhof. Bei starker Vibrissenbildung sind kleine Furunkel schlecht zu sehen, besonders wenn sie in der Spitzentasche sitzen. Man hilft sich, indem man mit einem Watteträger die Stelle der stärksten Berührungsempfindlichkeit ertastet.
Eine typische, wenn auch im Antibiotikazeitalter sehr selten gewordene Komplikation ist die Keimverschleppung über die V. angularis und V. ophthalmica in den Sinus cavernosus.

Die **Kavernosusthrombose** macht Zeichen der septischen Allgemeininfektion sowie der lokalen Stauung (Chemosis, Protrusio bulbi oculi usw.). Sie ist auch heute noch absolut lebensbedrohlich! Häufiger als beim Nasenfurunkel kommt es beim **Oberlippenfurunkel** zur endokraniellen Komplikation, da von der Oberlippe aus leichter ein Einbruch in kleine Äste der V. facialis erfolgen kann.

Therapie: Man behandelt jeden fiebernden Patienten mit Oberlippenfurunkel oder großem Nasenfurunkel vorsichtshalber stationär. Lokal werden feuchte Umschläge gegeben. Wärmeapplikation begünstigt die unerwünschte Ausbreitung der Entzündung. Gleiches gilt für Inzisionen am unreifen Furunkel. Beides ist deshalb abzulehnen. Penicillin oder sogar Ampicillin in hohen Dosen ist obligatorisch. Bei druckschmerzhafter Infiltration am Nasenabhang sowie Druckschmerz neben der Nasenwurzel soll die V. angularis unterbunden werden.

Dermatosen der Nase

Von den Dermatosen der Nase seien genannt:
die **Rosazea,** bei der es durch Veränderungen an den kleinen Gefäßen, Talgdrüsenwucherungen und Entzündung zu einer mitunter grotesken knolligen Auftreibung der Nasenweichteile kommen kann, dem **Rhinophym.**

Therapeutisch wird die sog. Dekortikation des Rhinophyms empfohlen, eine schichtweise Abtragung mit dem Rasiermesser. Das in der Tiefe der Follikel zurückbleibende Epithel überwächst den Oberflächendefekt später wieder. Bei extrem großen derartigen Gewächsen besteht die Gefahr, daß bei der Abtragung auch das Follikelepithel vollständig entfernt wird, was häßliche Narben zur Folge hat. Man entfernt in solchen Fällen Teile des Rhinophyms subkutan.

Der **Erythematodes chronicus** ist eine ätiologisch unklare Hauterkrankung, die bevorzugt die äußere Nase und ihre Umgebung befällt. Typisch ist eine Schmetterlingsform der Hautveränderung auf Nase und Wangen. Im Zentrum überwiegt die Atrophie. Es folgt eine Schuppungszone und außen ein geröteter Rand. Einzelheiten siehe im dermatologischen Teil des Lehrbuches.

Als **Rhinitis sicca anterior** bezeichnen wir nach *Siebenmann* einen protrahiert ablaufenden Prozeß im vorderen Abschnitt der Nasenhöhle (weniger das Vestibulum als die Haupthöhle betreffend), der mit Eintrocknung des Sekrets zu Krusten, Schleimhautatrophie, metaplastischer Umwandlung von Flimmerepithel in Plattenepithel, Erosionen und Ernährungsstörungen des Septumknorpels einhergeht.

Ursächlich spielen neben den ärodynamischen, thermischen und mechanischen Besonderheiten im Wetterwinkel der vorderen Septumpartie auch endogene Faktoren hinein, die wir im einzelnen noch nicht kennen. Endergebnis dieses Prozesses ist das rundliche Ulcus septi perforans im vorderen Abschnitt des knorpeligen Anteils.

Differentialdiagnostisch müssen Schleimhautlupus, Lues III (meist im knöchernen Abschnitt) gewerbliche Septumperforation und ein Tumor ausgeschlossen werden.

Therapie: Die Entfernung des kranken Knorpels bringt den Prozeß rascher zur Ruhe. Man muß natürlich hierbei einen Defekt im Septum setzen bzw. einen schon bestehenden vergrößern. Eine Salbendauerbehandlung hilft, wenn überhaupt, nur im Anfang bzw. bei leichten Formen der Krankheit.

2. Die Entzündungen der Nasenschleimhaut

Die hier zu besprechenden Erkrankungen sind so zahlreich, daß eine tabellarische Übersicht vorausgeschickt werden muß. Wir kennen:

a) *Akute unspezifische Entzündungen:*
   α) Schnupfen (common cold)
   β) Sog. ARD-Infektionen (acute respiratory diseases)

γ) Rhinitiden bei akuten Infektionskrankheiten mit Beteiligung der oberen Luftwege (Grippe, Varizellen, Masern usw.).
b) *Allergische Reaktionen* der Nasenschleimhaut:
  α) Heuschnupfen (Pollenallergie, saisonabhängig)
  β) Rhinopathia vasomotorica (saisonunabhängig)
  γ) Andere allergische Reaktionen (z. B. Jodschnupfen)
c) *Chronisch-unspezifische Entzündungen*
  α) Chronisch-eitrige Rhinitis
  β) Chronisch-hyperplastische Rhinitis (Beziehungen zu Gruppe b/β).
  γ) Chronisch-atrophische Rhinitis.
d) *Chronisch-spezifische Rhinitiden:*
  α) Tuberkulose (Primärinfektion, Schleimhautlupus, ulzerierende Form)
  β) Lues III der Nase (auch als Lues connata)
  γ) Coryza gonorrhoica des Säuglings.

Anhangsweise kurz erwähnt seien die *Pilzerkrankungen* der Nase sowie die *Tropenkrankheiten* Rhinosklerom und Lepra.

Als **Schnupfen** (Rhinitis acuta) bezeichnen wir den akut entstehenden Symptomenkomplex: Kopfdruck, Behinderung der Nasenatmung, Niesreiz und starke Sekretabsonderung. Nicht selten wird der Schnupfen von Rachenkatarrh und konjunktivaler Reizung begleitet. Auf das Stadium starker wäßriger Absonderung folgt ein zweites mit völliger Verlegung der Nase und mehr eitriger Sekretion.
Bei der *Rhinoskopie* sieht man die Muscheln geschwollen, die Schleimhaut gerötet. In den Lumina findet sich je nach Stadium reichlich wäßrigschleimiges bis eitriges Sekret. Begleiterscheinungen können ein Herpes der Oberlippe sowie ein Naseneingangsekzem sein.
Ätiologisch kommen Virusinfektionen verschiedenster Art in erster Linie in Frage, doch gibt es auch primär bakterielle akute Rhinitiden.
Beim banalen **common cold des Erwachsenen,** dem Schnupfen im engeren Sinne und gleichzeitig der häufigsten und harmlosesten Infektionskrankheit, sind sog. Rhinoviren die primären Erreger. Die Inkubationszeit beträgt 1–2 Tage, die Erkrankungsdauer 3–10 Tage. Eine Immunität entsteht nicht. Seltener wird beim Erwachsenen eine akute Rhinitis durch sog. Adenoviren (Typ 3, 4, 7, 14) hervorgerufen. Wir sprechen von **ARD-Infektion** (acute respiratory diseases). Die Inkubationszeit soll hier 5–6 Tage sein. Es entsteht eine langdauernde Immunität.

Noch seltener sind beim Erwachsenen Influenza- (A und B), Parainfluenza-, Coxsakieviren sowie das RSV (respiratory syncytial Virus) die Erreger einer Rhinopharyngitis.

Bakteriell bedingt ist üblicherweise die 2. Phase des banalen Schnupfens, doch gibt es auch primär bakteriellen Schnupfen, z. B. bei Meningitis epidemica sowie Diphtherie.

Die Nasendiphtherie wird heute kaum noch beobachtet, ist doch die Diphtherie überhaupt sehr selten geworden. Gelegentlich sieht man einen diphtherischen Schnupfen bei kleinen Kindern. Er verläuft subakut. Typisch ist Blutbeimengung zum Nasensekret sowie hartnäckiges Naseneingangsekzem. Rhinoskopisch kann man Pseudomembranen sehen.

Schnupfen durch primäre Staphylo- und Streptokokkeninfektion pflegt vom fibrinösen Typ zu sein.

Die Rolle der plötzlichen *allgemeinen Abkühlung* („Erkältung") als ätiologischer Faktor wird oft etwas überschätzt. Die Abkühlung allein macht Schnupfensymptome nur für einige Stunden. Zum typischen mehrtägigen Verlauf kommt es nur bei Gegenwart der bereits genannten Erreger. Wir treffen Erkältungsneigung und hyperplastische Schleimhautkonstitution oft zusammen an.

Die **akute Rhinopharyngitis des Säuglings** ist wesentlich ernster zu nehmen als der Schnupfen des Erwachsenen und älteren Kindes. Als Erreger werden vorwiegend Parainfluenza-, Influenza-, Adeno- und Rhinoviren gefunden, doch gibt es auch in diesem Lebensalter bakterielle Rhinopharyngitiden. Die Verstopfung der Nase bringt Trinkschwierigkeiten, die mangelhafte Fähigkeit des Kindes, die Infektion örtlich zu binden, Allgemeinerscheinungen und Komplikationen wie parenterale Ernährungsstörungen, Otitis media und Bronchopneumonie mit sich. Ein „roter Hals" beim Säugling ist also ebenso alarmierend wie eine Pneumonie beim Erwachsenen. Siehe auch den pädiatrischen Teil des Lehrbuches.

Therapie der akuten Rhinitis: Da meist Viren die Erreger sind, kann man nur symptomatisch behandeln. Ganz im Anfang kann die *Kupierung* des Schnupfens mit hohen Dosen Vitamin C gelingen (Stoß von 1–2 g). Gegen die bakterielle Mischinfektion wird man ein Sulfonamid oder Penicillin geben, besonders wenn sich eine Sinusitis ankündigt. Schnelle Erleichterung bringt die medikamentöse Abschwellung der Nasenschleimhaut durch Kamillendampfbäder und Nasentropfen.

Abschwellendes Agens in den Nasentropfen ist in der Regel ein chemischer Verwandter des Adrenalins bzw. ein stark verändertes Substitutionsprodukt desselben. Das kurz wirkende Adrenalin selbst sowie das Privin sollten nur noch zur diagnostischen Schleimhautabschwellung bzw. als Zusatz zur Lokalanästhesie verwendet werden. Wichtige Nebenwirkungen sind nämlich: die allgemeine sympathotone Kreislauf- und Herzwirkung, die reaktive Hyperämie nach Aufhören der Wirkung auf die Schleimhaut mit Gefahr einer Gewöhnung nach längerer Anwendung (Privinismus) sowie schließlich die Austrocknung der Schleimhaut durch Sekretionshemmung. Die abschwellende Wirkung von Ephedrin ist zu kurz und schwach, als daß es in Nasentropfen noch sinnvoll wäre, zumal wir in den neueren Substanzen wie Otriven oder Nasivin stärkere Vasokonstriktion mit Langzeitwirkung (um 8 Stunden) vereinigt finden.

Beim akuten Schnupfen gibt man wäßrige Nasentropfen, bei denen durch die rasche und gute Resorption des Vasokonstringens eine schnelle und gründliche Abschwellung bewirkt wird. Bei subakuten und chronischen Schwellungszuständen der Nasenmuscheln dagegen bevorzugen wir ölige Lösungen oder Öl-in-Wasser-Emulsionen. Hier ist die abschwellende Wirkung zwar schwächer, dafür wird aber die Schleimhaut nicht so ausgetrocknet. Bei empfindlichen Patienten kann man auch beim akuten Schnupfen nach den abschwellenden Nasentropfen ein nicht reizendes Öl (z. B. Presido-Nasenöl) einträufeln lassen, das dem Trockenheitsgefühl in Nase und Hals entgegenwirkt.

Die in den letzten Jahren in den Handel gebrachten oralen Schnupfenmittel können wir als abschwellende Medikation nicht empfehlen. Um eine wirksame Vasokonstriktion zu erzielen, muß man das abschwellende Medikament so hoch dosieren, daß Nebenwirkungen besonders auf den Magen-Darm-Trakt zu befürchten sind.

Andere orale Schnupfenmittel enthalten kein abschwellendes Agens, wohl aber Aminophenazon oder verwandte Stoffe in Kombination mit Azetylosalizylsäure, Vitamin C und vor allem Antihistaminika. Sie können beim grippalen Infekt eine Milderung der Beschwerden bewirken.

Komplikationen des Schnupfens: Sinusitis, Otitis media acuta, akute Exazerbation einer chronischen Otitis media, jeweils ausgelöst durch Ostienverschwellung (Tube!) und bakterielle Mischinfektion der Rhinitis. Infolge der entzündlichen Hyperämie der Schleimhaut kommt es auch häufig zu Nasenbluten (Locus Kiesselbach). Weiterhin wird das Entstehen von Komplikationen begünstigt durch konstitutionelle Minderwertigkeit der Schleimhaut sowie Hindernisse in Nase und Epipharynx (Septumdeviation, Adenoide).

Bei den **allergischen Rhinopathien** unterscheidet man eine saisonabhängige Form (Heuschnupfen) von saisonunabhängigen Formen. Neben der allergischen Reaktion als solcher spielen sicher konstitutionelle Momente (Rothaarige! Exsudative Diathese), vegetative Dystonie, Herdinfektion und psychische Faktoren pathogenetisch eine Rolle.

Der **Heuschnupfen** ist Ausdruck einer Allergie speziell gegen Pollenproteine und deshalb auf die Zeit der Gräserblüte beschränkt. Die **Rhinopathia vasomotorica,** auch Minuten- oder Stundenschnupfen genannt, beruht nicht auf einer monovalenten Allergie, d. h. es ist selten ein bestimmtes Antigen eruierbar. Entsprechend kann die Erkrankung während des ganzen Jahres akut exazerbieren. Ebenfalls saisonunabhängig sind allergische Reaktionen der Nasenschleimhaut auf Jod, Katzenfell usw., die bei Kontakt mit dem entsprechenden Antigen auftreten, gelegentlich schon bei der bloßen Vorstellung davon (!).

Typische Symptome der allergischen Rhinopathie sind *Niesattacken* mit starker wäßriger Absonderung, begleitet von konjunktivaler Reizung, abwechselnd mit Verlegung der Nase. In schweren Fällen (Heuschnupfenattacke) kann ein Asthmaanfall hinzukommen, evtl. sogar eine fieberhafte Allgemeinreaktion oder sogar ein anaphylaktischer Schock. Für die Diagnose ist eine genaue Anamnese wichtig. Der Nasenbefund pflegt im Intervall normal zu sein, gelegentlich sieht man eine livide Muschelschwellung. Findet sich eine Eosinophilie von Blut und Nasensekret, spricht das sehr für allergische Rhinopathie.

Behandlung: Eine *gezielte Therapie* ist nur beim Heuschnupfen möglich, sowie bei saisonunabhängigen Rhinopathien, wenn durch Allergentestung (siehe dermatologischer Teil) ein bestimmtes Antigen ermittelt werden konnte. In diesen Fällen kann die Densensibilisierungsbehandlung erfolgreich sein. Sie ist ziemlich umständlich, da über längere Zeit hin Antigeninjektionen in steigender Konzentration gegeben werden müssen. Für den Heuschnupfen muß die Behandlung schon im Vorfrühling beginnen. Es gibt bereits eine Reihe von Antigen-Fertigpräparaten (z. B. die Helisene).

Eine *unspezifische Desensibilisierung* (z. B. Eigenblut-Injektionen, Omnadin-Stoß) im Sinne der Reizkörpertherapie bleibt im Erfolg meist unbefriedigend.

Allgemein *antiallergisch* wirken weiterhin: *Antihistaminika*, wie Omeril, Systral, Di-Paralene. Wegen der teils einschläfernden, teils anregenden Wirkung ist Vorsicht bei Verordnung an Autofahrer geboten. *Glukokortikoide:* Die Lokalbehandlung mit niedrigen Dosen zur subperiostalen Injektion in die untere Muschel oder als Zusatz zu abschwellenden Nasentropfen ist unbedenklich. Eine enterale oder gar parenterale Allgemeinbehandlung dagegen sollte für schwere Heuschnupfenattacken, den Asthmaanfall oder allergische Allgemeinreaktionen reserviert bleiben; *Kalzium:* Es wird wegen seiner kapillarabdichtenden Wirkung mit Erfolg lokal oder intravenös injiziert. Im Handel sind auch zahlreiche Kombinationspräparate mit Antihistaminika und Vitamin C; *Milzextraktpräparate* (Prosplen): Wir haben einige Patienten mit vasomotorischer Rhinopathie hiermit erfolgreich behandelt. Schließlich erfordert die psychische Komponente der allergischen Rhinopathien nicht selten auch eine gewisse Sedierung.

Der chronische Schnupfen: Für das Chronischwerden einer akuten Rhinitis sind vorwiegend endogene Faktoren verantwortlich, wie exsudative Diathese mit Minderwertigkeit der Nasenschleimhaut, allergischer Reaktionstyp sowie Hindernisse in Nase und Nasenrachen (Septumdeviation, Choanalatresie, Adenoide). Wir kennen eine **eitrige, hyperplastische** und **atrophische Rhinitis chronica.**

Differentialdiagnostisch ist immer an eine chronische Sinusitis zu denken, die den Reizzustand der Nase unterhält. Bei der eitrigen Rhinitis des Kindes kommen weiterhin Fremdköprer und Choanalatresie mit in Betracht. Vor allem aber muß nach einer *chronisch entzündeten Rachenmandel* gefahndet werden. – Von der hyperplastischen chronischen Rhinitis des Erwachsenen sind abzugrenzen: allergische Rhinopathie (es gibt fließende Übergänge), Nasentropfenabusus (Privinismus), nasale Liquorrhoe (selten), Tumoren und Lues III (ebenfalls selten), schließlich die häufige Nebenhöhlenpolyposis. Die *Muschelhyperplasien* der chronischen Rhinitis sind bläulich bis rötlich, glatt oder maulbeerförmig. Sie lassen sich im Gegensatz zu den blaß-ödematösen *Polypen* durch Umfahren mit dem Watteträger nicht von der übrigen Muschel isolieren. Hyperplasien am hinteren Ende der unteren Muscheln sind besonders häufig. Sie verursachen eine Atembehinderung besonders in Rückenlage. – Von der atrophischen Rhinitis ist die Rhinitis sicca anterior abzugrenzen, außerdem Lues III und Schleimhautlupus (histologische Untersuchung).

Die **Ozaena** ist einerseits als graduell schwerste Form bei der Rhinitis atrophicans einzuordnen, andererseits scheint sie doch als Krankheitsbild eine gewisse

Selbständigkeit zu haben. Während nämlich die leichteren Fälle von Schleimhautatrophie zumindest mitbedingt sind durch exogene Faktoren (trockene und staubige Atemluft, Operationen in der Nase, Röntgenbestrahlungen, Nasentropfenabusus, übertriebene Kamilletherapie usw.), scheint die Ozaena ein vorwiegend endogen gesteuertes Leiden zu sein. Sie tritt nicht selten familiär gehäuft auf, befällt weit überwiegend Frauen und beginnt schon im Kindesalter. In einem Teil der Fälle lassen sich hypophysär-dienzephale Störungen von Wasser- und Kohlenhydrathaushalt sowie der Durchblutung der Akren nachweisen *(Miehlke, Eckert-Moebius)*. Auffallend ist auch die Verminderung der Lysozymfraktion im Nasensekret. Die infektiöse Genese ist behauptet, aber nicht bewiesen worden. Neuerdings hat *Arslan* die Ozaena den Kollagenosen zugeordnet.

Pathologisch-anatomisch handelt es sich um eine fortschreitende Atrophie aller Schichten der Schleimhaut, mit Metaplasien in Plattenepithel und Verödung von Blutgefäßen und Schleimdrüsen, sowie auch eine Atrophie des Muschelknochens selbst, der von der Mukosa her ernährt wird. Die so entstehende Erweiterung der Lumina führt zu noch stärkerer Trockenheit, diese zu erneuter Erweiterung usw. Das Sekret trocknet zu Borken ein. Fäulniskeime nisten sich ein und erzeugen einen fötiden Geruch **(Stinknase)**.

Symptome und Befund: Die Kranken klagen über Kopfschmerzen, besonders im Nasenwurzelbereich, Trockenheit in der Nase, Borkenbildung und (paradoxes) Verstopfungsgefühl. Für die Umgebung sind sie wegen des widerlich-süßlichen Fötors kaum tragbar. Sie selbst bemerken den Gestank meist nicht, da die fortschreitende Atrophie auch die Riechspalte ergreift und eine (essentielle) Anosmie bedingt. – Die Nase ist nicht selten schon äußerlich breit mit Sattelbildung. Rhinoskopisch sieht man eine starke Erweiterung der Lumina durch Schrumpfung von unterer und mittlerer Muschel sowie reichlich stinkende Borken. Weniger stark ausgeprägt ist meist auch eine Pharyngo-Laryngitis, zuweilen sogar Tracheitis sicca nachweisbar. Im höheren Alter gehen Borkenbildung und Fötor deutlich zurück.

Therapie: Die Beseitigung der Trockenheit mit ihren Folgeerscheinungen Atrophie, Borkenbildung und Lumenerweiterung kann medikamentös versucht werden. Zur Borkenablösung sind Nasenspülungen (1 Teelöffel Kochsalz auf 1 Liter Wasser) gut geeignet, oder aber die Gottsteinsche Schraubentamponade. Die Sekretion kann man anregen durch Vitaminbehandlung (A, E, Pantothensäure), durch Jod-Jodkali-Zubereitungen lokal oder enteral, osmotisch durch Traubenzucker als Schnupfpulver oder in Salben. Gelegentlich kann man eine Verbesserung der Durchblutung durch Stellatumblockaden erreichen.

Die *operative Behandlung* greift am anderen Faktor des Circulus vitiosus an, bei der Lumenerweiterung. Durch Verengerung der Nasenhaupthöhle kann man nämlich auch die Durchfeuchtung der Schleimhaut bessern. Am gebräuchlichsten ist die Einpflanzung von Rippenknochen (auch mazeriertem Rinderknochen, Kunststoff) unter die Schleimhaut von Septum, Nasenboden oder lateraler Nasenwand (z. B. Verfahren von *Eckert-Moebius, Steurer, Zange*). Um die Schleimhaut nicht zu verletzen, geht man am besten vom Mundvorhof her ein. Aufwendiger ist das Versetzen der ganzen lateralen Nasenwand nach Kieferhöhlenradikaloperationen *(Lautenschläger)*, neuerdings von *R. Meyer* wieder aufgegriffen und modifiziert. Falls eine chronische Sinusitis besteht, muß diese natürlich behandelt werden.

Durch alle diese Maßnahmen ist eine Ausheilung der Ozaena zwar nicht zu erreichen, wohl aber eine Besserung von Trockenheit, Fötor und Borkenbildung auf ein erträgliches Maß.

Spezifische chronische Entzündungen

Von den spezifischen chronischen Entzündungen sollen nur Tuberkulose und Syphilis der Nase besprochen werden.

Die Nasentuberkulose kann in 3 Formen auftreten:
a) Selten als *Primäraffektion* der Schleimhaut.
b) Bei allgemeiner Abwehrschwäche im Rahmen einer fortgeschrittenen Phthise als hämatogene *geschwürige Schleimhauttuberkulose*. Die Schleimhaut ist dabei atrophisch-ulzerierend, mit kleinen Tuberkulomen durchsetzt, und sieht wie mottenzerfressen aus. Erreger sind reichlich nachweisbar. Die Prognose ist ungünstig wie die der Primärkrankheit.
c) Bei guter Abwehrlage auch in Form des *Schleimhautlupus*. Der Lupus ist eine chronische, relativ gutartige Verlaufsform der Tuberkulose. Die Veränderungen beginnen meist an der Haut-Schleimhaut-Grenze. Sie werden wegen der uncharakteristischen Beschwerden und Befunde anfangs fast regelmäßig mit denen bei Rhinitis sicca anterior verwechselt, zumal auch die Primärkrankheit der Lunge blande zu verlaufen pflegt. Nimmt man die Borken weg, kann man ein Ulkus am Septum und später eine Perforation erkennen. Knöcherne Scheidewand und Muschelknochen werden im Gegensatz zur Lues III praktisch nicht befallen. Im Abheilungsstadium entstehen Synechien und Stenosen.

Die Syphilis der Nase findet sich nur selten in Form des *Primäraffektes*. Meist handelt es sich um Veränderungen des *III. Stadiums*, in dem die Nase ein Hauptsitz der Lues ist. Typisch ist eine Beteiligung oder sogar Bevorzugung des knöchernen Septums.

Die Syphilis III des Erwachsenen beginnt in der Nase mit uncharakteristischen Erscheinungen. Dann bildet sich ein flaches Infiltrat, aus dem sich die schmerzhafte Perichondritis und Periostitis entwickelt. „Die Nase ist geschwollen, verstopft und schmerzhaft". Ein charakteristischer Fötor fällt auf. Später kommt es zur Sequestrierung mit Septumperforation und narbiger Retraktion der äußeren Nase (Lorgnetten-Nase).

Die *Lues connata* meldet sich in der Nase beim etwa 3–4 Wochen alten Säugling mit eitrig-borkendem „Schnupfen", Schwellung regionärer Lymphknoten (nicht konstant) und Gewichtsabnahme. Die Zeichen der Lues III mit Sattelnasenbildung manifestieren sich erst *ab dem 3. Lebensjahr*, können also durch rechtzeitige Behandlung vermieden werden.

Bei der *differentialdiagnostischen Abgrenzung* Syphilis III und Tuberkulose (Erregernachweis, histologischer und serologischer Befund) ist als Drittes immer das Malignom in Betracht zu ziehen. Auszuschließen ist auch eine dentogene (fötide)

Sinusitis maxillaris. Schließlich seien Nasenlepra und Granuloma gangraenescens erwähnt.

Die *Behandlung* von Nasentbc. und Nasenlues ist nicht Sache des HNO-Facharztes allein. Wegen der anderen Manifestationen der Krankheiten empfiehlt sich die Zusammenarbeit mit dem Internisten und Dermatologen. Bei beiden Erkrankungen tritt die Lokalbehandlung heute zugunsten der allgemeinen Therapie in den Hintergrund.

3. Die Entzündungen der Nasennebenhöhlen (Sinusitis)

Wir unterscheiden akute und chronische, dentogene, hämatogene und rhinogene Sinusitiden. Weiterhin können die Nasennebenhöhlen einzeln oder in Gruppen, ein- oder doppelseitig sowie in ihrer Gesamtheit erkranken (Pansinusitis).

Nach der *Ätiologie* wären im einzelnen zu unterscheiden:

a) *Die dentogene Sinusitis* betrifft ausschließlich die Kieferhöhle, macht etwa 10% aller Kieferhöhleneiterungen aus und ist praktisch immer einseitig. Die Zähne 7, 6, 5, (4) (4), 5, 6, 7, haben ja enge Beziehungen zum Kieferhöhlenboden. Bei sehr großen Kieferhöhlen kann die trennende Knochenlamelle sehr dünn sein oder ganz fehlen. In solchen Fällen kann ein Wurzelgranulom entweder durch Ausbildung eines periapikalen Abszesses eine akute Kieferhöhleneiterung auslösen, oder aber durch chronischen Reiz mehr schleichend eine Sinusitis hervorrufen. Neben der Einseitigkeit ist der fötide Charakter der Eiterung typisch.

Therapie: Sanierung des erkrankten Zahnes. Bei der Extraktion rutscht gelegentlich ein Wurzelstück in die Kieferhöhle (siehe Abschnitt Fremdkörper). In solchen Fällen muß die Höhle in der Regel mit operiert werden. Die Operation ist weiterhin notwendig bei Sinusitiden, die sich nach der Zahnbehandlung nicht beruhigen bzw. bei denen durch die Extraktion eine Kieferhöhlen-Mund-Fistel entstanden ist.

b) Die Sinusitis bei akuten Infektionskrankheiten kann gelegentlich *hämatogen* entstanden sein (Grippe, Scharlach, Typhus).

c) Die *Fremdkörper-Sinusitis* wurde bereits besprochen. Auch hier kommt es (durch den Fremdkörper selbst) zu fötidem Nasenausfluß.

d) Chronische Sinusitiden können außer durch die unter (e) zu besprechenden Faktoren in seltenen Fällen durch eine *spezifische Entzündung* (Tuberkulose, Lues III) oder durch ein *Malignom* verursacht werden. Nebenhöhlentumoren verstecken sich nicht selten hinter einer Polyposis.

e) Weitaus am häufigsten ist aber die *banale rhinogene Sinusitis* im engeren Sinne. Wir haben im folgenden die akute und chronische Form getrennt zu besprechen.

Die akute rhinogene Sinusitis: Bei jedem akuten Infekt mit Rhinitis ist auch die Schleimhaut der Nasennebenhöhlen mitbeteiligt; genauso wie bei einer akuten Otitis media auch das Mukoendost der Warzenfortsatzzellen beteiligt ist. Ebenso wenig wie beim Ohr diese Mitbeteiligung an den Entzündungsvorgängen schon eine Mastoiditis bedeutet, ist die Nebenhöhlenbeteiligung beim Schnupfen schon eine Sinusitis. Wir sprechen von einer Sinusitis vielmehr erst dann, wenn der Prozeß in einer oder mehreren Nasennebenhöhlen den Schnupfen zeitlich überdauert, oder wenn die Veränderungen der Nebenhöhlenschleimhaut so stark werden, daß die hierdurch ausgelösten Beschwerden (Kopfschmerz!) in den Vordergrund des klinischen Bildes treten. In der Regel kommt es zur Sinusitis gegen Ende der 1. Woche des Infektes, also im Stadium der bakteriellen Mischinfektion der Nase.

Neben Typ und Virulenz der Erreger (meist grampositive Kokken) sind unzweckmäßiges Schneuzen, konstitutionelle Minderwertigkeit der Schleimhaut, Abflußbehinderung aus den Nebenhöhlen durch Hindernisse in der Nase (Septumdeviation!) sowie geschwächter Allgemeinzustand ätiologische Faktoren für das Angehen einer Sinusitis.

Wir unterscheiden eine *katarrhalische* von der *exsudativ-eitrigen akuten Sinusitis*. Bei Eiterung ohne Abfluß zur Nase sprechen wir von einem *Empyem*. Meist erkranken alle Nasennebenhöhlen einer oder sogar beider Seiten gemeinsam *(Pansinusitis)*, wenn auch graduell unterschiedlich.

Symptome und Diagnose: Das Beschwerdebild wird durch den Gesichtsschädelkopfschmerz und häufig auch durch Fieber bestimmt. Der dumpfe bis klopfende Schmerz wird meist im Augenbrauen-Nasenwurzel-Gebiet angegeben. Er verstärkt sich bei Blutandrang zum Kopf (Pressen, Husten, Schneuzen, Bücken). Typisch ist der tageszeitliche Ablauf, mit Beginn im Laufe des Vormittags und Rückgang am Nachmittag. Morgens bestehen noch keine Kopfschmerzen. Die Lokalisation des Spontanschmerzes gibt keinen sicheren Anhalt dafür, welche Höhle befallen ist. Oft projiziert sich der Schmerz eine Etage höher als seinem Entstehungsort entspricht. So kommen die Schmerzen im Nasenwurzel-Augenbrauen- und Orbitadachgebiet meist von der Kieferhöhle, während die Sinusitis frontalis nicht selten Schmerzen mehr in der Stirnbeinschuppe macht. Bei der akuten Sinusitis handelt es sich um einen sog. Stauungskopfschmerz infolge Überdruckes in den erkrankten Höhlen.

Die *Palpation* kann bei der Sinusitis maxillaris eine Schmerzhaftigkeit der Kieferhöhlenvorderwand und des Infraorbitalis-Austrittspunktes ergeben, bei der Stirnhöhlen- Siebbein-Entzündung einen entsprechenden Befund über dem medialen Augenwinkel und am Supraorbitalis-Austrittspunkt. Man kann auch eine Hypersensibilität der Haut im Nebenhöhlenbereich bei Bestreichen mit der Sonde finden. Einziger typischer Befund ist sonst die der Ausdehnung der Höhle genau entsprechende Druck- und Klopfschmerzhaftigkeit der Stirnhöhlenvorderwand beim Empyem. *Rhinoskopisch* sieht man eine Eiterstraße im mittleren Nasengang, bei isoliertem Befall der hinteren Siebbeinzellen im oberen Nasengang. Das Fehlen von Sekret in der Nase schließt eine Sinusitis nicht aus (geschlossenes Empyem!). Einseitige fötide Eiterung ohne Schnupfenanamnese deutet beim Erwachsenen auf dentale Genese, beim kleinen Kind mehr auf einen Fremdkörper hin.

Der Befund der einfachen Durchleuchtung (Diaphanoskopie) ist nur bei einseitiger Kieferhöhlenentzündung verwertbar (kein Aufleuchten).

Diagnostische Punktion und Spülungen sind bei der akuten Sinusitis in den ersten 10 Tagen nicht anzuraten.

Röntgenologisch kann die akute Sinusitis 3 verschiedene Befunde bieten: die konzentrische Lumeneinengung (Schleimhautschwellung), die Teilverschattung mit

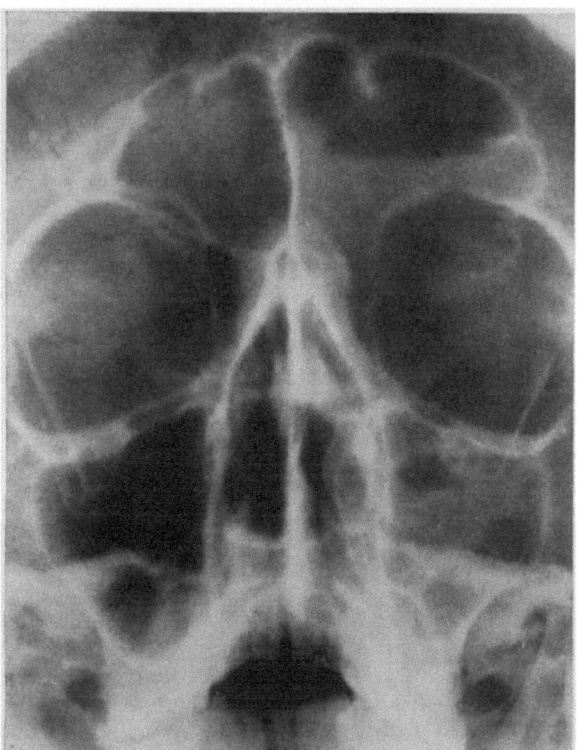

Abb. 45: **Röntgenbefund bei akuter Pansinusitis mit starker Beteiligung einer Stirnhöhle (Spiegelbildung).**

oben konkaver Begrenzung (Sekretspiegel beim Empyem) (Abb. 45) sowie die Totalverschattung (Höhle durch Schleimhautschwellung oder/und Sekret vollständig ausgefüllt).

Differentialdiagnose: Auszuschließen sind außer dem einfachen heftigen Schnupfen akute Zahnwurzelerkrankungen, akute Infektionskrankheiten mit zentralnervösen Reizerscheinungen (Grippe), die Trigeminusneuralgie, bei kleinen Kindern Fremdkörper und Oberkieferosteomyelitis.

Therapie der akuten Sinusitis: Bei der unkomplizierten Nebenhöhlenentzündung stehen konservative Maßnahmen im Vordergrund. Sie bezwecken

a) die Wiederherstellung eines ausreichenden *Sekretabflusses* zur Nase. Das geschieht durch abschwellende Nasentropfen. Beim Empyem lüftet der HNO-Facharzt zusätzlich den mittleren Nasengang durch Abspreizen der mittleren Muschel mit dem langbranchigen Spekulum nach *Killian*. Bei Sekretverhaltung in der Stirnhöhle kann er eine Sondierung mit einer gebogenen Sonde nach *Ritter* (Größe II) vom vorderen Ansatzende der mittleren Muschel her vorsichtig versuchen. Spülungen der Kieferhöhle sollten wegen der Schmerzhaftigkeit bei akuter Sinusitis unterlassen werden;

b) eine *Entzündungshemmung*. Bekannt ist das Hausmittel der Kamillendampfbäder. Wirksames Agens ist das entzündungshemmende, abschwellende und sekretolytische Azulen. Bei fieberhafter Sinusitis wird man Sulfonamide oder Antibiotika geben. Wir haben gute Erfahrungen mit dem Tetracyclinpräparat Rondomycin gemacht. Im Prinzip ist auch Lincomycin wegen seiner Knochengängigkeit gut geeignet. Alle diese Substanzen werden enteral oder parenteral gegeben. Ihre örtliche Wirkung (in Nasentropfen oder Schnupfenpulvern) ist umstritten;

c) eine *Mobilisierung körpereigener Abwehrkräfte* durch Wärmeapplikation und dadurch lokale Hyperämie. Geeignet sind Kopflichtbäder sowie Kurz- oder Mikrowellenbestrahlungen (täglich, als Serie von insgesamt 10 Bestrahlungen). Bei geschlossenen Empyemen können die Schmerzen nach der Bestrahlung aber zunehmen (Drucksteigerung in der Höhle!). Hinzu kommt Bettruhe bei fieberhafter Sinusitis sowie bei Bedarf ein Analgetikum.

Prognose der akuten rhinogenen Sinusitis: Bei sachgemäßer Behandlung heilen akute Sinusitiden meist ohne Komplikationen aus.

Komplikationen der akuten Sinusitis

Sie sind bei der Kieferhöhle extrem selten, etwas häufiger bei Stirnhöhlen- und Siebbeinentzündung. Wir unterscheiden örtliche und endokranielle Komplikationen.

Von den örtlichen Komplikationen ist die **Stirnbeinostomyelitis** des Erwachsenen als Folge eines Weitergehens einer Sinusitis frontalis nach vorne recht selten geworden. Wir unterscheiden eine *akute* und eine *chronische Form*. Klinisch findet man eine teigige Schwellung, die über die Ausdehnung der Höhle hinausreicht, evtl. mit Fistelbildung nach außen. Später kommt es zur Knochensequestrierung. Hohes Fieber begleitet die akute Osteomyelitis.

Die *Prognose* ist auch heute noch zweifelhaft, trotz hochdosierter antibiotischer Behandlung (bakterizide Penicillin- oder Ampicillindosen), wenn nicht eine ausgedehnte *operative Revision* mit Radikaloperation der Stirnhöhle stattfindet.

Ein **Eiterdurchbruch** von Stirnhöhle oder Siebbein entwickelt sich weit häufiger in die *Orbita* als in die vordere Schädelgrube. Klinisch zeigt sich zunächst eine ödematöse Lidschwellung, dann wird die Gegend von Stirnhöhlenboden und medialem Augenwinkel druckschmerzhaft (*Periostitis*), und schließlich kommt es zu einer derben Anschwellung mit Verdrängung des Auges nach lateral-unten-vorne als Zeichen des erfolgten Durchbruches.

Der **akute Siebbeindurchbruch** kommt vorwiegend bei kleinen Kindern vor, die noch keine Stirnhöhlen haben. Trotz sehr hochgradigen Lidödems mit der Unmöglichkeit, das Auge auch nur passiv zu öffnen, ist die *konservative* Behandlung hier meist noch erfolgreich. Man lüftet lediglich die mittlere Muschel und eröffnet evtl. das Siebbein von der Nase aus. Erst im Stadium des subperiostalen

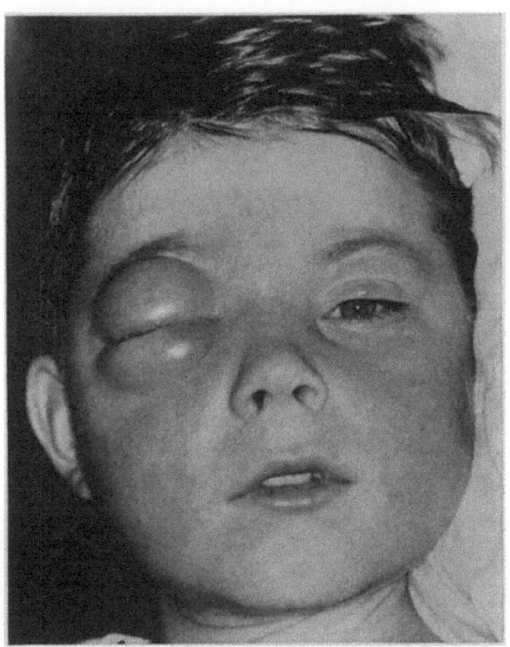

Abb. 46: Akuter Siebbeindurchbruch in die Orbita. Das Auge läßt sich infolge starker ödematöser Lidschwellung auch passiv kaum öffnen.

Abszesses mit Verdrängung des Auges ist die *Siebbeinoperation* von außen notwendig. Es darf dann mit dem Eingriff nicht mehr gezögert werden, denn Fasciculus opticus und Augenmuskeln sind gefährdet. Da 90% aller Abszesse in der Orbita nebenhöhlenbedingt sind, erübrigen sich differentialdiagnostische Überlegungen weitgehend (Abb. 46).

Der **akute Stirnhöhlendurchbruch** in die Orbita beim Erwachsenen ist schon im Ödemstadium operativ durch *Radikaloperation* der Höhle zu behandeln. Versuche einer konservativen Therapie schlagen hier meist fehl.

Ist eine Schwellung vor der fazialen Kieferhöhlenwand aufgetreten, handelt es sich fast nie um einen **Kieferhöhlendurchbruch.** Häufig sind dagegen Abszesse von akuten Zahnwurzelentzündungen sowie Oberlippenfurunkel und Insektenstiche. Zu erwähnen sind auch infizierte Oberkieferzysten sowie beim Säugling die **Oberkieferosteomyelitis,** ihrer Pathogenese nach eine *sequestrierende Zahnkeimentzündung* (Abb. 47).

Endokranielle Komplikationen akuter Stirnhöhlen-Siebbein-Entzündungen sind ziemlich selten (Abb. 48). Sie können über atypische Gefäßkanäle entstehen, analog der otogenen Frühmeningitis, öfter jedoch auf dem Wege über einen epidu-

132 Erkrankungen von Nase und Nebenhöhlen

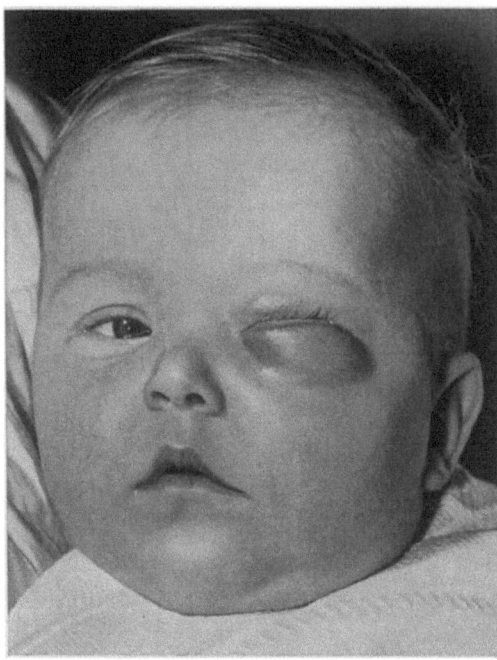

Abb. 47: Oberkieferosteomyelitis bei einem Kleinkind infolge sequestrierender Zahnkeimentzündung. Das Allgemeinbefinden ist trotz des bedrohlich wirkenden Lokalbefundes häufig auffallend wenig gestört. Antibiotische Behandlung reicht meist aus.

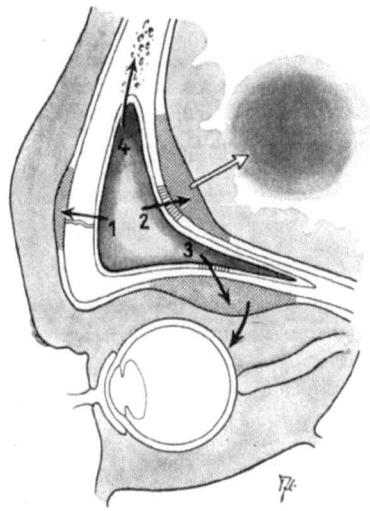

Abb. 48: Schema der Möglichkeiten entzündlicher Durchbrüche von der Stirnhöhle aus. (1) Durchbruch durch die Vorderwand (selten), (2) Durchbruch in die vordere Schädelgrube (Meningitis, Stirnhirnabszeß, ebenfalls selten), (3) Einbruch in die Orbita (häufigster Weg), (4) Stirnbeinosteomyelitis (im Antibiotikazeitalter selten geworden).

ralen Abszeß, der schließlich die Abwehrschranke der harten Hirnhaut durchbricht. **Rhinogene Meningitiden** werden häufig durch *Pneumokokken* verursacht. Die Behandlung muß die operative Sanierung der erkrankten Nebenhöhle mit einschließen. – Zu nennen sind weiterhin der **Stirnhirnabszeß** sowie die **Kavernosusthrombose** (von der Keilbeinhöhle aus) und die septische Thrombose des Sinus sagittalis superior (Stirnhöhle), – alles seltene Vorkommnisse. In allen Fällen endokranieller Verwicklungen muß natürlich eine *Radikaloperation* der erkrankten Höhle vorgenommen werden, wenn es der Zustand des Patienten erlaubt.

Die chronische, unspezifische, rhinogene Sinusitis: Wir unterscheiden eine primär und sekundär chronische Sinusitis. Bei der *primären Form* stehen konstitutionelle Schleimhautschwäche und Allergie ätiologisch im Vordergrund. Die Nebenhöhlen pflegen doppelseitig erkrankt zu sein. Wir haben solche primären Sinusitiden (Kieferhöhle-Siebbein) schon bei kleinen Kindern ab 3 Jahren gesehen, wo sie trotz (wiederholter) Adenotomie fortbestanden und auch durch intensive Nebenhöhlenbehandlung nicht auszuheilen waren.

Bei der *sekundären Form*, also derjenigen, die sich aus einer akuten Sinusitis entwickelt, stehen exogene Faktoren, wie Typ und Virulenz der Erreger (Scharlach-Streptokokken!) und ungenügende oder ganz unterbliebene Behandlung vorrangig vor der endogenen Komponente. Besteht eine Septumdeviation, pflegt das auf deren konvexer Seite gelegene Höhlensystem isoliert oder zumindest schwerer erkrankt zu sein.

Nach pathologisch-anatomischem Befund und nach der Klinik unterscheiden wir 3 Typen der chronischen Nasennebenhöhlenentzündung:

Die serös-polypöse Form ist am häufigsten. Die allergische Komponente steht ätiologisch im Vordergrund. Meist sind Kieferhöhle und Siebbeinzellen betroffen. Die Schleimhaut schwillt ödematös an, wobei ihre Oberfläche infolge Retraktion einzelner Partien durch Bindegewebszüge oder kleine Gefäße unregelmäßig-polypös wird. Ist die Höhle schließlich ganz von der hyperplastischen Schleimhaut ausgefüllt, stülpt sich dieselbe hernienartig durch das natürliche Ostium in die Nase aus. Das Gewebe fällt der Schwere nach abwärts. Am Ostium bleibt es eingeschnürt. Es entsteht so der *gestielte endonasale Polyp*. Da die meisten Nebenhöhlen in den *mittleren Nasengang* einmünden, werden die Polypen in der Regel hier sichtbar. Tritt ein Polyp aus dem Ostium accessorium der Kieferhöhle aus, das weiter hinten liegt, oder aus einer der hinteren Siebbeinzellen, fällt er entsprechend der Neigung des Muschelansatzes nach hinten und wird in der Choane sichtbar. Solche *Choanalpolypen* können sehr groß werden. Der auf Abbildung 49 gezeigte Polyp wog 74 g. Als *Faustregel* für die Herkunft endonasaler Polypen kann gelten: große Solitärpolypen kommen aus der Kieferhöhle, kleinere multiple Polypen aus dem Siebbein.

Bei der *eitrigen Form* der chronischen Sinusitis ist die Schleimhaut weniger polypös als flächenhaft verdickt. Sie verändert sich fibrös, sondert jedoch reichlich eitriges Sekret ab, das bei der Spülung je nach Schwere der Krankheit als flüssiger oder geballter Eiter entleert wird. Man sieht im mittleren Nasengang (oder bei Befall der hinteren Siebbeinzellen im oberen Nasengang) eine Eiterstraße. Beson-

134 Erkrankungen von Nase und Nebenhöhlen

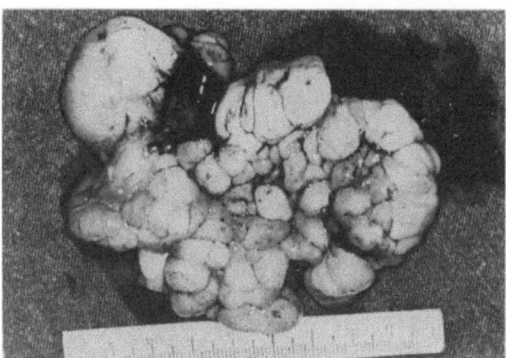

Abb. 49: Riesenchoanalpolyp (74 g Gewicht), von der rechten Kieferhöhle ausgehend.

ders morgens ist darüber hinaus oft *eine Eiterstraße* auch an *der hinteren Rachenwand* sowie in den Choanen zu erkennen (Rhinoscopia posterior).

Bei der ebenfalls häufigen *eitrig-polypösen Mischform* findet sich polypös verdickte Schleimhaut *und* eitrige Sekretion.

Zu erwähnen ist weiterhin die Erscheinung der sog. *Barosinusitis*. Mäßige Polypenbildung am Ostium oder gelegentlich nur ein Hindernis in der Nase kann den Druckausgleich zwischen Nebenhöhle und Außenluft behindern oder sogar praktisch aufheben. Im ersten Falle wirken sich nur starke Schwankungen des Außenluftdruckes aus. Bei *Hochseilbahnfahrten* z. B. folgt während der Bergfahrt der Druck in der Höhle dem äußeren Druckabfall zu langsam. Der relative Überdruck manifestiert sich als *Kompressionskopfschmerz*. Ein solcher Kompressionskopfschmerz entsteht natürlich noch viel häufiger durch Sekret- oder Polypenüberdruck bei schwerer Nebenhöhlenentzündung. Bei der Talfahrt, noch ausgeprägter beim Sturzflug der Kampfflieger, ist der Druck in der Höhle umgekehrt relativ zu niedrig. Es resultiert der stechende *Vakuumkopfschmerz*. Man nennt das ganze Bild wenig zutreffend Barosinusitis, obwohl eine stärkere -itis überhaupt nicht vorhanden zu sein braucht. Ist das Ostium vollständig blockiert, tritt ebenfalls ein Vakuumkopfschmerz auf, diesmal jedoch durch Resorption der Luft aus dem jetzt eine geschlossene Körperhöhle darstellenden Sinus.

Die *Symptome* der chronischen Sinusitis sind teilweise bereits geschildert. Die Kopfschmerzen sind weit uncharakteristischer als bei der starken Sinusitis. Bei starker *Polyposis* kann eine respiratorische *Anosmie* entstehen. Noch stärkere Polypenbildung führt zur Druckresorption von Nebenhöhlenwandungen bis zur Deformierung der Orbita mit Verlagerung des Auges. Sehr wichtig für die Diagnose einer Sinusitis überhaupt und speziell auch des Schweregrades ist die Röntgenuntersuchung. Durch Kontrastfüllung der Kieferhöhle z. B. mit Endografin kann man quasi ein Negativbild der Polyposis gewinnen.

Differentialdiagnostisch kommt zunächst die hyperplastische und atrophische Rhinitis *ohne* Nebenhöhlenbeteiligung in Frage. Muschelhyperplasien sehen mehr rötlich aus als die blaß-ödematösen Polypen und lassen sich mit dem Watteträger nicht vollständig von der übrigen Muschel abgrenzen. Auch an allergische Rhinopathie ist zu denken. Besonders bei älteren Leuten muß auch an ein Malignom gedacht werden. Karzinome der Nebenhöhlen verstecken sich nicht selten hinter einer Polyposis.

Als Alternative der chronischen Kieferhöhlenentzündungen kommen weiterhin **dentogene Oberkieferzysten** in Frage. Diese entwickeln sich praktisch symptomlos und im Laufe mehrerer Jahre. Wir unterscheiden *radikuläre Zysten*, die aus einem Wurzelgranulom hervorgehen, von den *follikulären*, die sich aus dem Follikel des wachsenden Zahnes bilden. Der Hohlraum kann sich in die Kieferhöhle hinein entwickeln und diese schließlich völlig ausfüllen. Er ist von Plattenepithel ausgekleidet und enthält eine klare gelbliche Flüssigkeit (Kieferhöhlenspülbefund!). Schließlich wird der Knochen druckatrophisch, und man tastet eine prallelastische Vorwölbung im oberen Mundvorhof. – Eine andere Form von Zysten der Kieferhöhle kann nach der Operation entstehen, wenn sich nämlich im Jochbeinrezessus eine Verhaltung bildet, oder wenn das Fenster zur Nase obliteriert.

Fernwirkungen der chronischen Sinusitis: *Direkte Fernwirkungen* sind Tubenkatarrhe bzw. Otitis media sowie als Folge der Mundatmung Tonsillitiden. Als Folge der Absonderung nach außen entstehen Naseneingangsekzeme und -furunkel, durch die Absonderung zum Rachen hin Pharyngo-Laryngo-Tracheobronchitiden mit Pneumonieneigung. Ständiges Verschlucken des Eiters kann gastritische Beschwerden auslösen. *Indirekte Fernwirkungen* sind z. B. die seltenen fokaltoxischen Streuungen. Auch das Asthma bronchiale gehört hierher. Als Fokus kommt mehr eine eitrige Sinusitis in Frage, während Zusammenhänge mit dem Asthma mehr bei der serös-polypösen Form gesehen werden. Die Einzelheiten der pathogenetischen Verknüpfung zwischen Nebenhöhlenpolyposis und echtem Asthma bronchiale sind noch nicht ganz klar. Außer Zweifel steht die *gemeinsame allergische Wurzel* beider Krankheiten. Darüber hinaus vermutet man Reflexbeziehungen zwischen Nase und Bronchien als pathogenetischen Faktor sowie neuerdings auch eine bakterielle Allergie. Für den Kliniker bleibt zumindest der günstige Einfluß der Nebenhöhlenradikaloperation auf das Asthma eine Tatsache. – Schließlich wird bei chronisch-polypöser Kieferhöhlen-Siebbein-Entzündung öfters auch eine Neuritis N. optici beobachtet. Die Nebenhöhlenoperation kann eine Besserung der Sehnervenerkrankung bringen, auch wenn makroskopisch eine Überleitung zur Orbita nicht erkennbar war.

Komplikationen der chronischen Sinusitis: Im Prinzip kommen die Komplikationen der akuten Sinusitis (Osteomyelitis des Stirnbeins, Eiterdurchbrüche in die Orbita und ins Endokranium) in entsprechender Weise auch bei der chronischen Sinusitis vor. Zusätzlich zu nennen ist lediglich die **Mukozele** bzw. **Pyozele** von Stirnhöhle oder Siebbein. Es handelt sich um eine zystenartige Erweiterung der betreffenden Höhle als Folge eines Ostienverschlusses durch Entzündung oder durch Narben nach der Operation. Ähnlich wie bei den dentogenen Zysten der Kieferhöhle wird der Knochen der Höhlenwandungen (bevorzugt zur

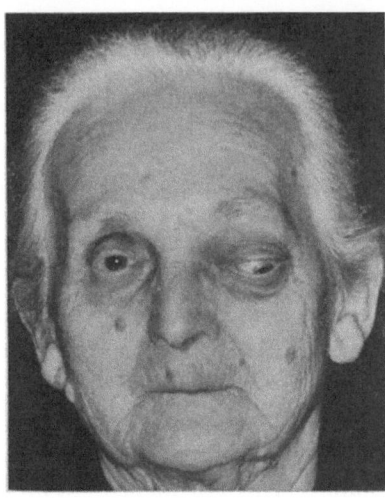

Abb. 50: Ausgedehnte Mukozele der linken Stirnhöhle mit Verdrängung des Auges und scheinbarer Trochlearisparese. Therapie: Stirnhöhlenradikaloperation. Differentialdiagnose: Malignom.

Orbita hin) druckatrophisch. Man sieht und tastet eine rundliche Vorwölbung über dem medialen Augenwinkel, die zunächst knochenhart, nach Resorption des Knochens prallelastisch ist, auf Druck nicht schmerzt und schließlich das Auge nach unten außen verdrängt (Abb. 50). Da auch die inneren Höhlenwandungen gefährdet sind, besteht die Gefahr endokranieller Komplikationen.

Therapeutisch kommt nur die Radikaloperation bzw. Nachoperation der befallenen Höhle in Frage. Auch hier ist die Differentialdiagnose Malignom zu berücksichtigen (siehe Abb. 56).

Behandlung der chronischen rhinogenen Sinusitis: Im Vergleich zur akuten Sinusitis überwiegt bei der chronischen Nebenhöhlenentzündung die *operative* Behandlung. Bei *eitriger* Entzündung der Kieferhöhle(n) führen wir zunächst eine *Spülbehandlung* durch. Dabei können Antiseptika oder antibiotische Gele eingefüllt werden (z. B. Terracortril). Erregernachweis und Resistenzbestimmung aus dem Kieferhöhlenpunktat ermöglichen eine gezielte Behandlung. Wir spülen zweimal in der Woche. Ist die Spülflüssigkeit nach insgesamt 6–8 solcher Spülungen nicht klar, soll die *Radikaloperation* der Höhle durchgeführt werden. Lediglich bei sehr alten Patienten oder solchen mit schweren anderweitigen Krankheiten wird man die Spülbehandlung weiter fortsetzen. Besteht eine stärkere Nasenscheidewandverbiegung, sollte diese zusammen mit dem Nebenhöhleneingriff operiert werden.

Bei der *polypösen Form* wird grundsätzlich operiert, wenn endonasale Polypen sichtbar sind. Die einfache Abtragung der Polypen mit der reißenden Schlinge hat nur palliativen Wert (Abb. 51). Man sollte deshalb immer die Sanierung der

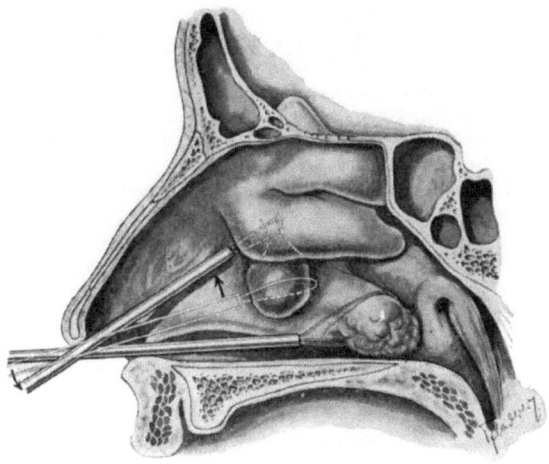

Abb. 51: Entfernung eines endonasalen Polypen im mittleren Nasengang sowie eines traubig verdickten hinteren Endes der unteren Muschel mit der Schlinge.

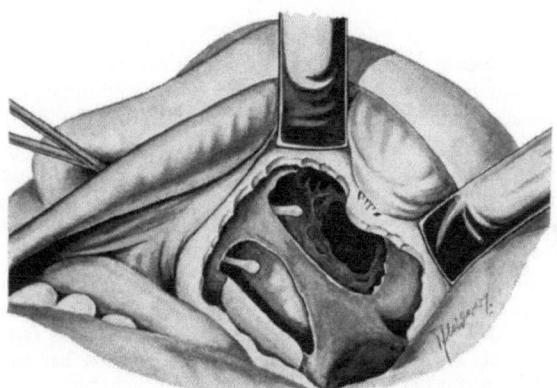

Abb. 52: Kieferhöhlenradikaloperation nach *Caldwell-Luc* mit transmaxillärer Siebbeinausräumung und Eröffnung der Keilbeinhöhle. Sonde im Fenster zum unteren Nasengang. Beachte den in die Kieferhöhle hineingelegten Schleimhautlappen. Zweite Sonde vom mittleren Nasengang her ins Siebbein eingeschoben.

schuldigen Höhle durch Radikaloperation anstreben. In der Regel wird es die Kieferhöhlenoperation nach *Caldwell-Luc* sein.

Dieser Eingriff erfüllt die beiden Grundforderungen an einen Nebenhöhleneingriff, nämlich vollständige Ausräumung der erkrankten Schleimhaut und Herstellung eines weiten und günstigen Zuganges zur Nase, am besten von allen Operationen dieser Art. Man geht vom oberen Mundvorhof her ein, nimmt einen Teil der Kieferhöhlenvorderwand bis an den Austrittspunkt des N. infraorbitalis heran weg und räumt von diesem Fenster aus die Schleimhaut der Höhle aus. Dann wird unmittelbar hinter der Apertura piriformis Knochen der lateralen Nasenwand im Bereiche des unteren Nasenganges weggenommen. Die Nasenschleimhaut umschneidet man vorn, oben und hinten und legt sie türflügelartig in die Kieferhöhle hinein, um den Zugang zur Nase zu sichern.

Bei jeder Kieferhöhlenoperation sollte das erkrankte Siebbein *transmaxillär* mit ausgeräumt werden (Abb. 52). An die sog. orbitalen Siebbeinzellen kommt man auf diesem Wege allerdings nicht heran. Eine vollständige Siebbeinausräumung ist nur durch *Operation von außen* möglich. Sie kommt in Frage beim Siebbeindurchbruch des Kindes, bei schwerer isolierter Siebbeinpolyposis (selten) sowie bei Mukozelen und Osteomen. Am wenigsten gründlich und gleichzeitig am gefährlichsten ist die *endonasale Siebbeinoperation*. Schlechte Übersicht und Blutung bringen ein erhöhtes Risiko hinsichtlich einer Verletzung der Schädelbasis einerseits und des Fasciculus opticus andererseits mit sich.

Sind keine endonasalen Polypen zu sehen, kann man einen konservativen Behandlungsversuch machen. Wir geben i. v. Kalziuminjektionen, Kurzwellenbestrahlungen und abschwellende Nasentropfen. Nur selten wird man eine chronisch-polypöse Sinusitis auf diesem Wege entscheidend bessern können. Bleiben die Beschwerden (Kopfdruck, Absonderung, Asthma usw.) bestehen, operieren wir auch hier.

Zurückhaltender sind wir mit operativen Eingriffen bei der selteneren *chronischen Stirnhöhlenentzündung*, denn die Radikaloperation ist nicht immer so erfolgreich wie der Eingriff nach *Caldwell-Luc* und hinterläßt nicht selten erhebliche postoperative Beschwerden. Die Neigung zur Obliteration des Zuganges zur Nase ist besonders bei Jugendlichen sehr stark. Auch regelmäßige Nachbehandlung mit Sondierungen alle 6 Wochen kann einen solchen Verschluß nicht immer verhindern. Ein Standardverfahren gibt es für die Operation der Stirnhöhle nicht. Von vielen Operateuren wird die Operation nach *Ritter-Jansen* gewählt.

Nach bogenförmigem Schnitt unter der Augenbraue und am Nasenabhang wird der Boden der Stirnhöhle weggenommen, das Siebbein ausgeräumt und ein breiter Zugang zur Nase angelegt. Man muß hierzu Knochen vom Nasenbein bis fast zur Mittellinie und auch praktisch bis an die Apertur entfernen. *W. Uffenorde* hat eine *Doppellappenplastik* aus der Schleimhaut der lateralen Nasenwand zur Sicherung des Zugangsschachtes angegeben (Abb. 53). Bei Rezidivoperationen kann man diesen Schacht auch mit Spalthaut auskleiden (*A. Seiffert*).

Das Verfahren nach *Killian* (Wegnehmen von Boden und Vorderwand unter Stehenlassen einer Knochenspange am Übergang) wird nur noch selten angewendet. Dagegen läßt sich die obliterierende Operation nach *Riedel* (Wegnehmen von Boden und gesamter Vorderwand) in bestimmten Fällen nicht umgehen, wie bei mehrfacher Rezidiveiterung, Tumoren, frontobasalen Frakturen. Der Eingriff hinterläßt bei größerer Stirnhöhle eine erhebliche *kosmetische Entstellung*, die man später durch Knochen- oder Kunststoffimplantation in die Haut korrigieren muß.

Neuerdings wird die *osteoplastische Stirnhöhlenoperation* empfohlen, die die Strukturen der Höhle weitgehend erhält. Man geht von einem Bügelschnitt an der Stirnhaargrenze

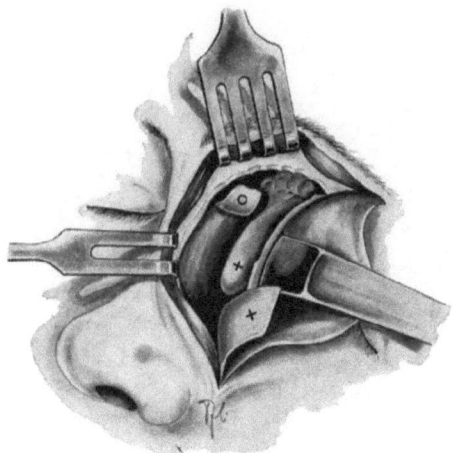

Abb. 53: Stirnhöhlenradikaloperation von außen nach *Ritter-Jansen* mit Schleimhautplastik nach *W. Uffenorde*. (0) oberer Schleimhautlappen, (×) unterer Lappen. Der Kopf der mittleren Muschel wird reseziert, ihre Schleimhaut zur Vergrößerung des unteren Lappens ausgenützt.

aus vor, löst die Stirnhöhlenvorderwand als Ganzes aus und klappt sie – an den Weichteilen hängend – nach vorne. Nach beendeter Ausräumung der Schleimhaut wird die Vorderwand in die alte Stellung zurückgebracht. In einem Teil der Fälle kann man bei diesem Verfahren auf das Anlegen eines weiten Zugangsschachtes zur Nase verzichten.

Entzündungen der Keilbeinhöhle sind nicht häufig, isolierte Keilbeinhöhleneiterungen sogar extrem selten. Man kann die Höhle am besten im Rahmen der Kieferhöhlen-Siebbein-Operation mit ausräumen.

F. Tumoren von Nase und Nasennebenhöhlen

An der *äußeren Nase* werden von den Pseudotumoren **Atherome** sowie das **Rhinophym** (siehe Entzündungen) beobachtet. An gutartigen Geschwülsten finden sich besonders bei Kindern **Hämangiome** von Nasenspitze oder Columella. Diese Tumoren können sich unter Umständen spontan zurückbilden. Wird eine Behandlung notwendig, hat man die Wahl zwischen der oft erfolgreichen Radiotherapie und der operativen Entfernung. Die Hämangiome sind ein dankbares Feld für die moderne Kryochirurgie. Gelegentlich sieht man das **Cornu cutaneum,** eine Art von hyperkeratotischer Warze. Das Gebilde kann aber Vorstufe eines Spinalioms sein. Es sollte deshalb nach der Exzision unbedingt histologisch unter-

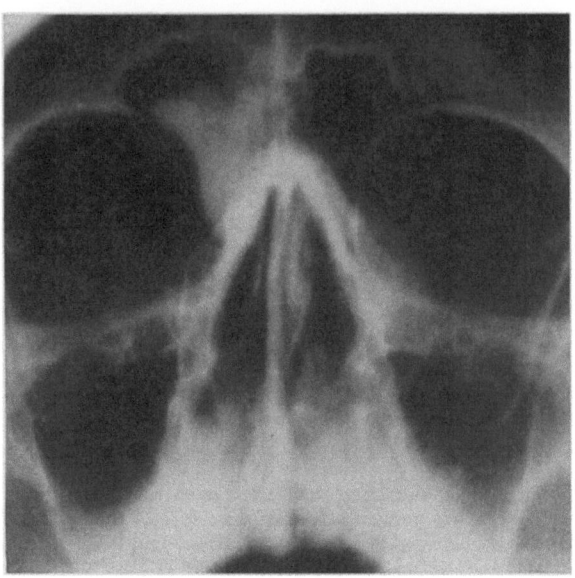

Abb. 54: Stirnhöhlenosteom rechts. Röntgenologisch knochendichte Verschattung in der Stirnhöhle.

sucht werden. **Basaliome** manifestieren sich anfangs als umschriebene Verhärtung in der Haut, später als flache Ulzera. Sie kommen vorwiegend bei älteren Leuten vor und können ausgedehnte Substanzverluste der Nase verursachen.

Differentialdiagnostisch sind vor allem Lupus und Gumma auszuschließen. Das Basaliom reagiert meist gut auf die Röntgenbestrahlung. Wir ziehen jedoch wegen der größeren Sicherheit die primäre Operation mit plastischer Deckung des Defektes vor.

Tumoren von Nasenhaupthöhle und Nebenhöhlen sind ziemlich selten. Da sie zunächst in präformierten Hohlräumen wachsen, werden sie meist ziemlich spät bemerkt.

In der Nase ist das *Septum cartilagineum* eine Prädilektionsstelle für Tumorwachstum. Beschrieben sind hier Papillome, Mischtumoren, Hämangiome (gelegentlich als „blutender Septumpolyp" an Stelle des üblichen Granuloma teleangiectaticum), Zylindrome, das maligne Melanom (bevorzugter Sitz!); Fibro-, Chondro-, Retikulo- und Lymphosarkome und natürlich auch das Karzinom.

Von den gutartigen Tumoren der *Nasennebenhöhlen* hat nur das **Osteom** klinische Bedeutung. Es sitzt solitär meist in Stirnhöhle oder Siebbein und bevorzugt das Grenzgebiet dieser beiden Höhlensysteme. Die Pubertät scheint einen Wachstumsimpuls zu geben. *Ätiologisch* werden manchmal Traumen zu diskutieren sein.

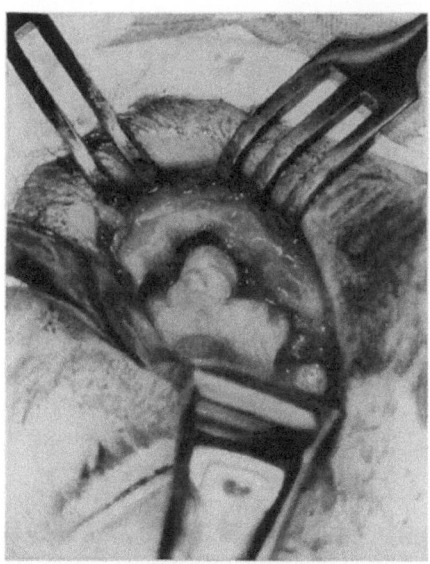

Abb. 55: Zugehörige Operationssituation. Das Osteom füllt praktisch alle Buchten der Stirnhöhle aus, hat aber deren Wandungen noch nicht zerstört. Operation war durch Sekretretention indiziert.

Beschwerden machen diese Tumoren nur, wenn sie die ganze Höhle ausfüllen und deren Wand bereits durch Druck usurieren (Gefahr von endokraniellen Komplikationen), oder aber wenn durch Blockierung des Ausführungsganges eine Sekretverhaltung entsteht. Die *Diagnose* ist eine röntgenologische (Aufnahmen in 2 Ebenen, damit nicht eine Verkalkung der Falx cerebri für ein Osteom gehalten wird).

Die *operative Entfernung* der Geschwulst ist nur bei Beschwerden notwendig (Stirnhöhlen-Siebbein-Operation von außen, Abb. 54 und 55). Kleine Osteome läßt man in Ruhe.

Zwei weitere histologisch gutartige Tumoren der Nasennebenhöhlen, nämlich das Papillom und das Zylindrom, verhalten sich lokal-klinisch bösartig und haben eine sehr dubiöse Prognose.

Das Papillom der Nebenhöhlen, ein sehr seltener Tumor, geht bevorzugt vom Siebbein aus. Es läßt sich schwer im Gesunden entfernen, blutet leicht und wächst schrankenlos auch in Orbita und schließlich vordere Schädelgrube. 20–30 erfolglose Operationen an solchen Patienten sind keine Seltenheit, bis das Einwachsen ins Neurokranium das Ende herbeiführt. Die einzige Chance ist ein sehr radikaler Eingriff, solange der Tumor noch umschrieben ist. Maligne Entartung wurde auch beobachtet. Von Strahlen- und zytostatischer Behandlung haben wir nichts Überzeugendes gesehen.

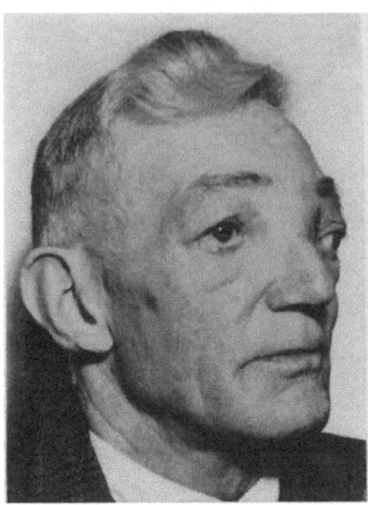

Abb. 56: Siebbeinkarzinom der linken Seite mit Einbruch in die Orbita. Therapie: Oberkieferteilresektion von äußerer Schnittführung aus mit Exenteratio orbitae, Gammatron-Nachbestrahlung. – Differentialdiagnose: Mukozele. Siehe Abb. 50.

Das **Zylindrom der Nebenhöhlen** ist ebenfalls nicht häufig. Es macht etwa 3% der Nebenhöhlengeschwülste aus. Der infiltrierend und destruierend wachsende, gelegentlich sogar metastastierende Tumor sollte wie ein Karzinom behandelt werden. Die *Prognose* ist eher noch schlechter als beim Karzinom. Rezidive können durchaus noch später als nach 5 Jahren klinisch manifest werden, da Zylindrome recht langsam wachsen.

Die bösartigen Geschwülste der Nasennebenhöhlen sind meist **Plattenepithelkarzinome.** Sie setzen eine vorherige Metaplasie des Flimmerepithels voraus. **Adenokarzinome** sind seltener.

Symptomatik: Nebenhöhlenmalignome machen leider erst spät klinische Zeichen, und erst *sehr* spät werden klar als Tumorauswirkung erkennbare äußere Auftreibungen deutlich (Abb. 56). Es ist eine schwierige und verantwortungsvolle Aufgabe des Arztes, die folgenden meist uncharakteristischen Zeichen früh genug als geschwulstbedingt zu erkennen:

1. Zunehmende *Behinderung der Nasenatmung*. Hinter einer Polyposis kann eine bösartige Geschwulst versteckt sein.
2. Rezidivierendes *Nasenbluten* besonders bei älteren Leuten, besonders wenn rhinoskopisch rötliches oder gar geschwürig zerfallendes Gewebe zu sehen ist.
3. Unklare *Neuralgien* des 2. Trigeminusastes.
4. Verdächtige *Röntgenbefunde* (Auflösung knöcherner Nebenhöhlenwandungen, größere Knochendefekte).

5. Blutung und erschwerte Durchspülbarkeit bei der *Kieferhöhlenpunktion*.
6. Äußere *Auftreibungen* besonders im oberen Mundvorhof und am harten Gaumen.
7. Indolente submentale und anguläre *Lymphome*. Nebenhöhlenmalignome metastasieren meist spät und fast nie hämatogen.

Differentialdiagnose: Entzündliche Polyposis, Tuberkulose (selten), Lues III, Mukozele, gutartige Tumoren wie Fibrome, Ostitis fibrosa localisata, Adamantinome; dentogene Zysten, Mischtumoren.

Therapie des Nebenhöhlen- und Nasenmalignoms: Behandlungsgrundsatz ist: das *Primat der Operation*, solange Ausdehnung der Geschwulst und Zustand des Patienten einen Eingriff zulassen! Ein typisches Vorgehen gibt es nicht. Man läßt sich bei allen diesen Teilresektionen des Oberkiefers von der Ausdehnung des Tumors leiten. Tumoren der sog. *unteren Etage* (Gaumen, Alveolarfortsatz) kann man vom Mund aus angehen. Bei Geschwülsten der *mittleren* (Kieferhöhle) *una oberen Etage* (Siebbein, Stirnhöhle, Orbita) muß man sich durch äußere Schnittführung (Paranasalschnitt mit Mediandurchtrennung der Oberlippe, Zange'scher Lidrandschnitt) eine bessere Übersicht verschaffen. Solche Tumoren erfordern oft die *Ausräumung der Orbita*, in die der Patient vorher einwilligen muß. Eine Nachbestrahlung beim Karzinom ist obligatorisch. Zylindrome reagieren leider kaum auf die Strahlentherapie. Hat man Gaumendefekte setzen müssen, wird so bald wie möglich eine provisorische Verschlußplatte angefertigt. Die endgültige prothetische Versorgung erfolgt nach Rückgang der Strahlenreaktion.

Nur etwa $1/3$ der Oberkiefermalignome kann man heilen.

Mund und Rachen

I. Funktionelle Anatomie

Mund und Rachen haben in dreifacher Hinsicht gemeinsame Funktionen:
1. Vorbereitung der Nahrung (Zerkleinerung, Fermentation, Erwärmung, Verflüssigung) und ihre Beförderung in die Speiseröhre;
2. Beteiligung an der Bildung der Sprachlaute;
3. bei unzureichender Nasenatmung Mitsorge für die lebenswichtige Atmung.

Die **Mundhöhle** wird begrenzt: oben vom harten und weichen Gaumen (die vorderen zwei Drittel sind knöchern, das hintere Drittel muskulär und beweglich), unten von Zunge und Mundboden, seitlich und vorn von den Wangen und den Lippen. Die Alveolarfortsätze der Kiefer mit ihren Zähnen (beim Kind 20, beim Erwachsenen 32) trennen den schmalen Mundvorhof vorn und seitlich von der eigentlichen Mundhöhle. Ein wirklicher Hohlraum entfaltet sich aber nur während des Kauens und Sprechens. Bei Mundruhe liegt die Zunge am Gaumen und an der Innenseite der Zahnreihen, so daß höchstens ein kapillärer Spalt übrigbleibt (Abb. 57).

Die **Zunge** setzt sich aus 2 entwicklungsgeschichtlich trennbaren Anteilen zusammen: Der hinten gelegenen Zungenwurzel und dem doppelt so großen

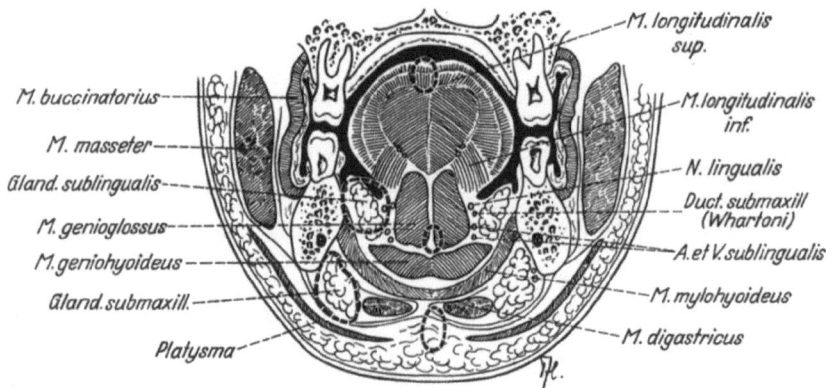

Abb. 57: Frontalschnitt durch Mundboden und Zunge. Orte der Abszeßbildung eingezeichnet.

eigentlichen Zungenkörper. An der Grenze zwischen beiden befindet sich in der Mitte das Foramen caecum als Rest des obliterierten Ductus thyreoglossus. Von ihm beiderseits nach vorn seitlich ausgehend markiert die Reihe der großen Papillae vallatae die Grenze sehr deutlich. Der Zungenkörper ist durch die Vielfalt seiner Muskulatur außerordentlich beweglich. Die Muskeln entspringen zum Teil am Proc. styloideus, am Zungenbein und am Unterkiefer, zum andern Teil liegen sie ohne knöchernen Ansatzpunkt völlig innerhalb des Zungenkörpers. Diese Vielfalt ermöglicht das beim Schluckakt von vorn nach hinten abrollende Anpressen der Zunge an den Gaumen und die Zahnreihen sowie die vielfältigen Einstellungen beim Sprechen (s. S. 213). Die motorische Innervation erfolgt durch den N. hypoglossus. Bei einseitiger Lähmung weicht die Zunge beim Herausstrecken zur gelähmten Seite ab. Der Schluckreflex wird ausgelöst durch ganz hinten am Zungenrand liegende Fasern des N. vagus. Die sensible Versorgung geschieht durch den N. lingualis aus dem 3. Trigeminusast.

Beim Anheben der Zungenspitze spannt sich zum Mundboden eine Schleimhautduplikatur, das Zungenbändchen. Manchmal reicht es weit nach vorn und behindert das Herausstrecken der Zunge. Aber ein solches „zu kurzes" Zungenbändchen stört die Zungenbewegungen beim Schlucken und Sprechen niemals. Seine vielfach früher geübte Durchtrennung hat also auf diese Funktionen keinerlei günstigen Einfluß.

Der Zungenkörper ist am Zungenrücken in ganzer Breite mit den Papillae filiformes, fungiformes und foliatae bedeckt. Sie lassen die Zungenoberfläche leicht gekörnt erscheinen und verleihen ihr infolge ihrer starken Verhornung normalerweise einen grauroten Farbton.

Die Papillae vallatae, foliatae und fungiformes enthalten *Geschmacksknospen*. Aber auch am weichen Gaumen, an der oralen Seite des Kehldeckels und der aryepiglottischen Falten sind entsprechende Sinneszellen vorhanden. Beim Säugling sind sie noch besser entwickelt als beim Erwachsenen. Die gustatorische Versorgung des Zungengrundes erfolgt durch den N. glossopharyngicus. Die Geschmacksfasern für die vorderen zwei Drittel der Zunge gelangen über den N. petrosus superficialis major und das Ganglion geniculi in den N. facialis, verlassen diesen aber wieder in der Chorda tympani und schließen sich endlich dem N. lingualis des 3.Trigeminusastes an.

Für die Stellen der *Geschmacksempfindung* gibt es Optima: für Süß an der Zungenspitze, für Salzig am vorderen Zungenrand, für Sauer am mittleren Zungenrand und für Bitter an der Zungenbasis. An diesen Stellen prüft man also am besten den Geschmack mit wäßrigen Lösungen von Rohrzucker, Kochsalz, Zitronensäure und Chinin. Sehr genau ist diese Prüfung aber nicht. Exakter läßt sich die Geschmacksprüfung durch elektrische Stimulation einzelner Papillengruppen ausführen (Elektrogustometrie). – Die einfachen Wahrnehmungen des Geschmackssinnes mischen sich mit den Geruchswahrnehmungen zu dem, was wir als „Geschmack" von Speisen und Genußmitteln empfinden und bewerten.

In den *weichen Gaumen* strahlen 5 Muskelpaare ein und befähigen ihn, beim Schlucken und beim Sprechen den Nasen-Rachen-Raum vom Mund und den tieferen Rachenpartien abzuschließen. Zur Bildung der Sprachlaute (außer den Nasallauten vgl. S. 214) sorgen im wesentlichen der Tensor und der Levator veli palatini für die Anlegung des weichen Gaumens an die hintere Rachenwand, von wo ihm der muskuläre Passavant'sche Wulst entgegenkommt. Das Zäpfchen ist für den Verschluß ohne wesentliche Bedeutung.

Die Zerkleinerung fester Speisen im Mund erfolgt mit Hilfe der durch den N. trigeminus versorgten *Kaumuskulatur*. Zugleich ergießen neben vielen kleineren Drüsen auf beiden Seiten 3 große *Speicheldrüsen* ihr ptyalinhaltiges Sekret in die Mundhöhle. Die rein seröse *Glandula parotis* (Ohrspeicheldrüse) liegt lateral auf dem M. masseter und reicht dorsalwärts bis an den äußeren Gehörgang. Zwischen ihrem äußeren und inneren Lappen zweigt sich der N. facialis nach Austritt aus dem Foramen stylomastoideum, nach vorn umbiegend, in seine einzelnen Äste auf. Der Ausführungsgang der Gl. parotis (Ductus Stenonianus) durchzieht den M. buccinator und mündet gegenüber dem 2. oberen Molaren. Die mukösseröse *Gl. submandibularis* liegt an der Innenfläche des horizontalen Unterkieferastes unterhalb des Mundbodens, die *Gl. sublingualis* im vordersten Teil des Mundbodens direkt unter der Schleimhaut. Beide münden mit einem gemeinsamen Endstück an der Caruncula salivalis beiderseits dicht neben dem Zungenbändchen.

Der **Pharynx** (Rachen) verbindet als Zwischenstück die Hohlräume der Nase und des Mundes mit den im Hypopharynx mündenden Eingängen zur Speiseröhre und zum Kehlkopf. Man unterscheidet also 3 Etagen: der *Epipharynx* (Nasen-Rachen-Raum) ist durch die beiden Choanenöffnungen mit der Nasenhöhle verbunden. Der *Mesopharynx* öffnet sich vorn zur Mundhöhle. Er geht über in den *Hypopharynx*, an dessen unterem Ende sich die Zugänge zum Ösophagus und zum Larynx befinden. Im Bereiche des Pharynx kreuzen sich also Luft- und Speiseweg. Die Grenze zwischen Mundhöhle und Pharynx liegt in der Ebene der vorderen Gaumenbögen (Arcus glossopalatini).

Die *Pharynxmuskulatur* bildet einen vorn offenen Halbschlauch, der an der Schädelbasis, am Zungenbein und am Kehlkopf angeheftet ist. Die *Schlundschnürer* (Mm. constrictores pharyngis) und *Schlundheber* (Mm. levatores pharyngis) beteiligen sich in fein abgestuftem Zusammenspiel am Schluckakt. Das an den Zungengrund bzw. in den Mesopharynx gelangte „Schluckgut" wird durch eine Art peristaltischer Welle nach unten durch den im Ringknorpel gelegenen Ösophagusmund in die Speiseröhre befördert. Der Schluckakt wird ausgelöst, wenn Speise, Trank oder eine größere Speichelmenge den Zungengrund, die Gaumenbögen und die hintere Rachenwand berühren. Über die Beteiligung des Kehlkopfes am Schluckakt siehe S. 180.

Die *Schleimhaut* des Mundes und des Pharynx ist im wesentlichen mit Plattenepithel bedeckt, unter dem sich zahlreiche Schleimdrüsen befinden. Nur im Epipharynx gibt es – gleichsam als Fortsetzung der Nasenschleimhaut – Flimmerepithel mit mesopharynxwärts schlagenden Flimmerhärchen.

Ein besonderes Charakteristikum des Rachens ist die teils verstreute, teils örtlich geballte Anhäufung lymphatischen Gewebes unter der Schleimhaut und in wechselnd inniger Verbindung mit ihr. Man spricht deshalb von lympho-epithelialen Organen. In ihrer Gesamtheit bilden sie den *Waldeyerschen Rachenring*. In seinem Rahmen treten 4 Gebilde besonders hervor:

1. Die *Rachenmandel (Tonsilla pharyngica)* sitzt auf der hinteren oberen Wand des Epipharynx (vgl. Abb. 62). Ihre Oberfläche ist charakterisiert durch einige Längswülste mit dazwischenliegenden Furchen, in die sich das Epithel einsenkt. Unter dieser Tonsille liegen Schleimdrüsen, deren Ausführungsgänge in der Tiefe der Furchen münden und sie sozusagen sauber spülen können.

2. Im Epipharynx liegt ferner in der *Rosenmüllerschen Grube* hinter der Tubenmündung eine als *Tubentonsille* ansprechbare Anhäufung lymphatischen Gewebes.

3. Die *Zungenmandeln (Tonsillae linguales)* sitzen der Zungenwurzel beiderseits vom Lig. glosso-epiglotticum breit auf. Hier liegen als „Zungenbälge" Gruppen von Lymphknötchen um Vertiefungen, in die, wie bei der Rachenmandel, Schleimdrüsen münden können.

4. Die paarigen *Gaumenmandeln (Tonsillae palatinae)* liegen seitlich der Zungenwurzel zwischen vorderem und hinterem Gaumenbogen. Sie sind nach lateral, zum Teil auch nach hinten und nach vorn gegen die Gaumenbögen von einer zarten Bindegewebskapsel gegen die Pharynxringmuskulatur abgegrenzt. Ihre gegen den Mund-Rachen freie Oberfläche ist bei geschlossenem Mund von der Zungenwurzel bedeckt.

Die Gaumenmandeln nehmen unter den lymphoepithelialen Organen in mehrfacher Hinsicht eine Sonderstellung ein:

Sie sind wesentlich größer als die übrigen Tonsillen und fast immer nicht so flach wie diese, sondern wesentlich dicker. Teils haben sie die Gestalt von „Mandeln", die ihnen den deutschen entsprechenden Namen eingetragen hat. Sie wachsen aber unter pathologischen Bedingungen zu beträchtlicher Größe. Liegen sie extramural, so sind sie im Rachen in ganzer Größe sichtbar. Sie können sich aber auch mehr in der Tiefe verbergen (intramurale Lage) und nur mit einer relativ kleinen Oberfläche im Rachen erscheinen. In diesem Falle kann man ihre Größe nur mit dem Finger oder dem Spatel ertasten. Die Hauptmasse der Tonsillen besteht aus einem lockeren *retikuloendothelialen Stützgewebe* mit dazwischengelagerten weißen Blutkörperchen, vorwiegend *Lymphozyten*. In das Grundgewebe stülpen sich zahlreiche Schläuche ein, die als *Krypten* die ganze Dicke der Mandel bis fast zur Kapsel hin durchziehen und vielfach verzweigt und untereinander verbunden sind (Abb. 58). Die Krypten sind vom gleichen Epithel wie die Mundschleimhaut ausgekleidet. In seinem Umfang übertrifft das Kryptenepithel das Epithel der Tonsillenoberfläche um ein Vielfaches. Nach der Geburt ordnen sich die Lymphozyten rund um diese Krypten in Form von *Follikeln*. Sicher werden hier Lymphozyten gebildet *(Keimzentren)*, sicher findet aber vorwiegend in diesen Follikeln auch die Reaktion auf Reize (Infektion usw.) statt *(Reaktionszentren)*. Vom Mandelgewebe zieht ein Flüssigkeitsstrom dauernd kryptenwärts und schwemmt Lymphozyten mit sich. Sie durchwandern das stark aufgelockerte Kryptenepithel und gelangen in das Lumen der Krypten. Hier gehen sie zugrunde und können zusammen mit abgestoßenen Epithelien einen idealen Nährboden bilden für die im Mund zahlreich vorhandenen Saprophyten, aber auch für pathogene Bakterien. Normalerweise werden sie aber immer wieder entfernt durch häufiges Ausmassieren beim Schluckakt. Dieser wird ja nicht nur durch die Aufnahme von Speise ausgelöst, sondern auch durch den dauernd abgesonderten Speichel,

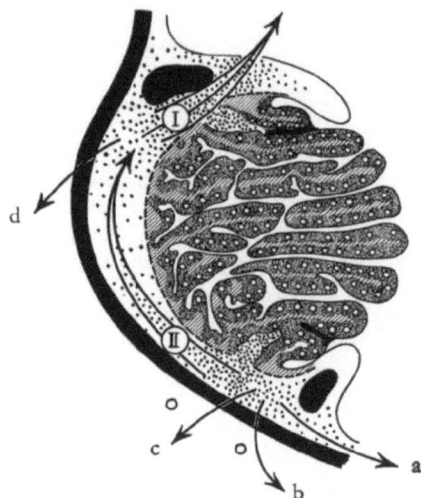

Abb. 58: Halbschematischer Schrägschnitt der Gaumenmandel durch vorderen oberen und hinteren unteren Mandelpol mit Paratonsillarabszessen nach *Eckert-Möbius*. I u. II: Typische Durchbruchswege bei supra- bzw. retrotonsillären Abszessen: a subkonjunktivale, b, c, d parapharyngeale Durchbrüche durch Schlundmuskulatur und Faszie.

dessen Tagesproduktion zwischen 200 und 2500 ml variiert. Außerhalb der Mandelkapsel liegen auch *Schleimdrüsen*. Diese münden jedoch seitwärts der Mandeln und können deshalb die Krypten nicht durchspülen, wie sie das bei der Zungen- und Rachenmandel tun.

Im Hinblick auf die Ausbildung und Funktion nebeneinandergereihter Lymphfollikel gleichen die Gaumenmandeln den Lymphknoten. Es bestehen jedoch entscheidende Unterschiede: Während die Lymphknoten zwischen zuführende und abführende Lymphgefäße als Filter- und Abwehrorgane eingeschaltet sind, grenzen die Gaumenmandeln mit ihrer zur Abwehr ungeeigneten, vielfach tief eingebuchteten Oberfläche direkt an das potentielle Invasionsgebiet des Mundes und des Rachens. Die Gaumentonsillen haben ferner keine zuführenden, sondern *nur abführende Lymphgefäße*. Diese allerdings münden ihrerseits in Lymphknoten im seitlichen Halsbereich (Abb. 59).

Die **Funktion der Tonsillen** und insbesondere der Gaumenmandeln ist noch wenig geklärt. Gesichert ist nur die Bildung und Auswanderung von weißen Blutzellen. Die Zugehörigkeit zum retikuloendothelialen System, die starke Follikelbildung im frühen Kindesalter, die Rückbildung ab dem 2. Lebensjahrzehnt und andere Gründe lassen in den Gaumenmandeln die Fähigkeit zu örtlichen Abwehrreaktionen vermuten. Dabei wird vor allem gedacht an die Zerstörung der zahlreichen mit der Nahrung aufgenommenen Keime und die Bildung von

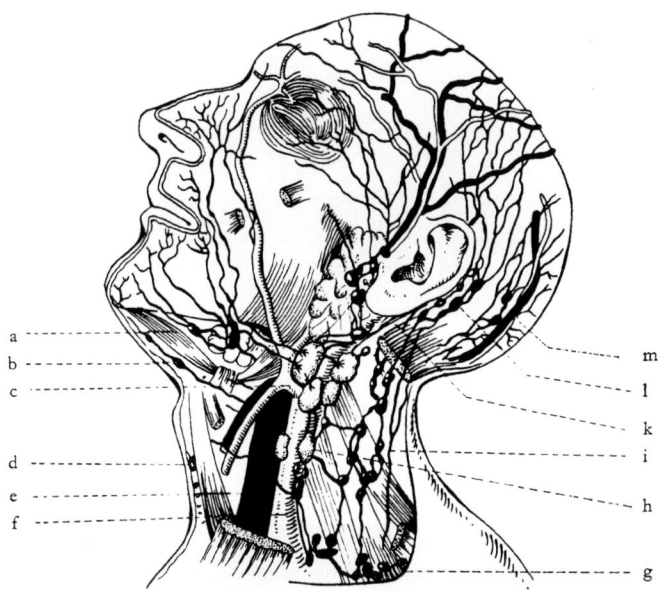

Abb. 59: Lymphbahnen und Lymphknoten an Kopf und Hals; a Lnn. submax; b Lnn. subment.; c V. fac. com; d Ln. praelaryng; e A. carot. com.; f V. jugularis int.; g Lnn. supraclaviculares; h Lnn. colli prof.; i Lnn. cervicales prof.; k Lnn. parotidici; l Lnn. auriculares post; m Lnn. occipitt.

Immunstoffen, die ja im frühen Kindesalter erst geschaffen werden müssen und von den Mandeln aus ins strömende Blut gelangen könnten. Die Berücksichtigung dieser hypothetischen Funktionen erfordert eine besonders sorgfältige Überlegung, ob man bei krankhaften Veränderungen die Entfernung der Gaumenmandeln im Kindesalter anraten soll. Die klinische Erfahrung zeigt allerdings, daß Ausfallserscheinungen nicht zu befürchten sind, weil stets noch reichlich funktionell gleichartiges Gewebe übrigbleibt.

Den ersten Hinweis auf Erkrankungen im Gebiet des Rachens und des gesamten Kopf-Hals-Gebietes gibt manchmal eine Vergrößerung von *Lymphknoten* im Hals- und Nackenbereich. Sie sind hier besonders zahlreich (Abb. 59). Man kann eine oberflächliche von einer tiefen Schicht unterscheiden. Der Lymphabfluß vom *Epipharynx* (Rachenmandel) und von der Seiten- und Hinterwand des Mesopharynx geht zu den retropharyngealen Lymphknoten und von dort zu der *hinter* dem M. sternocleidomastoideus gelegenen „hinteren Kette" der Lymphonoduli cervicales profundi. Vom übrigen Mesopharynx, vor allem von den *Tonsillen*, strömt die Lymphe zu den Lymphknoten am Kieferwinkel und von hier zu der *vor* dem M. sternocleidomastoideus gelegenen Kette der Lnn. cervicales profundi. Am deutlichsten tastbar ist bei Vergrößerung gewöhnlich ein Lymphknoten, der auf der

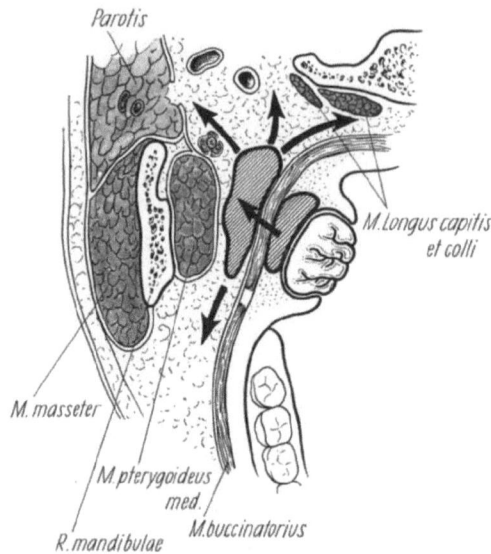

Abb. 60: Spatium parapharyngicum. Ausbreitung des tonsillogenen Parapharyngealabszesses.

Mündung der V. facialis in die V. jugularis interna liegt. Die vordere Kette der tiefen Halslymphknoten auf der Gefäßscheide im Spatium parapharyngicum (Abb. 60) gehört auch zum Abflußgebiet des Sinus piriformis und der Zungenwurzel. Von der letzteren strömt die Lymphe allerdings zum Teil auch zur hinteren Kette. Die sorgfältig tastende Fahndung nach Lymphknotenvergrößerungen im Hals-Nacken-Bereich bei entspannter Halsmuskulatur ist ein unentbehrlicher Bestandteil der HNO-ärztlichen Untersuchung.

II. Untersuchung von Mund und Rachen

Es ist zweckmäßig, nicht gleich die Zunge mit einem Spatel herunterzudrücken, weil dadurch vorzeitig Würgreiz ausgelöst und bei Kindern Abwehr hervorgerufen werden kann. Man beginnt mit Betrachtung der Lippen und der Zunge (jeweils Oberfläche und Beweglichkeit). Zahnfleisch und Zähne werden nach Entfalten des Mundvorhofs mit 2 Spateln sichtbar, desgl. bei Mundöffnung die Papille des Ausführungsganges der Parotis jeweils neben dem 2. oberen Molaren (7). Durch Druck auf die Parotis von außen kann man sich dabei über etwa vorhandenen Eiterausfluß vergewissern. Nach Anheben der Zungenspitze wird die Mündung der Glandula submandibularis beiderseits neben dem Zungenbändchen sichtbar. Erst jetzt drückt man vorsichtig, langsam und ruhig die Zunge herunter und besichtigt Mesopharynx, Tonsillen und Gaumensegel (seitengleiche Beweglichkeit?). Zweckmäßigerweise nimmt man nunmehr die Besichtigung des *Epipharynx* vor. Dabei wird die Zunge heruntergedrückt und ein kleiner am Stiel um 45° abgebogener Spiegel eingeführt. Dabei muß das Gaumensegel herabhängen. Mit manchen Patienten muß man das üben oder den Rachen anästhesieren. Wegen des meist unvermeidbaren Würgreizes folgt erst jetzt die Untersuchung der *Tonsillen*. Diese sind durch Betrachtung allein nicht zu beurteilen. Man muß mit einem Spatel die Zunge unten halten und mit einem 2. Spatel lateral von der Tonsille den vorderen Gaumenbogen eindrücken. Dadurch luxiert man die Tonsillen aus ihrem Bett nach medial (wenn sie nicht durch Narben fixiert sind), kann die Konsistenz des peritonsillären Gewebes ertasten und drückt gleichzeitig etwa vorhandenen Krypteninhalt aus (Pfröpfe, Eiter). Rachenhinterwand und lymphatische Seitenstränge müssen ebenfalls beurteilt, die regionalen Lymphknoten im Kieferwinkel palpiert werden.

III. Mund- und Rachenkrankheiten

A. Mißbildungen des Mundes und Rachens

1. **Mediane Halsfisteln** sind Reste des *Ductus thyreoglossus*. Sie können sich vom Foramen caecum am Zungengrund durch den Körper des Zungenbeins hindurch erstrecken und münden meist vor dem Schildknorpel mit einer feinen Öffnung in der Haut. Von hier aus kann man den Gang sondieren und mit Kontrastmittel füllen. Häufig fällt die Mißbildung erst bei Absonderung durch Entstehung zystischer Erweiterungen auf. Es kann auch zur Infektion kommen.

Therapie: Nachdem man sich durch Sondieren oder Kontrastfüllung ein Bild von der Länge des Fistelganges gemacht hat, muß er völlig exstirpiert und dabei meist auch das Mittelstück des Zungenbeinkörpers entfernt werden.

2. **Laterale Halsfisteln** sind selten. Sie sind Reste der *2. Kiemengangsfurche* und ziehen vom Vorderrand des M. sternocleidomastoideus im seitlichen Halsdreieck bis zur Tonsillenbucht im Mesopharynx oder seltener zum Sinus piriformis im Hypopharynx. Außer Sekretabsonderung pflegen kaum Beschwerden zu bestehen, doch kann es durch Sekretretention zur Bildung von Zysten und zu deren Infektion kommen. Gelegentlich besteht auch eine „branchiogene" Halszyste ohne Fistelgang. Eine karzinomatöse Entartung (branchiogenes Karzinom) ist extrem selten.

Therapie: Nachdem Verlauf und Ausdehnung durch Röntgenkontrastfüllung von außen nach Möglichkeit geklärt sind, wird die Zyste oder der Gang ausgeschält. Wegen der Nähe der Karotisgabel muß das mit besonderer Vorsicht geschehen.

3. An der Stelle des Foramen caecum am Zungengrund kann sich mit oder ohne Ausbleiben des Deszensus des Ductus thyreoglossus eine Zungenthyreoidea oder eine **Zungenstruma** entwickeln. Nur bei besonderer Größe erzeugt sie ein Kloßgefühl oder Schluckstörungen. Oft wird sie nur zufällig entdeckt. Man kann sie nach oberflächlicher Kapselspaltung auslöffeln, darf das aber nur·dann tun, wenn vorher (z. B. durch *Szintigraphie*) nachgewiesen ist, daß an normaler oder sonstiger Stelle genügend funktionstüchtiges Schilddrüsengewebe vorhanden ist.

Zysten der Mundhöhle, Makroglossie, Besonderheiten der Zungenoberfläche und Erkrankungen der Mundschleimhaut werden im dermatologischen Teil geschildert.

Die Besprechung der **Lippen- Kiefer- Gaumenspalten** findet sich im Teil Kinderheilkunde und im Kapitel über Sprachstörungen (S. 216 des HNO-Teils).

Das Gegenteil einer Spalte ist der **Torus palatinus**. Das ist eine knöcherne Überschußbildung, die beim Zusammentritt der beiden Gaumenhälften entsteht. Der Knochenwulst macht keinerlei Beschwerden. Er ist selten und wird deshalb gelegentlich mit einem Tumor (Osteosarkom) verwechselt. Er bedarf keinerlei Behandlung.

Der **Processus styloideus** kann überlang werden und, manchmal nach medial abgekrümmt, in die Gaumenmandelbucht hineinragen. Postnatale Verknöcherung des Lig. styloideum ergibt eine feste Verbindung zwischen Proc. styloideus und Zungenbein. Solche Abnormitäten können durch Reizung des N. glossopharyngicus und durch mechanische Behinderung des Schluckaktes Schluckzwang, Schluckschmerzen und auch Kopfschmerzen hervorrufen. Das Röntgenbild und einfacher noch die Palpation der Mandelnische sichern die Diagnose.

Therapie: Man entfernt zunächst die Mandel und sieht dann leicht den Proc. styloideus. Dieser oder die von ihm zum Zungenbein gehende Knochenspange wird frakturiert und soweit reseziert, wie man das ohne Gefahr tun kann (Nähe der großen Halsgefäße!).

B. Traumen in Mund und Rachen

Am häufigsten kommt es bei Kindern zu „**Pfählungsverletzungen**" durch Bleistifte oder spitze Spielzeuge, die in den Mund gesteckt werden und bei unerwartetem Sturz oder Schlag in den weichen Gaumen oder die Rachenschleimhaut eindringen. Kleine derartige Verletzungen bedürfen keiner besonderen Behandlung, größere mit Ablederung der Schleimhaut oder ganzer Gaumenteile sollten primär genäht bzw. baldmöglichst plastisch versorgt werden. Die Heilungsneigung ist gut. Das gilt auch für die im Mundboden gelegenen Speicheldrüsen, zumal eine bleibende Fistel sich immer in den Mund entleeren würde. Bezüglich der Parotis s. S. 172.

Verbrühungen und Verätzungen

In Mund und Rachen entstehen **Verbrühungen** meist bei kleinen Kindern, wenn sie heißen Tee oder Kaffee aus der Schnauze der Kanne trinken. Das entstehende Ödem ist nur dann gefährlich, wenn es den Kehlkopfeingang verlegt (s. S. 198). Man ist dann manchmal zur Tracheotomie gezwungen.

Säureverätzungen (Salzsäure, Essigessenz = 80%ige Essigsäure) sieht man am häufigsten als Folge von Suizidversuchen. An der Mundschleimhaut führen sie zu oberflächlicher Koagulationsnekrose.

Laugenverätzungen entstehen gewöhnlich durch Brezellauge (0,2–0,5%ige Natronlauge), die nicht für Kinder unerreichbar oder in nicht entsprechend etikettierten Bierflaschen aufbewahrt wird. Sie verursacht tiefgehende Kolliquationsnekrosen.

Die Schmerzen durch Verbrühungen und Verätzungen bekämpft man mit Anaesthesin-Bonbons und Eis. Viel wichtiger ist aber die Abwendung der Gefahren für die Atmung (S. 198) und für die tieferen Speisewege (S. 179). sowie die Bekämpfung des Schocks und der Intoxikation.

C. Entzündungen im Bereich des Rachens

Man kann unterscheiden zwischen Entzündungen der Rachenschleimhaut *(Pharyngitis)* und solchen des lymphatischen Rachenrings *(Tonsillitis)*. Sicher beruht die Neigung zu Erkrankungen beider Gebiete oft auf der konstitutionellen Besonderheit der „exsudativen Diathese" (s. Kinderheilkunde S. 370). Das betrifft nicht nur den funktionellen Vorgang der Entzündung, sondern auch „stofflich anatomische Eigentümlichkeiten" wie die besondere Größe der Rachen- und Gaumentonsillen sowie der Lymphknoten, und zwar nicht nur derjenigen im Abflußgebiet der Tonsillen am Hals, sondern auch im Darm und anderswo. Kinder und Erwachsene mit einer solchen Konstitution reagieren empfindlicher auf physikalische Reize und Infektionen als sog. „Normale". Deshalb sollte das, was man therapeutisch anrät und unternimmt, stets nicht nur im Rahmen der gerade aktuellen Krankheit getan, sondern darüber hinaus auch im Hinblick auf eine örtliche und allgemeine *Prophylaxe* überlegt werden. Unter örtlicher Prophylaxe ist zu verstehen die Herstellung der so oft beeinträchtigten normalen Nasenatmung und die Ausschaltung versteckter chronischer Entzündungsherde in Nebenhöhlen und Tonsillen. Die allgemeine Prophylaxe betrifft vor allem das Abfangen der mancherlei zivilisationsbedingten Umweltfaktoren und schädlichen Gewohnheiten. Das geschieht am einfachsten durch ein regelmäßiges „Kältetraining" zum Schutz vor Erkältung: Morgendliche kalte Abreibung mit anschließenden Freiübungen bei entblößtem Oberkörper.

Akute und chronische Entzündungen der Rachenschleimhaut

Akute Entzündungen der Schleimhaut im Nasen- und Mundrachen **(akute Pharyngitis)** sind meist Begleit-und Folgeerscheinungen eines Infektes der oberen und seltener der unteren Luftwege. Beim Kind treten sie auch fast regelmäßig bei Viruserkrankungen wie Masern und Röteln in Erscheinung. Die *Symptome* sind Kratzen, Brennen, Trockenheitsgefühl im Hals, Räusperzwang und Hustenreiz. Die Untersuchung zeigt meist nicht nur eine gerötete und geschwollene Schleimhaut, sondern auch eine Beteiligung der an der Rachenhinterwand gelegenen Lymphfollikel in Form kleiner geröteter Höcker oder der hochrot geschwollenen lymphatischen Seitenstränge. Die Miterkrankung dieser Gebilde bedingt auch in die Ohren ausstrahlende Schmerzen und druckschmerzhafte Schwellung der Lymphknoten im Kieferwinkel.

Da es sich fast immer um eine Virusinfektion handelt, muß sich die *Behandlung* auf die Symptome beschränken. Schmerzstillende Lutschtabletten mit leicht adstringierender Wirkung (z. B. Targophagin-Tabletten) oder gar Ätzung der lymphatischen Seitenstränge mit 3–5%iger Argentum-nitricum-Lösung bringen meist Erleichterung. Antiseptika und Antibiotika sind in Lutschtabletten nur von bedingtem Wert. Sie können Allergien erzeugen und sind höchstens dann nützlich, wenn sie das biologische Gleichgewicht der normalen Mundflora nicht stören, d. h. wenn sie sich gegen alle pathogenen Keime und die Pilzflora richten (Sandoin?). Spray und Inhalation mit Turipol o. ä. wirkt angenehm. Man kann derartige Mittel (Turipol-Nasentropfen, Presido-Nasenöl) auch bei weit nach hinten geneigtem Kopf durch die Nase einträufeln und so die hintere Rachenwand mit ihnen überziehen lassen. Wenn man beim Gurgeln nicht krampfhaft die Rachenmuskulatur kontrahiert, sondern das Mittel (z. B. Hexoral) ohne Anspannung eine Weile im Meso- und Hypopharynx verweilen lassen kann, so daß es wirklich an die Schleimhaut kommt, so lindert auch dies die Beschwerden. Rauchen und Aufenthalt in verrauchten Räumen sind der Heilung hinderlich.

Bei der **chronischen Pharyngitis** läßt sich eine Form mit *Hyperplasie* der Schleimhaut von einer solchen mit *Atrophie* unterscheiden. Chronischer Nikotin- und manchmal auch Alkoholabusus finden sich regelmäßig in der Vorgeschichte der **hyperplastischen Pharyngitis**. Die Schleimhaut der Rachenwand erscheint aufgelockert, injiziert, mit zähem Sekret bedeckt. Auch das lymphatische Gewebe pflegt durch Rötung und Schwellung an der Entzündung teilzunehmen, so daß man geradezu von Pharyngitis chronica lateralis oder granulosa sprechen kann. Der Würgreflex ist oft so stark, daß die laryngoskopische Untersuchung, ja die einfache Betrachtung des Rachens mit Herunterdrücken der Zungenwurzel kaum möglich ist. Bei entsprechender Disposition kann es nach Tonsillektomie zu einer (kompensatorischen?) Hyperplasie des lymphatischen Rachengewebes und zu erhöhter Anfälligkeit für derartige Entzündungen kommen.

Die *Therapie* besteht im Weglassen des Schädlichen (Rauchen!), Sorge für normale Nasenatmung und Beseitigung etwaiger oberhalb gelegener Entzündungsherde (Nebenhöhlen!). Ätzung der vergrößerten lymphatischen Seitenstränge mit 5%igem $AgNo_3$ bringt bei Schmerzen meist deutlich Erleichterung.

Die chronische **atrophische Pharyngitis** ist mehr als die hypertrophische Form eine Erkrankung älterer Menschen. Manchmal sieht man auch hier eine mäßig gerötete, öfter jedoch eine dünne, blasse Schleimhaut, die manchmal wie mit Firnis überzogen aussieht, manchmal mit zähen Borken bedeckt ist, ähnlich wie die Nasenschleimhaut bei der Rhinitis atrophicans. Fehlen solche Zeichen, so scheinen dem Untersucher die subjektiven Beschwerden dem so wenig „entzündlichen" Bild nicht zu entsprechen.

Die *Therapie* kann auch hier nur lindern: Lutschen von Bepanthen-Tabletten oder Emser Pastillen, welche die Speichelabsonderung anregen und damit zur Beseitigung des zähen Schleimes beitragen, aus dem gleichen Grunde Tabletten mit Vitamin A und E, örtlich Pinselung mit Mandlscher Lösung.

Bei allen konstitutionell mitbedingten Rachenkatarrhen scheint ein mehrwöchiger Kuraufenthalt durch den körperlich und seelisch wohltuenden Milieuwechsel mit ärztlich geregelter Inhalations-, Trink- und Bäderbehandlung Wunder wirken zu können.

Das Globusgefühl

Kloßgefühl im Hals, Schluckzwang, Schmerzen besonders beim Leerschlucken sind charakteristisch für das zu Unrecht als „*hysterisch*" bezeichnete Globusgefühl. Für das Zustandekommen solcher Beschwerden sind von Bedeutung a) die Gesamtpersönlichkeit (Neurastheniker, Hypochonder), b) die Angst vor Krebs, c) häufige Aufregungen und Überforderungen, d) bei Frauen auch die hormonellen Übergangsphasen (Pubertät, Schwangerschaft, Klimakterium).

Ehe man sich mit der *Diagnose* rein funktioneller Beschwerden abfindet, sind auszuschließen: Struma, Veränderungen der Halswirbelsäule, übergroße Zungenmandel, Ösophagusdivertikel, Hypopharynxkarzinom.

Als *Therapie* hilft selten allein die Versicherung, daß nichts Ernstliches vorliegt. Eine Impletol-Injektion in die Rachenschleimhaut vor die Wirbelsäule als magisches Vehikel für eine kräftige Suggestion wirkt nicht selten schon besser. Bei einer zu befürchtenden larvierten Depression überläßt man die Verordnung von Psychopharmaka wie Meprobamat (Cyrpon forte 2–3× tgl. 400 mg per os) besser dem Psychiater.

Akute und chronische Tonsillitis

Zwar erkrankt der *Waldeyersche lymphatische Rachenring* bei Infektionen häufig in seiner Gesamtheit, jedoch steht die Erkrankung einer einzelnen Tonsillenart häufig im Vordergrund. Dabei gibt es mancherlei Eigentümlichkeiten, die eine gesonderte Besprechung für die Rachenmandel, die Zungenmandel und vor allem die Gaumenmandel rechtfertigen.

Rachenmandelentzündung

Die **akute Entzündung** der Rachenmandel ist gewöhnlich der Hauptherd der Entzündungen bei der akuten Rhinitis und Rhinopharyngitis im Kindesalter. Der befallene *Säugling ist ernstlich krank:* die Nasenatmung ist behindert, das Kind trinkt schlecht, die Ernährung leidet (s. auch Kinderheilkunde S. 78/79). Die Entzündung bleibt gewöhnlich auch nicht auf die Nase und den Nasen-Rachen-Raum beschränkt. Neben Otitis media sind Laryngo-Tracheo-Bronchitis und Pneumonie nicht selten.

Therapeutisch läßt sich die Nasenatmung durch abschwellende Tropfen (Otriven „für Kinder") freimachen. Die Behandlung eines ernstlich kranken Kindes (Penicillin, keine Breitbandantibiotika!) sollte jedoch zusammen mit dem Pädiater erfolgen.

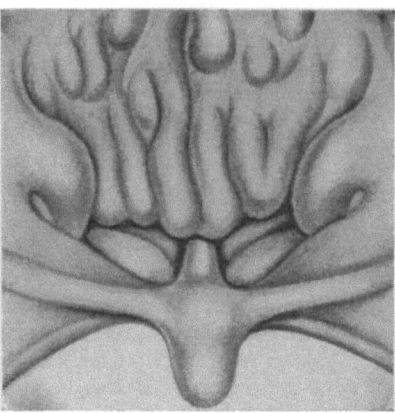

Abb. 61: Große Rachenmandel mit ihrer charakteristischen Längsfurche.

Die **chronische oder rezidivierende Entzündung** der Rachenmandel ist meist mit einer *Hyperplasie* (Adenoide Vegetationen) verbunden, die erst im 2.–3. Lebensjahr einzutreten pflegt. Die *Symptomatik* ist beim etwas älteren Kind nicht so stürmisch wie beim Säugling. Unklare Fieberschübe und Kopfschmerzen erwecken den Verdacht auf ein entzündliches Geschehen. Für die Lokalisation in der Rachenmandel sprechen eine *Schleim-Eiter-Straße* an der Rachenhinterwand und die Schwellung der Lymphknotenkette beiderseits *hinter* dem M. sternocleidomastoideus. Der postrhinoskopische Aufblick auf die Rachenmandel selbst ist gewöhnlich durch einen dicken Schleimpfropf behindert. Von der chronisch entzündeten Rachenmandel aus kommt es fast immer auch zur chronischen Rhinitis-Sinusitis-Pharyngitis und zum Tubenmittelohrkatarrh (Retractio des Trommelfells), zu gehäuften Mittelohrentzündungen oder akuten Schüben einer chronischen Schleimhautentzündung des Mittelohres. Wird dem nicht durch die Adenotomie abgeholfen, so bleibt auch im späteren Kindesalter eine charakteristische Symptomatik bestehen:

1. Mundatmung mit der typischen *adenoiden Fazies*, dem „blöden" Gesichtsausdruck, geschlossenem Näseln (vgl. S. 216), nachts offenem Mund mit Schnarchen, schlechtem Schlaf, Blässe und schlechten Leistungen in der Schule. Die Behinderung der Nasenatmung bedingt ferner:

2. Austrocknung der Schleimhäute, Anfälligkeit für Entzündungen der Gaumenmandeln, für Bronchitis und Pneumonie.

3. Die Verlegung der Tubenostien bedingt Schwerhörigkeit infolge Retraktion der Trommelfelle, Tubenmittelohrkatarrhe mit oder ohne Transsudat, im letzteren Falle schließlich bindegewebige Verwachsungen im Mittelohr mit bleibender Schwerhörigkeit (sog. Adhäsivprozeß).

4. Möglicherweise ist neben konstitutionellen Faktoren die Behinderung der Nasenatmung durch adenoide Vegetationen mitverantwortlich für die Spitzbogen-

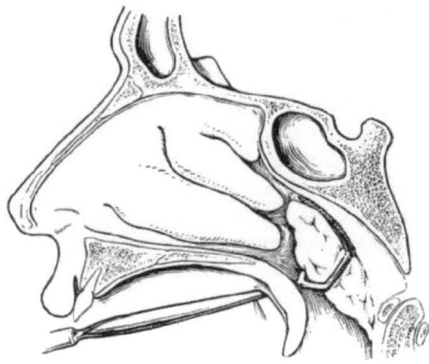

Abb. 62: Adenotomie (Kürettage mit dem *Beckmann*schen Ringmesser).

form des harten Gaumens („gotischer" Gaumen) mit Fehlstellungen der oberen Frontzähne.

5. Eine chronische Entzündung der Rachenmandel kann deren physiologische Involution verhindern, die bis zur Pubertät abgeschlossen sein sollte. Bleibt auch die Durchspülung der Krypten durch die Schleimdrüsen unzureichend, so kann dann der (oft nicht bedachte) Herd für hartnäckige Nebenhöhlenentzündungen, Pharyngitiden, Laryngitiden, Bronchitiden und Tubenmittelohrkatarrhe hier sitzen.

Diagnose: Nur selten kann man bei kleineren, ängstlichen Kindern in aller Ruhe mittels der Postrhinoskopie die graurötliche, längsgefurchte große Rachenmandel sehen, welche die Choanen von oben her zum Teil überdeckt. Ihre abnorme Größe läßt sich aber neben der sonstigen Symptomatik vermuten, wenn beim Herunterdrücken der Zunge beim Würgreflex der weiche Gaumen sich nur unvollständig hebt, weil er gegen die Rachenmandel stößt. Manchmal kann man den unteren Rand der adenoiden Vegetationen durch die Nase dicht über dem beweglichen Gaumensegel erkennen. Die Austastung des Nasen-Rachen-Raumes (mit dem kleinen Finger!) erspart man den Kindern am liebsten. Man kann sie nur dann nicht vermeiden, wenn die übrige Symptomatik (z. B. Beteiligung der Gaumenmandeln) nicht genügend klar ist.

Differentialdiagnostisch muß vor allem beim Kleinstkinde die Choanalatresie als Atemhindernis ausgeschlossen werden. Man muß ferner wissen, daß auch bei Kindern schon Sarkome und Karzinome im Epipharynx vorkommen. Fehlen die für die Rachenmandel typischen Längsfurchen, so muß die histologische Untersuchung veranlaßt werden. Das juvenile Nasen-Rachen-Fibrom (s. S. 170) macht Symptome erst zu einer Zeit, wo schon die physiologische Rückbildung der Rachenmandel beginnt – etwa vom 6.–8. Lebensjahr ab.

Therapie: Ist die Diagnose klar, so ist die Entfernung der Rachenmandel indiziert. Die *Adenotomie* ist ein relativ kleiner Eingriff, der nach Atropin-Vorbereitung im Sitzen im Vinydan-Rausch oder am hängenden Kopf in Halothan-Narkose in wenigen Sekunden vom Geübten ausführbar ist. Mit dem *Beckmann-*

Ringmesser wird die Masse der adenoiden Vegetationen abkürettiert (Abb. 62). Zweckmäßigerweise tastet man mit einer Zange nach *Jurasz* den Nasen-Rachen-Raum nach etwaigen Resten ab und entfernt sie. Wohnen die Kinder am Ort oder ganz in der Nähe, so kann der Eingriff *ambulant* ausgeführt werden. Nachblutungen gehen fast immer zu Lasten stehengebliebener Reste. Gelegentliche Nakkensteife beruht auf Schonhaltung des Kopfes infolge Periostreizung nach zu energischem Andrücken der Kürette an die hintere obere Rachenwand. Beim Eintreten hohen Fiebers muß man auch an die Möglichkeit einer absteigenden Infektion im retropharyngealen Bindegewebsraum denken.

Eine *Kontraindikation* ist das offene Näseln infolge nicht oder nicht erfolgreich operierter *Gaumenspalte*. Hier wartet man unter konservativer Behandlung besser die natürliche Involution ab. – Im 1. Lebensjahr besteht noch keine Indikation zur Adenotomie.

Zungenmandelentzündung

Im Rahmen diffuser Entzündungen des lymphatischen Rachenringes fällt die Miterkrankung der Zungenmandeln meist nicht auf. Untersucht man aber regelmäßig den Zungengrund mit dem Kehlkopfspiegel, so sieht man doch häufiger Rötung, Schwellung und gelbe Stippchen. Auch eine vikariierende Hypertrophie nach Entfernung der Gaumenmandeln scheint gelegentlich vorzukommen. Neben heftigen Entzündungen mit starker Beeinträchtigung des Allgemeinzustandes gibt es sicher auch eine chronische Entzündung der Zungentonsillen. Sie kann eine chronische Laryngitis unterhalten und Globusgefühl hervorrufen. Von solchen Fällen mit Hypertrophie wird über gute Erfolge durch Abschabung mittels einer Art von Tonsillotom berichtet – ein bei der Gaumenmandel verpöntes Verfahren. Manchmal zwingt *Abszeßbildung* zur chirurgischen Eröffnung vom Munde aus. Theoretisch ist auch eine Fokuswirkung wie bei der Gaumenmandel (S. 166) denkbar. In solchen Fällen müßte man die völlige Abtragung erstreben. Sie ist technisch aber recht schwierig.

Differentialdiagnostisch sollte man bei Schwellungen und Tumoren am Zungengrund auch an die Zungengrundstruma denken.

Gaumenmandelentzündung

Die *akute Entzündung* des gesamten lymphatischen Rachenringes mit seiner Schleimhaut wird als **Angina** bezeichnet, wenn die entzündliche Schwellung eine Enge des Schlundringes bedingt. Die Schwellung geht in erster Linie zu Lasten der Gaumenmandeln. Deshalb wird die Bezeichnung „Angina" auch auf Entzündungen übertragen, die nur die Gaumenmandeln allein betreffen. Wir ziehen hierfür den Ausdruck **Tonsillitis palatina** vor. Als selbständige akute wie chronische Krankheit ist sie die häufigste aller im Bereiche des lymphatischen Waldeyerschen Rachenringes auftretenden Tonsillitiden.

Durch ihre exponierte Lage am Schluckweg sind die Gaumenmandeln äußeren Noxen besonders ausgesetzt. Die Gefährdung steigert sich bei Behinderung der Nasenatmung.

Die Tiefe und Verzweigung der Krypten ist hinderlich für ihre Entleerung und begünstigt entzündliche Reaktionen auf eine Infektion. Die nur schwache Bindegewebskapsel der Tonsillen, gelegentlich durch Zapfen lymphatischen Tonsillengewebes durchbrochen, und die nur dünne Muskelbarriere sind kein ernsthaftes Hindernis für die Ausbreitung einer in der Tiefe der Mandel sich abspielenden Entzündung in den *Parapharyngealraum* (Abb. 58 u. 60, S. 162). Häufige akute Schübe einer chronischen Entzündung oder schwelende chronische Prozesse können das Allgemeinbefinden sehr beeinträchtigen oder als *Foci* besondere Fernwirkungen ausüben.

Die *Erreger* der akuten Tonsillitis können Viren sein, sind in den meisten Fällen jedoch hämolysierende Streptokokken der Gruppe A, (die sich aber auch beim Gesunden in der Flora des Nasopharynx und der Tonsillenkrypten finden). Seltener werden Staphylokokken und Pneumokokken gefunden.

Symptome: Die akute Tonsillitis verursacht beiderseitige Halsschmerzen, die besonders beim Schlucken auch in die Ohren ausstrahlen können. Die Stärke der Beschwerden hängt wesentlich davon ab, in welchen Bezirken der Gaumenmandeln und ihrer Umgebung sich die Entzündung abspielt. Man unterscheidet schematisch 3 Formen von Tonsillitis:

1. Die *einfache Kryptentonsillitis* läßt das eigentliche Tonsillenparenchym im wesentlichen unbeteiligt und beschränkt sich auf die Krypten und die engste Umgebung ihres Epithels. Dieser „Kryptenkatarrh" produziert reichlich Sekret, das an den Kryptenausgängen in Form gelblicher Stippchen sichtbar wird (Tonsillitis lacunaris Abb. 63). Die Tonsillen verändern bei dieser Erkrankung ihre Konsistenz nicht. Wenn sie also nicht schon vorher schwerer erkrankt waren, sind sie weich und gut luxierbar.

2. Bei der *Krypten-Parenchym-Tonsillitis* ist das Tonsillenmark herdförmig oder diffus entzündet. Neben der natürlich auch sichtbaren Tonsillitis lacunaris kann es zur isolierten Entzündung einzelner Lymphfollikel (Tonsillitis follicularis) oder zum Zerfallen größerer Gewebsbezirke (Tonsillitis necroticans oder gangraenosa) kommen.

3. Bei der *Tonsillo-Peritonsillitis* greift die Entzündung von kapselnahen Krypten auf das peritonsilläre Gewebe über. Das führt zu einer meist recht schmerzhaften Infiltration. Hieraus kann auch ein *Peritonsillarabszeß* entstehen (Abb. 64).

Diese Einteilung entspricht insofern auch der Schwere der Krankheit, als die Kryptentonsillitis als leichte Krankheit in wenigen Tagen ohne Fieber abklingen kann, während die Parenchymtonsillitis und mehr noch die Tonsillo-Peritonsillitis mit hohem Fieber und erheblichen Beschwerden verbunden sein und mancherlei Gefahren und Komplikationen mit sich bringen können. Die leichteren Formen können in die ernsteren übergehen. Immer hängt der Verlauf ab von der Anzahl und Virulenz der Erreger, von den örtlichen Verhältnissen in der Tonsille und von der Reaktionslage des Gesamtorganismus.

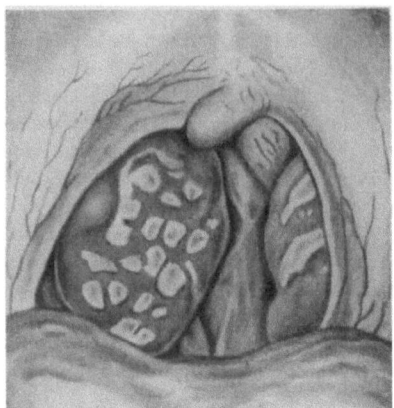 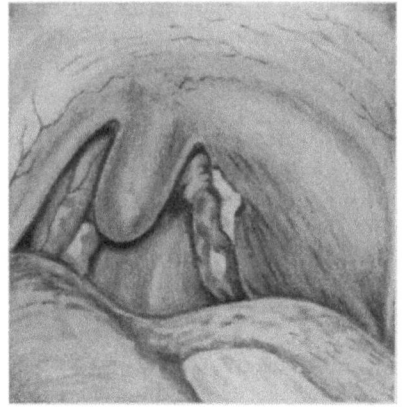

Abb. 63: Lakunäre Tonsillitis.   Abb. 64: Peritonsillarabszeß.

Die *Therapie* richtet sich nach der Schwere der Krankheit. Bei der katarrhalischen Tonsillitis mit Rötung der Tonsillen und feinen Stippchen an den Kryptenausgängen, aber ohne stärkere Schwellung und ohne Fieber, genügen feuchtwarme Halswickel, Mundspülungen mit Kamille oder Hexoral, dazu Bepanthenoder sonstige anästhesierende Lutschtabletten. Bei fieberhaften schwereren Erkrankungen dagegen gibt man von vornherein hohe *Penicillin*-Dosen: nicht unter 800000 E. Depotpenicillin i. m. und nicht unter 1,2 Mill. E. per os über mindestens 5–6 Tage hinweg, dazu je nach Bedarf Analgetika und Antipyretika. Bettruhe und leichte vorwiegend breiige Kost mit reichlich Fruchtsäften werden vom Kranken wohltuend empfunden.

Komplikationen und Nachkrankheiten der akuten und der akut rezidivierenden Tonsillitis

1. Der **Tonsillarabszeß** (Kryptenabszeß) ist in seiner harmlosesten Form nicht viel mehr als eine infizierte Retentionszyste in der Tiefe einer Krypte. Er entsteht am ehesten, wenn durch vorangegangene Entzündungen (oder Eingriffe) ein Kryptenausgang sich narbig verengt oder verschlossen hat und in der bakterienhaltigen Tiefe der Krypte ein Entzündungsherd aufflammt. Oft arbeitet sich die Einschmelzung bis zur Oberfläche durch, wird als gelbliche Vorwölbung sichtbar und bricht spontan aus oder kann durch eine Inzision leicht und schmerzlos entleert werden. Die subjektiven Beschwerden pflegen mehr als drückend, kloßartig, nicht jedoch als schmerzhaft beschrieben zu werden.

2. Dagegen macht der **Peritonsillarabszeß** ganz erhebliche Beschwerden. Er entsteht meist im Verlauf einer Tonsillo-Peritonsillitis von kapselnahen Krypten aus. Zwischen der Tonsillenkapsel, dem M. constrictor pharyngis und dem vorderen und hinteren Gaumenbogen findet sich ein normalerweise von lockerem Bindegewebe durchzogener Raum. In ihm kann als Reaktion auf einen Infektions-

einbruch eine „Phlegmone" rund um die Tonsille entstehen, die meist schnell abgeriegelt wird und dann als Peritonsillarabszeß bezeichnet werden kann. Da dieser Raum aber infolge vorhergehender leichterer Peritonsillitiden nicht selten schon durch derbere Narbenlager unterteilt ist, so entsteht der Abszeß nicht rund um die ganze Tonsille herum, sondern, wie die Erfahrung klassifizieren läßt, vorwiegend lateral von ihr *(Paratonsillarabszeß)*, aber gelegentlich auch hinter ihr *(Retrotonsillarabszeß)*.

a) Der lateral entstehende **Paratonsillarabszeß** geht häufig aus von der nahe dem *oberen Tonsillenpol* befindlichen tiefen Fossa tonsillaris superior. Dementsprechend sieht man auch hier den vorderen Gaumenbogen zunächst gerötet, ödematös und vorgewölbt. Im Laufe der weiteren Entwicklung nimmt auch die Umgebung durch Ödem und Infiltration an der Entzündung teil. Die Gaumenmandel wird dadurch nach medial gedrängt, das Zäpfchen schwillt an.

Im Vordergrund der subjektiven *Beschwerden* steht der starke Spontan- und Schluckschmerz, doppelt quälend durch den reflektorisch ausgelösten Speichelfluß. Die Beteiligung der submandibulären Halslymphknoten führt zur Schonhaltung des Kopfes zur kranken Seite. Charakteristisch ist auch die „kloßige" Sprache bei klarer Stimme. Da das Kiefergelenk in der Nähe liegt, so kommt es zur Kieferklemme. Der Allgemeinzustand pflegt in den wenigen Tagen der Abszeßentwicklung stark reduziert zu werden.

Die Therapie besteht in der Entleerung des Abszesses. Vollkommen und endgültig würde man durch sofortige Tonsillektomie Heilung bringen können. Dem steht aber nicht selten die starke Kieferklemme entgegen. Notgedrungen begnügt man sich deshalb zunächst mit der Entleerung durch *Inzision* in oberflächlicher Infiltrationsanästhesie der Schleimhaut. Da die Schnittflächen bald miteinander zu verkleben pflegen, so muß man an den folgenden Tagen ein- oder zweimal wieder mit der Kornzange *aufspreizen*, damit der inzwischen etwa neugebildete Eiter sich entleeren kann. Nach 4–5 Tagen spätestens pflegt dann der Kranke sich soweit erholt zu haben und die Kieferklemme gelöst zu sein, daß unter Penicillin-Schutz die Tonsillektomie – am besten gleich auf beiden Seiten – vorgenommen werden kann.

b) Der **Retrotonsillarabszeß** entsteht gewöhnlich hinter dem *unteren Mandelpol*. Er führt weniger zu einer Verdrängung der Tonsille als vielmehr zu einem Ödem des hinteren Gaumenbogens. Die Schluckschmerzen strahlen eher noch stärker ins Ohr als beim Paratonsillarabszeß. Dagegen besteht meist keine Kieferklemme. Die besondere Gefahr dieser Form liegt einmal darin, daß sehr schnell ein starkes *Ödem* der aryepiglottischen Falte und der Epiglottis sich entwickelt und zu hochgradiger *Atemnot* führen kann. Auch die Stimme klingt dann eher hauchig-heiser im Gegensatz zur kloßigen Sprache (mit klarer Stimme) beim Paratonsillarabszeß. Zum andern besteht noch mehr als beim paratonsillären Abszeß die Möglichkeit einer in das Spatium parapharyngicum vordringenden Phlegmone mit der Gefahr der Jugularisthrombose.

Die *Therapie* muß deshalb in sofortiger Tonsillektomie unter Penicillin-Schutz bestehen – vorausgesetzt, daß nicht bereits weitergehende Komplikationen entstanden sind.

Hat die Entzündung die Bereiche von M. constrictor pharyngis und Fascia pharyngica durchbrochen, so entsteht ein Abszeß oder eine **Phlegmone im Spatium parapharyngicum**. Diese äußerst gefährliche Komplikation führt ohne richtige Behandlung mit Sicherheit zum Tode. Nicht immer ist eine Peritonsillitis die Ursache. Auch Zahnabszesse, eitrige Speicheldrüsenentzündungen, im Hypopharynx oder Ösophaguseingang eingespießte Fremdkörper und (sehr selten) eitrige Einschmelzung der Felsenbeinspitze (Petrositis bei Mittelohrentzündung) können der Ausgangsherd einer parapharyngealen Phlegmone sein. Der häufigste Ausgangspunkt dieser heute selten gewordenen Komplikation ist aber eine Peritonsillitis.

Symptomatik: Die Patienten sind schwerkrank und lassen das schon an ihrem Aussehen erkennen. Sie haben meist hohes, nicht selten septisches Fieber. Der Untersucher findet eine starke druckschmerzhafte Schwellung der seitlichen Halsweichteile, oft auch eine Vorwölbung der seitlichen Rachenwand im Bereich des Meso- und Hypopharynx und ein Ödem um den Kehlkopfeingang herum.

Die *Therapie* besteht – neben massiver *antibiotischer* Behandlung – in ausgiebiger *operativer Lüftung* des Spatium parapharyngicum, oder genauer gesagt, *aller parapharyngealen Räume*, in denen sich Eiter findet oder die infiltriert erscheinen. Am wichtigsten ist die genaue Inspektion und Lüftung des Raumes, der von A. carotis, V. jugularis und N. vagus durchzogen wird.

Hier findet man dann nicht selten eine **septische Thrombose der Vena jugularis**. Diese kann entstehen nicht nur durch

α) die oben geschilderte, per continuitatem sich ausbreitende *Phlegmone*, sondern

β) auch *hämatogen* von den kleinen Tonsillenvenen aus. Von jeder Peritonsillitis aus, und mag sie örtlich noch so begrenzt sein, können sich auch Peri- und Endophlebitiden entwickeln. Meist werden sie vom Körper selbst abgefangen und abgeriegelt. Kommt es aber von hier aus zur Aussaat infizierter Thromben, so ist das doppelt gefährlich, weil der Ursprung nicht so deutlich ist wie bei Prozessen mit sichtbarer peritonsillärer Schwellung. Besteht ein entsprechender Verdacht, so sollte man – etwa nach einem Schüttelfrost – mit der sofortigen Tonsillektomie nicht zögern.

γ) Am häufigsten entsteht die Jugularisthrombose von einer eitrigen Einschmelzung der *Lymphknoten* aus, die sich über dem Zusammenfluß von V. facialis und V. jugularis befinden und das Sammelbecken für die abführenden Lymphgefäße aus der Tonsillengegend bilden. In diesem Falle ist wie bei jeder ernsthaften Tonsillitis eine druckschmerzhafte Schwellung im Kieferwinkel tastbar. Diese beschränkt sich aber nicht auf dieses Gebiet, sondern setzt sich, wenn auch nicht immer von vornherein deutlich, entlang einem *tastbaren Strang* fort, der dem Jugularisverlauf in der Tiefe vor dem M. sternocleidomastoideus entspricht.

Die *Diagnose* einer Jugularisthrombose wird unterstützt durch *allgemeine Sepsiszeichen:*

Schüttelfröste, gefolgt von steilem Fieberanstieg, intermittierendes Fieber;
Blutbildveränderungen in Form einer Zunahme der stabkernigen Granulozyten;
hohe Blutsenkungsgeschwindigkeit;

weiche Milzschwellung;
der Erregernachweis im Blut gelingt heute angesichts der bei nahezu jeder Tonsillitis verabreichten Antibiotika meist nicht.

Als *Therapie* kommt nur die Kombination höchster Antibiotikadosen mit operativer Freilegung der V. jugularis und die Resektion des von der Thrombose befallenen Abschnitts in Frage. Der Thrombus kann nicht nur in Richtung des Blutstroms wachsen, sondern auch retrograd, d. h. einerseits bis zu den kleinen Tonsillarvenen, andererseits im ungünstigen Falle bis hinauf in den Bulbus v. jugularis und den Sinus sigmoideus, ja sogar über die Sinus petrosi in den Sinus cavernosus hinein. – Wenn man durch Resektion der thrombosierten Abschnitte die Möglichkeit weiterer Metastasierung (vor allem in der Lunge) unterbunden hat, so kann sich die weitere Therapie zunächst auf massive antibiotische Behandlung beschränken. Die Tonsillektomie kann später nachgeholt werden, wenn der Allgemeinzustand sich gebessert hat.

Im ganzen sind solche schweren Komplikationen einer akuten Tonsillitis-Peritonsillitis im Zeitlater der Antibiotika recht selten geworden.

Sonderformen der Tonsillitis

Die sog. **Plaut Vincentsche Angina** ist eine *Tonsillitis necroticans*, die meist nur *einseitig* auftritt und vorwiegend Männer mittleren Alters befällt. Man findet ein grauweiß belegtes Ulkus, anfänglich nur am oberen Tonsillenpol, später große Partien der Tonsille zerstörend (Abb. 65). Die abhängigen Lymphknoten sind meist vergrößert. Der Allgemeinzustand ist oft nur mäßig herabgesetzt, zumal die Krankheit in der Regel ohne Fieber verläuft. Im Abstrich findet man bei Giemsa-Färbung neben der üblichen Mundflora eine Häufung von Spirillen und fusifor-

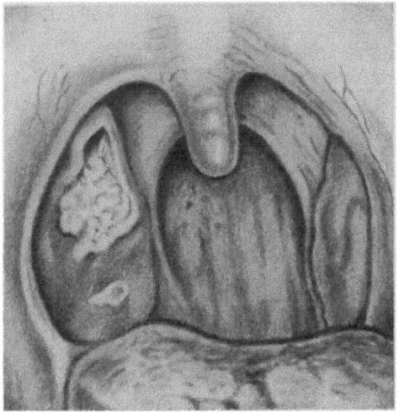

Abb. 65: Plaut-Vincent-Angina.

men Bakterien. Der Mundgeruch unterscheidet sich deutlich von dem der Diphtherie, an welche man anfänglich denken könnte.

Die *Therapie* besteht in Reinigen des Geschwürgrundes, am besten mit einem gebogenen Watteträger, mit dem man den Herd kräftig mit Pyoctanin oder 5%iger Chromsäure ausreibt. Nach 2-3 Behandlungen schon pflegt Heilung einzutreten. Greift man örtlich nicht ein, so kann sich die Krankheit trotz Gurgeln und Lutschtabletten lange hinziehen. Da meist Rezidivneigung besteht, ist zur Tonsillektomie zu raten.

Für die *Differentialdiagnose* ist wichtig, daß Entzündungen der Gaumenmandeln auch nur Teilerscheinung und Hinweis auf Erkrankungen des lymphatischen und blutbildenden Systems sein können. Hierfür 3 Beispiele:

1. Die **infektiöse Mononukleose** befällt vorwiegend junge Männer (Studentenkrankheit). Die Vielgestaltigkeit ihres Bildes und ihres Verlaufes findet Ausdruck in mancherlei Namen: *Pfeiffer*'sches oder lymphhämoides Drüsenfieber, Lymphozytenangina, Plasmazellenangina, Monozytenangina.

Der örtliche *Befund* kann sich in nichts von der gewohnten Tonsillitis unterscheiden. Die Schwellung der axillaren und inguinalen Lymphknoten sowie der Milz und Leber weisen jedoch auf eine Erkrankung des gesamten lymphatischen Systems hin. Die Klärung erfolgt neben der *serologischen Untersuchung (Hanganatziu-Deicher*'sche Reaktion, *Paul Bunnel*-Test) vor allem durch das *Blutbild*. Gewöhnlich besteht eine starke Leukozytose mit 50-90% Lymphozyten, darunter auch großen Lymphomonozyten oder lymphatischen Plasmazellen.

Therapie: Gegen die durch Viren hervorgerufene Erkrankung läßt sich ätiologisch zwar vorerst noch nichts unternehmen, doch sollte man durch Breitbandantibiotika (Tetracycline) die Gefahren einer bakteriellen Mischinfektion mit ihren Komplikationen bekämpfen. Zwar ist die *Prognose* auch ohne besondere Behandlung im allgemeinen günstig. Zeigt die Erkrankung in der 2.-3. Woche noch keine Neigung zur Besserung, so ist trotz des akuten örtlichen Befundes die Indikation zur *Tonsillektomie* gegeben.

2. Die **Tonsillitis agranulocytotica** findet sich meist in Form rasch fortschreitender, kraterförmiger, schmutzig gefärbter Nekrosen – oft nur auf einer Seite, so daß von diesem Bilde her die Verwechslung mit der *Plaut-Vincent*schen Angina möglich wäre. Meist ist jedoch auch die Mundhöhlenschleimhaut und insbesondere das Zahnfleisch befallen.

Die *Diagnose* ergibt sich aus dem Blutbild, das eine hochgradige Granulozytopenie bis zum völligen Verschwinden der Granulozyten erkennen läßt. Abgesehen von der Empfehlung entsprechender Mundpflege ist die Behandlung dieser Krankheit Sache des Internisten.

3. Bei *akuter (selten chronischer) lymphatischer und myeloischer Leukämie* kann es frühzeitig zu erheblicher Schwellung der Gaumenmandeln und des übrigen lymphatischen Rachenringes kommen. Manchmal entwickeln sich auch Geschwüre durch den Zerfall leukämischer Infiltrate. Auch hier muß das Blutbild die Natur der Erkrankung klären. Die *Prognose* ist fast immer infaust.

Chronische Tonsillitis und tonsillogene Herdinfektion

Die „chronische" Entzündung der Gaumenmandeln bietet nach örtlichem Befund und klinischen Zeichen ein außerordentlich buntes Bild.

Die *Symptomatik* ist nicht einheitlich. Beim *Kind* stehen im Vordergrund gehäufte akute Infekte auf dem Boden einer entsprechenden Disposition, die in den Tonsillen nicht ganz ausheilen. Solche Herde in den Tonsillen können mehr oder weniger deutlich immer wieder neu aufflammen und das Gesamtbefinden auch dann beeinträchtigen, wenn keine Zeichen ernstlicher Erkrankung bestehen. Solche Kinder sind blaß und gedeihen nicht recht. Sie essen schlecht, zum Teil wegen der Größe der Gaumenmandeln (und der Rachenmandel). Ihre geistige Entwicklung leidet unter der körperlichen Beeinträchtigung. Unter systematischen Gesichtspunkten würde man hier am treffendsten von einer *sekundär chronischen Tonsillitis* sprechen. Der örtliche Befund ist beim Kind charakterisiert vor allem durch die reaktive Hypertrophie des Mandelgewebes und die Vergrößerung der Lymphknoten im Kieferwinkel.

Beim *Erwachsenen* kann eine chronische Tonsillitis ebenso im Anschluß an von außen kommende Infekte entstehen wie beim Kind. Jedoch entwickelt sich hier, soweit man rückschauend urteilen kann, die Krankheit öfter *primär chronisch*, d. h. ohne den dramatischen Beginn mit hochfieberhafter akuter Tonsillitis. Übler Geruch aus dem Mund (Mandelpfröpfe), schlechter Geschmack im Mund, Kratzgefühl im Hals und Schluckbeschwerden können die einzigen Belästigungen sein. Die chronische Tonsillitis kann sogar in der Tiefe der Tonsillen schwelen, ohne solche subjektiven Symptome auszulösen. Im letzteren Falle besteht wohl ein Gleichgewichtszustand zwischen Infekt und Abwehr in den Tonsillen, den man als Gegensatz zur Tonsillitis als *Tonsillopathie* bezeichnen könnte.

Der *örtliche Befund* ist beim Erwachsenen recht verschieden. Es gibt große, extramural oder intramural als hypertrophisch imponierende Tonsillen, die den Verdacht pathologischer Prozesse ohne weiteres nahelegen. Andererseits aber tritt beim Erwachsenen nicht selten mit fortschreitender physiologischer Atrophie des lymphatischen Tonsillengewebes etwas anderes in den Vordergrund: Narben an der Stelle entzündlich zugrunde gegangenen Tonsillenparenchyms, narbige Verwachsungen der Tonsillen mit den Gaumenbögen, derb-narbige Umgebung der Tonsillen, wenn peritonsillitische Schübe abgelaufen sind. Im letzteren Falle sind durch Spateldruck neben die Tonsillen die Mandeln kaum aus ihrer Nische nach medial luxierbar, der Spateldruck ist unangenehmer als bei weicher Tonsillenumgebung. Dabei entleeren sich aus den Krypten nicht nur gelbliche Pfröpfe, sondern trübes „pathologisches" Sekret, in charakteristischen Fällen flüssiger Eiter. Nicht immer sind die regionären Lymphknoten tastbar und empfindlich.

Die Gefahren der chronischen Tonsillitis

1. **Akute Exazerbationen** mit allen Komplikationsmöglichkeiten der akuten Tonsillitis, insbesondere mit Peritonsillarabszeß.

2. Fokaltoxische Fernwirkungen. Da die Krypten der Gaumenmandeln sich schon normalerweise gegen die Oberfläche hin verengen, können sie leicht verlegt oder durch Narben gegen die Mundhöhle zu abgeschlossen werden. Bakterienhaltige Herde in ihrer Tiefe werden dadurch abgekapselt und können sich nicht mehr entleeren. Solche Herde können klinisch stumm bleiben. Von hier aus können aber auch Bakterien oder deren Toxine in die Blutbahn eindringen und Reaktionen des Gesamtorganismus hervorrufen. Dachte man hierbei zunächst an eine Art abgeschwächter Sepsis, so neigt man heute eher zu der Auffassung, daß durch solche Ausschwemmungen eine Allergisierung des Gesamtorganismus oder bestimmter Organe eintritt. Am häufigsten denkt man an die Möglichkeit einer Fokaltoxikose

a) bei rheumatischen Erkrankungen (akuter Gelenkrheumatismus, Endokarditis, Iridozyklitis und manchen Formen von Retinitis, Purpura rheumatica Schönlein-Henoch);

b) bei allergischer Myokarditis, Periarteriitis nodosa, Vaskulitis bzw. Thrombangitis obliterans allergica;

c) bei diffuser hämorrhagischer Glomerulonephritis;

d) bei manchen entzündlichen Erkrankungen des Nervensystems, vor allem Neuritiden;

e) sogar bei funktionellen Herz- und Gefäßerkrankungen, für die sich sonst keine Erklärung findet.

f) Auch bei einer Reihe von Hautkrankheiten wird der HNO-Arzt immer wieder um Beantwortung der Frage gebeten, ob ein Zusammenhang mit Tonsillitis bestehen könnte.

In Zusammenhang mit *akuter Tonsillitis* bringt man das **Erythema exsudativum multiforme** und die **Psoriasis exanthematica**, an die Möglichkeit einer Fokuswirkung bei *chronischer Tonsillitis* denkt man bei der **chronischen Urtikaria,** der **Akne conglobata sive vulgaris,** dem **Erythema nodosum** und der **Alopecia areata.**

Man nimmt an, daß 50–60% aller Foci in den dafür besonders prädisponierten Gaumenmandeln sitzen. 20–30% der Fokaltoxikosen werden auf Zahnherde zurückgeführt, weit seltener muß man an die Nasennebenhöhlen, das Mittelohr, die Gallenblase, das Urogenitalsystem oder die Appendix denken.

Vor Vollendung des 4. Lebensjahres spielen die Gaumenmandeln für Fokalerkrankungen keine Rolle; später bei Kindern am ehesten für die Nephritis, erst in zweiter Linie für die Rheumatosen.

Leider gibt es *keinen Test*, der mit einiger Sicherheit ganz allgemein eine Fokalerkrankung diagnostizieren oder den Zusammenhang einer Organerkrankung mit einem bestimmten Fokus nachweisen ließe. Die Bestimmung des Antistreptolysintiters und des C-reaktiven Proteins als allgemeine Hinweise, der Leukozytenanstieg nach Massage oder provozierender Kurzwellendurchflutung der Tonsillen geben gewiß Anhaltspunkte – ein Beweis sind sie jedoch keinesfalls. Eindeutig ist aber gar nicht selten die *Anamnese*, wenn sich z. B. aus ihr ergibt, daß jedesmal mit dem Aufflammen einer wenn auch noch so leichten Halsentzündung Gelenkschwellungen und Herz- oder Nierensymptome auftreten. Da man aber nicht immer solche Hinweise erhält, so läßt sich der vermutete Zusammenhang in vielen Fällen erst im Nachhinein aus dem *Erfolg der Tonsillektomie* bestätigen.

Als *Therapie* der chronischen Tonsillitis ist nur die *Tonsillektomie* sinnvoll. Konservative Behandlung mit Ausdrücken oder Absaugen der Tonsillen kann zwar beschwerdemachende Pfröpfe entleeren und damit üblen Mundgeruch für eine Weile beseitigen, doch ist das keine Vernichtung der in der Tiefe unentleerbar schwelenden gefahrdrohenden Herde. In der allmählichen Zerstörung des lymphatischen Gewebes durch Röntgenstrahlen oder der schrittweise vorgehenden vereisenden Kryochirurgie sehen wir gegenüber dem relativ einfachen und ungefährlichen chirurgischen Eingriff keinen wesentlichen Vorteil. Unter Berücksichtigung von Anamnese und örtlichem Befund stellt man aus folgenden Aspekten die

Indikation zur Tonsillektomie

1. Übermäßige Größe der Gaumenmandeln bei Kindern, wenn sie ein Atemhindernis bilden. Meist besteht auch eine zu große Rachenmandel und Anfälligkeit für Infektionen.
2. Gehäufte Anginen (mehrmals im Jahr), für welche in Nase, Nasen-Rachen-Raum und Nebenhöhlen keine mitbedingende Ursache zu finden ist. Nasennebenhöhlensanierung sollte dem Entschluß zur Tonsillektomie vorausgehen.
3. Einmalige fieberhafte Tonsillitis mit Komplikationen (Sepsis, Endokarditis, Nephritis).
4. Wiederholte Plaut-Vincentsche Angina.
5. Monozytenangina, wenn die Krankheit in 2–3 Wochen nach Beginn keine Tendenz zur Besserung zeigt.
6. Nach oder bei Peritonsillitis und Peritonsillarabszeß, besonders bei wiederholtem Auftreten, sowie nach Ausheilung einer Halsphlegmone.
7. Chronische Kryptentonsillitis mit Pfröpfen und pathologischem Sekret und chronische Tonsillitis-Peritonsillitis, insbesondere dann, wenn fokusverdächtige Erkrankungen vorliegen. Dabei ist es gleichgültig, ob die Gaumenmandeln groß oder klein sind und ob sich zur Zeit der Untersuchung gerade große Halslymphknoten tasten lassen oder nicht. Die *Anamnese ist noch wichtiger als der örtliche Befund.*

Gelegentlich wird die harmlose **Hyperkeratose der Tonsillen** (und der Rachenschleimhaut) mit Pfropfbildung verwechselt.

8. Diphtheriebazillenträger mit verdächtigen Tonsillen sollen bei Erfolglosigkeit konservativer Behandlung tonsillektomiert werden, um die Streuungsgefahr für die Umgebung auszuschalten. Die Träger selbst sind durch den Eingriff nicht gefährdet.
9. Bei Lymphknoten-Tbc des Halses ist außer der Entfernung der kranken Lymphknoten auch die Tonsillektomie zu empfehlen, wenn die Tonsillen verdächtig sind.

Zurückhaltung mit der Tonsillektomie ist ratsam bei

1. Lebensalter über 60 und unter 3 Jahren. Vorsicht bei lymphatischen und allergischen Kindern! Kann man sich die Zeit aussuchen, so wählt man am besten den Monat Mai und schickt solche Kinder anschließend 3 Monate zur Umstimmung an die See. Im übrigen ist die Jahreszeit für die Vornahme des Eingriffs gleichgültig.
2. akuten Entzündungen;
3. hämorrhagischer Diathese, insbesondere Hämophilie (hier ist gegebenenfalls die Kryochirurgie angezeigt), aber auch während der Menses und der Gravidität;
4. chronischen, nicht fokal bedingten Herz- und Kreislauf- sowie Leber- und Nierenerkrankungen.

Chronische spezifische Infektionskrankheiten des Rachens

Die **Tuberkulose von Rachen- und Gaumenmandeln** macht am Organ selbst meist keine Beschwerden und oft auch keine charakteristischen Veränderungen. Sie ist mit Sicherheit höchstens durch *histologische Untersuchung* der entfernten Tonsillen diagnostizierbar. Einen Hinweis erhält man durch schmerzlose Schwellung der Halslymphknoten (Lymphome) unter dem Kieferwinkel oder kettenförmig vor, hinter und unter dem M. sternocleidomastoideus.

Die *Therapie* richtet sich nach dem Befund: Große einzelne Lymphome werden am besten operativ entfernt, bevor sie einschmelzen. Die Entfernung der herdverdächtigen Tonsillen sollte sich anschließen, wenn die histologische Untersuchung des entfernten Lymphoms den Verdacht der Tbc bestätigt. Selbstverständlich gehört dazu auch eine tuberkulostatische Behandlung.

Bei Miliartuberkulose und offener Lungen-Tbc kann eine fortschreitende *geschwürige Rachentuberkulose* entstehen. Die Geschwürsränder sind zackig bis girlandenförmig, die Ulzera flach und schmierig belegt. Neben die tuberkulostatische Therapie tritt die Schmerzbekämpfung durch Einblasen von Anaesthesin-Pulver oder Lutschen von Anaesthesin-Bonbons. Die *Prognose* ist abhängig von der Entwicklung der meist zugrundeliegenden Lungen-Tbc.

Eine **Lues des Rachens** kann sich in allen 3 Stadien entwickeln. Der seltene *Primäreffekt* sitzt gewöhnlich auf einer Tonsille (knorpelhartes Ulkus, indolentes Halslymphknotenpaket). Das Sekundärstadium zeigt die *Tonsillitis syphilitica* mit charakteristischen schleierartigen Belägen (cave Verwechslung mit einfacher chronischer Tonsillitis), später Papelbildung. Im Stadium III gibt es *Gummen* und nach deren Zerfall *Defekte* besonders im harten Gaumen. Nach der Ausheilung entstehen strahlige Narben. Die Diagnose wird durch serologische Untersuchung gesichert. In der Histologie gibt es gelegentlich Schwierigkeiten mit der Abgrenzung zur Tuberkulose.

Die **Aktinomykose** des Rachens kann entstehen, wenn der in der normalen Rachenflora oft enthaltene Actinomyces Israeli durch Verletzungen ins Bindegewebe gelangt und hier günstige anaerobe Wachstumsbedingungen vorfindet. Es ist aber auch eine exogene Infektion möglich. Die Glandula submandibularis und die Zähne sind die häufigsten Ausgangspunkte. Zunächst entstehen gewöhnlich bretthart, wenig schmerzhafte Infiltrate unterhalb des Unterkiefers. Diese erweichen, brechen nach außen durch und sondern hartnäckig ab.

Differentialdiagnostisch kommmen in Betracht: Tumoren, Tuberkulose, Gummen, chronische Osteomyelitis des Unterkiefers sowie andere Mykosen. Die *Diagnose* wird durch mikroskopischen Nachweis von Pilzdrusen im Eiter und in der Kultur gesichert.

Die *Therapie* besteht in Entleerung von Abszessen, Röntgenbestrahlung und Applikation einer Penicillin-Sulfonamid-Kombination. Der Verlauf ist meist langwierig.

D. Tumoren in Mund, Epi- und Mesopharynx

1. Mund

Die häufigsten *gutartigen* Tumoren der Mundschleimhaut sind kleine **Papillome**. An Gaumenbögen und Zäpfchen machen sie keinerlei subjektive Symptome. Am Zungenrand oder an der Zungenspitze können sie durch Aufbeißen oder durch Auffälligkeit zu Beschwerden führen. Ihre Entfernung macht keine Schwierigkeiten.

Unter den *bösartigen* Geschwülsten ist das **Karzinom** die häufigste. Es kann von der Schleimhaut der Wange, der Alveolarfortsätze oder der Zunge ausgehen und auf dem Boden einer Leukoplakie entstehen. *Symptome* sind zunächst umschriebenes Brennen und Fremdkörpergefühl.

Karzinome der Zunge behindern deren Beweglichkeit. Sitzen sie am Zungengrund, so verursachen sie auch ins Ohr ausstrahlende Spontan- und Schluckschmerzen. Da das Zungenkarzinom meist mehr infiltrierend als exophytisch und ulzerierend wächst, so liegt das Schwergewicht bei der Untersuchung nicht bei der Inspektion, sondern bei der Palpation.

Die *Behandlung* der Karzinome im Mundbereich besteht in *radikaler Operation*, wo diese möglich ist. Oft sind dazu umfangreiche Plastiken notwendig. Röntgenbestrahlung folgt nach. Zungengrundgeschwülste werden oft erst in fortgeschrittenem Stadium diagnostiziert, wenn eine radikale Operation nicht mehr möglich ist. Man muß sich dann auf Radiumspickung oder Röntgenbestrahlung beschränken.

Die *Prognose* der Karzinome im Mundbereich und insbesondere des Zungenkarzinoms ist im allgemeinen schlecht. Bei ausgedehnten inoperablen Tumoren kann man nur durch Tracheotomie das Ersticken und durch Gastrostomie (Witzel-Fistel) das Verhungern verhüten. Die Patienten leiden unter Speichelfluß, Fötor, Verschlucken, starken Otalgien, werden zunehmend kachektisch und schließlich durch eine Pneumonie oder eine Arrosionsblutung von ihrem Leiden erlöst.

2. Epipharynx (Nasopharynx)

Gutartige Tumoren des Nasen-Rachen-Raumes sind recht selten: das **Neurofibrom**, das **Kraniopharyngeom**, das **Chordom**.

Unter den zumindest histologisch gutartigen Tumoren des Nasen-Rachen-Raumes ist das fibrös-angiomatöse harte **juvenile Nasen-Rachen-Fibrom** am bekanntesten. Es kommt nur beim männlichen Geschlecht vor und beginnt um das 8.–10. Lebensjahr herum durch *Frühsymptome* erkennbar zu werden: Einziehung der Trommelfelle mit Schalleitungsstörungen als Zeichen einer Verlegung der Tubenostien, Bewegungsstörungen des Gaumensegels mit offenem oder gemischtem Näseln (vgl. S. 216), später bei Verlegung des Nasen-Rachen-Raumes geschlossenes Näseln und bei weiterer Entwicklung Blutungen aus Rachen und Nase sowie Kopfschmerzen. Die postrhinoskopische Untersuchung läßt eine graurötliche Geschwulst unter intakter Schleimhaut erkennen. Die für die Rachenmandel typische *Faltenstruktur fehlt*. Auf der Oberfläche des meist knolligen Tumors sind *Gefäße* oder Blutungsstellen sichtbar. Die Röntgenaufnahme in verschiedenen Richtungen gibt Aufschluß über die Ausdehnung. Da der Tumor vom Rachendach aus in die Flügelgaumengrube, in die Nase, die Nebenhöhlen und die Augenhöhle, ja auch in die Hirnschädelhöhle mit entsprechenden Verdrängungserscheinungen einwachsen kann, so ist er *klinisch als bösartig* anzusehen.

Angesichts seiner histologisch „gutartigen" Struktur kommt als *Therapie* deshalb nur die operative Entfernung in Frage. Wegen der unvorhersehbaren Schwierigkeiten sollte das nur in einer auf alle Zwischenfälle vorbereiteten klinischen Abteilung geschehen. Gelingt die Entfernung nicht radikal, so muß bei Rezidiven manchmal mehrfach eingegriffen werden, bis das weitere Wachstum – gewöhnlich etwa vom 20. Lebensjahr ab – von selbst aufhört. Unbehandelt kann die Krankheit durch Verblutung oder endokranielle Komplikationen tödlich enden. Eine massive Blutung kann aber auch zum Tode führen, wenn unter der Fehldiagnose „vergrößerte Rachenmandel" der Versuch einer Adenotomie gemacht wird.

Maligne Tumoren des Epipharynx gibt es bei Kindern (Sarkome!) und Erwachsenen. Karzinome sind etwa doppelt so häufig wie Lympho- und Retothelsarkome. Eine Mittelstellung nimmt der lymphoepitheliale Schmincke-Tumor ein, der wegen seiner Wirbelmetastasen gefürchtet ist.

Symptome: Da es sehr früh zur Metastasierung in den Lymphknoten hinter und unter dem M. sternocleidomastoideus kommt, ist eine an dieser Stelle tastbare Schwellung nicht selten das erste Zeichen eines Epipharynxtumors. Der Tumor selbst kann, z. B. bei Sitz in der Rosenmüllerschen Grube, so klein sein, daß er sonst keinerlei Symptome macht. Auch bei etwas größerer Ausdehnung sind die Symptome zunächst noch uncharakteristisch: Schnupfen, Behinderung der Nasenatmung, Tubenmittelohrkatarrh mit oder ohne Transsudat im Mittelohr. Erst bei größerer Ausdehnung des Tumors zur Flügelgaumengrube kommt es zu Trigeminusneuralgien, später zu Augenmuskellähmungen, Sehstörungen und Lähmungen der Hirnnerven IX–XII (Syndrom des Foramen jugulare).

Die *Diagnose* wird durch Postrhinoskopie und Probeexzision aus dem Tumorgebiet, evtl. aus den Metastasen, gestellt.

Therapie: Wegen der zunächst geringen örtlichen Beschwerden kommen die Kranken meist erst spät in die Hand des Kundigen. Beim *Karzinom* erstrebt man die möglichst vollständige Entfernung des Primärtumors und aller klinisch manifesten Lymphknotenmetastasen (sog. Neck-dissection). Immer wird eine zusätzliche Bestrahlung der Gegend des Primärtumors und des Halses angewendet (Gammatron). Beim *Sarkom* kann man sich wegen der meist guten Strahlenempfindlichkeit auf die radiologische Therapie beschränken.

Die *Prognose* ist im allgemeinen schlecht. Die Überlebenschance über 5 Jahre liegt bei 15%, bei Frühbehandlung vor Auftreten von Metastasen vielleicht etwas besser.

3. Mesopharynx (Oropharynx)

Als *gutartige* Geschwülste treten gelegentlich die bei der Mundschleimhaut schon genannten kleinen **Fibrome** und **Papillome** auf, die gestielt am Gaumen, an den Gaumenbögen oder den Tonsillen sitzen.

Für die *bösartigen* Geschwülste, die **Karzinome** und die **Lympho- und Retothelsarkome** der Tonsillen gilt das gleiche wie für den Epipharynx. Sarkome gibt es schon bei kleinen Kindern, die zahlenmäßig überwiegenden Karzinome werden vorwiegend im 6.–7. Lebensjahrzehnt beobachtet.

Die *Symptome* sind anfangs uncharakteristisch: einseitige Schluckbeschwerden, später ins Ohr ziehende Spontan- und Schluckschmerzen (N. glossopharyngicus). Bei Zerfall des Tumors entstehen Fötor und Spontanblutungen. Früh kommt es zur Metastasierung, zunächst im Kieferwinkel, nicht selten aber auch früh zu Fernmetastasen.

Die *Diagnose* ergibt sich aus Inspektion und histologischer Untersuchung. Bei Verdacht auf Tumor einer Tonsille wird diese am besten gleich vollständig entfernt. Karzinome bedingen meist eine Verhärtung auch der Tonsillenumgebung (Fehldiagnose Peritonsillarabszeß, der beim alten Menschen selten ist!) sowie eine Ulzeration der Tonsille. Beim Sarkom sind Verhärtungen und Geschwürsbildungen nicht die Regel.

Differentialdiagnose: a) Fehlt eine Ulzeration, sind auszuschließen: unspezifische Hyperplasie der Tonsille, großfollikuläres Lymphoblastom Brill-Symmers, Lymphogranulomatose, Peritonsillitis, Gumma, tuberkulöser Primärinfekt. b) Bei Ulkusbildung ist zu denken an Angina Plaut-Vincent, Agranulozytose, Leukämie, Granuloma gangraenescens, luischen Primäreffekt, ulzerierende tuberkulöse Entzündung.

Therapie: Findet sich in der zur Untersuchung entfernten Tonsille ein Sarkom, so wird anschließend nur noch bestrahlt. Beim Karzinom wird bei tastbar vergrößerten regionären Lymphknoten die radikale *Neck-dissection* ausgeführt und anschließend Tumorgebiet und Hals bestrahlt.

Die *Prognose* verschlechtert sich erheblich, wenn die Geschwulst die Tonsillenbucht überschritten hat (Überlebenschance sinkt von 35% auf 5–0%). Die frühzeitige Diagnose ist also von entscheidender Bedeutung.

E. Erkrankungen der Speicheldrüsen (Sialopathien)

Die Verletzungen der Glandula submandibularis und sublingualis wurden auf S. 152 schon erwähnt. **Verletzungen der Glandula parotis** sind deshalb unangenehmer als die der genannten Drüsen, weil sich nach außen führende Fisteln infolge der Speichelsekretion nicht schließen. Der beim Essen auftretende Speichelfluß über die Wange ist lästig und unästhetisch. Man kann die Sekretion auf zweierlei Weise ausschalten:
a) Am einfachsten ist die Durchtrennung der vom N. auriculotemporalis kommenden sekretorischen Fasern zwischen Gehörgangsvorderwand und hinterem Parotisrand.
b) Auch die Röntgenbestrahlung kann zur Inaktivierung der Drüse führen.
Nach Aufhören der Sekretion pflegt auch die Fistel sich zu schließen.

Die klinisch wichtigsten Erkrankungen der Speicheldrüsen kann man in vier Gruppen einteilen:
1. Entzündungen (Sialadenitiden)
2. Speichelsteine (Sialolithen)
3. Geschwülste (Sialome)
4. Reaktive Veränderungen bei einer Grundkrankheit außerhalb der Speicheldrüsen (Sialosen).

Das *Leitsymptom* aller Speicheldrüsenerkrankungen ist die *Schwellung* oder Vergrößerung der betroffenen Drüsen. Meist läßt auch der *Speichelfluß* nach. Zu den einzelnen Erkrankungsgruppen ist zu sagen:

1. Die Sialadenitiden

Sie können nichteitrig oder eitrig sein. Unter den *nichteitrigen* Entzündungen ist die bekannteste die durch Virusinfektion hervorgerufene **Parotitis epidemica** (Mumps), die in 20% neben oder ohne Parotis auch die andern Speicheldrüsen befallen kann.

Die *eitrigen* bakteriellen Entzündungen entstehen durch Keimeinwanderung von der Mundhöhle her. Für die Entzündung der Parotis auf diesem Wege ist entscheidend eine allgemeine Abwehrschwächung, wie sie bei Störungen des Wasserhaushaltes mit Einschränkung der Speichelproduktion, nach Operationen und bei körperlichem Verfall *(marantische Parotitis)* eintritt.

Die eitrige Entzündung bei Sialolithiasis betrifft meist die Glandula submandibularis.

Klinisch sind für die akute eitrige Sialadenitis typisch: druckschmerzhafte Schwellung der Drüse, Spannungsschmerz, Rötung der Papille mit Austritt getrübten oder eitrigen Speichels auf Druck, später Erweichungen in der Drüse mit Zeichen des beginnenden Durchbruches nach außen.

Differentialdiagnostisch abzugrenzen sind bei Schwellungen im Parotisbereich: Tragusabszeß bzw. Gehörgangsfurunkel, Kiefergelenksarthritis, Dentitio difficilis,

Masseterhyperplasie, tiefsitzende Sarkome mit Lymphödem; bei Schwellung im Mundbodenbereich: Angina Ludovici (Mundbodenphlegmone), Aktinomykose, Lymphadenitis (spezifisch und nicht spezifisch), Tumoren der Zungenwurzel.

Therapie: hohe Penicillin-Dosen, Prednisonpräparate, medikamentöse Anregung des Speichelflusses (Mestinon), bei der postoperativen Parotitis Röntgenreizbestrahlung. Besteht bereits eine Einschmelzung, muß inzidiert werden.

Chronische Entzündungen mit rekurrierender Parotisschwellung können auf dem Boden einer Gangmißbildung (kugelige Ektasien) oder möglicherweise auch als Ausdruck einer Kollagenerkrankung entstehen.

Die **Tuberkulose** befällt primär die Lymphknoten innerhalb der Drüsen, vorwiegend der Parotis, seltener das Parenchym selbst. Sie muß besonders von Mischtumoren abgegrenzt werden. Ihre Therapie ist meist chirurgisch.

2. Speichelsteine

Sie kommen fast nur bei Erwachsenen vor und entstehen überwiegend in der *Gl. submandibularis.*

Typische Symptome: Anschwellung der betreffenden Drüse mit starkem Spannungsschmerz beim Essen, später durch Entzündung bleibende Schwellung, harte Resistenz im Gang bei bimanueller Palpation bzw. Sondierung, Konkrementschatten im Röntgenbild, Aussparung im Sialogramm. Die differentialdiagnostisch auszuschließenden Phlebolithen des Mundbodens liegen immer außerhalb der Drüsengänge.

Therapie: Ein konservativer Behandlungsversuch durch Anregen des Speichelflusses (z. B. Mestinon) ist nur bei kleinen Konkrementen sinnvoll. Bei Erfolglosigkeit muß der Stein operativ entfernt werden. Bei Parotissteinen genügt fast immer die Gangschlitzung. Bei Submandibularissteinen reicht die Gangschlitzung nur aus, wenn das Konkrement vorne nicht allzu weit von der Papille sitzt. Sonst, insbesondere bei rezidivierender Steinbildung und stärkerer Entzündung, wird die ganze Drüse von außen exstirpiert. Gangschlitzungen weit hinten können den *N. lingualis* schädigen, der den Gang kreuzt. Auch bei der Entfernung der Drüse muß auf diesen Nerven geachtet werden.

3. Tumoren der Speicheldrüsen

Man kann 3 Gruppen unterscheiden:
a) gutartige Sialome (Adenome, papilläre Zystadenome), die etwa 6% ausmachen;
b) potentiell bösartige Sialome (pleomorphe Adenome = Mischtumoren, Mukoepidermoide und Zylindrome). Sie bilden die zahlenmäßig bedeutendste Gruppe;
c) bösartige Geschwülste (Karzinome), etwa 20%.

Die Entscheidung, ob ein Speicheldrüsentumor gutartig oder bösartig ist, kann in den meisten Fällen weder allein klinisch noch ausschließlich histologisch getroffen werden, sondern nur durch kritische Gesamtschau von Gewebsbild und klinischem Verhalten. Zylindrome erweisen sich trotz des unverdächtigen Gewebsbildes klinisch in bis zu 80% als maligne; Mischtumoren entarten etwa zu $^1/_5$ karzinomatös.

Die *histologische Beurteilung* des Mischtumors ist nicht einfach, enthält er doch epitheliale (drüsige) und mesenchymale (Knorpel, Knochen) Elemente nebeneinander.

Therapie: Beim Parotismischtumor genügt die Enukleation allein nicht, denn es besteht die Gefahr eines Rezidivs mit verstärkter Entartungsneigung. Therapie der Wahl ist die *subtotale Parotidektomie* unter Erhaltung des N. facialis. Der Nerv verläuft ja zwischen dem oberflächlichen und tiefen Lappen der Drüse und läßt sich gut präparieren. Beim Karzinom und Zylindrom muß der Nerv in der Regel ganz oder teilweise geopfert werden. Kann mit einer Dauerheilung gerechnet werden, ist später der plastische Wiederaufbau der Fazialisäste vorzunehmen.

Die Ausräumung der lateralen Halslymphknoten in Form der Neck-dissection ist oft beim Karzinom und Zylindrom notwendig.

4. Sialosen

Als Sialosen bezeichnet man Veränderungen der Speicheldrüsen, besonders der Gl. parotis, die nur Reaktion auf einen übergeordneten allgemeinen Krankheitsprozeß sind, z. B. im rheumatischen Formenkreis, (Sjögren-Syndrom), beim M. Boeck (Febris uveoparotidea Heerfordt), unter den hormonellen Störungen (Diabetes mellitus, Keimdrüsenunterfunktion), schließlich bei den Mangelkrankheiten (chronischer Eiweißmangel) und neurogenen Störungen.

Klinisch sind die Sialosen durch chronisch rezidivierende Schwellungen meist der Gl. parotis beider Seiten gekennzeichnet.

Therapeutisch steht die Behandlung der Grundkrankheit im Vordergrund. Sjögren-Syndrom und Heerfordt-Syndrom sollen auf Cortison und ACTH reagieren.

Das sog. **Mikulicz-Syndrom,** die symmetrische Schwellung der Tränen- und Mundspeicheldrüsen, ist ein Symptomenkomplex uneinheitlicher Ätiologie. Entzündungen einschließlich rheumatisch-allergischer Vorgänge (= Sjögren-Syndrom), Sialosen sowie Tumoren kommen als Ursache in Frage.

Ösophagus

I. Anatomie und Physiologie

Der Ösophagus ist ein Schleimhautmuskelschlauch von etwa 25 cm Länge, der die Verbindung zwischen Hypopharynx und Magen herstellt und normalerweise lediglich der Speisenbeförderung nach unten dient. Für die endoskopische Untersuchung sind besonders die 3 physiologischen Engen wichtig.

1. Enge: Sie liegt am Ösophaguseingang, in Höhe des Ringknorpels und des VI. Halswirbelkörpers. Die Ringmuskulatur bildet hier einen Verschlußmechanismus (Ösophagusmund). Die entsprechenden Muskelfasern (M. cricopharyngicus des unteren Schlundschnürers) entspringen an der Ringknorpelplatte. Die oberen Fasern ziehen leicht aufwärts (Pars obliqua), die unteren horizontal nach hinten (Pars fundiformis = Killianscher Schleudermuskel).
Zwischen Pars obliqua und Pars fundiformis liegt eine schwache Stelle der Ösophaguswand (Killian- oder Lannier-Hackerman-Spatium). Von hier nimmt unter entsprechenden Bedingungen das Zenkersche Pulsionsdivertikel seinen Ausgang (nicht von dem unterhalb der Pars fundiformis gelegenen Laimerschen Dreieck).

2. Enge: In Höhe des IV. Brustwirbelkörpers und der Bifurkation der Trachea wird das Lumen der Speiseröhre durch den Aortenbogen von links vorne her leicht eingeengt, ohne daß man von einer wirklichen Stenosierung sprechen kann. Diese Gegend ist eine Prädilektionsstelle der sog. Traktionsdivertikel (Nähe der Hiluslymphknoten).

3. Enge: Sie beginnt in Höhe des XI. Brustwirbelkörpers an der Durchtrittsstelle der Speiseröhre durch das Zwerchfell und reicht bis zur Kardia.

II. Untersuchung der Speiseröhre

Anamnese: Typisch für Veränderungen am Ösophagus sind tiefsitzende Schluckstörungen sowie Spontan- und Schluckschmerzen. – Störungen des ösophagealen Teils des Schluckaktes können bedingt sein durch:
1. Verlegung des Lumens,
2. motorische Störungen.
1. Das Lumen kann verlegt sein
a) durch **Mißbildungen** wie Atresie des Ösophagus (oft mit Ösophagotrachealfistel kombiniert) oder angeborene Stenose (selten).

b) durch Narben als Folge von **Verletzungen,** durch *Fremdkörper* oder *Verätzung,* oder als *Bestrahlungsfolge.*
c) durch den **Fremdkörper** selbst
d) durch ein **Pulsionsdivertikel.**
e) durch einen **Tumor.**
2. Motorische Störungen können hyperkinetischer oder atonischer Art sein (Achalasie bzw. Kardiospasmus und Krämpfe der Pars fundiformis des M. constrictor pharyngis inferior).

Neben Erkrankungen von Ösophagus und Hypopharynx selbst können natürlich auch Nachbarschaftserkrankungen Stenoseerscheinungen bedingen (retrosternale Struma, Aortenaneurysma, Kyphoskoliose, Mediastinaltumoren und -schwarten, Ösophagusvarizen bei Pfortaderstauung).

Typische *anamnestische Angaben* bei Speiseröhrenerkrankungen sind:
1. Langsam zunehmende Schluckhemmung, zunächst nur für größere Bissen, bis schließlich nur noch Flüssigkeit hindurchgeht (Neoplasmen, Narbenstrikturen, quellbare Fremdkörper).
2. Zunächst anscheinend unbehinderte Nahrungsaufnahme, dann Druckgefühl, Regurgitieren von Nahrung, Räusperzwang, Hustenreiz durch Überlaufen des gestauten Nahrungsbreies in den Kehlkopf (tiefsitzende Stenose, wie 1).
3. Plötzliche, völlige Schluckhemmung mit Druckgefühl (Fremdkörper, besonders bei schon bestehender Stenose).
4. Inkonstante, plötzliche Unterbrechung des Schluckaktes, teilweise mit krampfartigem Schmerz in Höhe des Mageneinganges, die sich spontan wieder löst = Achalasie (Kardiakarzinom ausschließen!).
5. Steckenbleiben von gröberen Speisen im Hals, glucksende Geräusche beim Schlucken, Regurgitieren nicht verdauter Speisen längere Zeit nach dem Essen, Räusper-Hustenreiz (Hypopharynxdivertikel).
6. Verschlucken mit Hustenanfall: bei Larynxödem, Ösophagotrachealfistel (fast immer angeboren), Hypopharynxkarzinom, Lähmung von Hirnnerven (N. IX und X), Halsrippe mit Verlängerung des Proc. styloideus kombiniert (Heben des Kehlkopfes beim Schlucken nicht möglich).

Schluckschmerzen im Bereich der Speiseröhre entstehen meist durch einen Fremdkörper. Ist die Wand des Ösophagus durchspießt, kann es zur Mediastinitis kommen. Es wird dann auch über zwischen die Schulterblätter ausstrahlende Schmerzen geklagt. Die krampfartigen Schmerzen beim Kardiospasmus können sehr stark sein, sind aber kein Alarmzeichen. Ösophagitis acuta und Ulcus oesophagi als weitere autonome Schmerzursachen sind, außer bei Verätzungen und Verbrühungen, recht selten. Schließlich bedingen auch ulzerierte Tumoren Spontan- und Schluckschmerzen. Von den Nachbarschaftserkrankungen führen Pleuritis, Strumitis acuta und Entzündung der Gebilde des Mediastinums zu Schluckschmerzen.

Röntgenuntersuchung: Die Röntgenbreipassage mit Durchleuchtung in mindestens 2 Ebenen ist für die Beurteilung von Motilität, Schleimhautrelief und Weite der Speiseröhre unerläßlich. Das Vorhandensein von Röntgenaufnahmen des Ösophagus erleichtert auch die Ösophagoskopie, da man bereits weiß, an welchen Stellen man besonders achtgeben muß.

Die **Ösophagoskopie** erlaubt die eingehende direkte Besichtigung der bei der Spiegeluntersuchung nicht übersehbaren Teile des Hypopharynx und die Beurteilung der Speiseröhre. Für eine Reihe von Speiseröhrenerkrankungen genügt die einfache Inspektion zur Diagnosestellung (Fremdkörper, Ösophagusvarizen, Narbenstenosen, Abriß des Ösophagus), bei anderen ist zusätzlich eine Sondierung und Kontrastmittelinstillation notwendig (Ösophagobronchialfisteln), und bei solchen mit Verdacht auf granulomatösen oder tumorösen Prozeß schließlich müssen Probeexzisionen entnommen werden. Die Möglichkeit der Gewebsentnahme ist ein entscheidender diagnostischer Vorteil der Endoskopie vor der Röntgenuntersuchung.

III. Krankheiten der Speiseröhre

Die **therapeutische Bedeutung** der Ösophagoskopie ist am größten bei den **Fremdkörpern,** die meist versehentlich, beim Essen oder durch plötzliches Erschrecken, bei Kindern auch während des Spielens verschluckt werden. Größere *stumpfe Fremdkörper* bleiben fast ausschließlich in der 1. Enge stecken. Bei Kindern sind es meist Münzen, bei Erwachsenen Zahnprothesenteile oder gröbere Fleischbrocken (besonders in einer Stenose).

Spitze Fremdkörper (Nadeln, Nägel, Reißzwecken, Knochen, Gräten) sind gefährlicher, da sie die Wand der Speiseröhre bzw. des Hypopharynx durchspießen und eine lebensbedrohliche *Mediastinitis* auslösen können. Solche spitzen Gegenstände können natürlich an jeder Stelle der oberen Speisewege steckenbleiben, nicht nur in den physiologischen Engen. Vor der Endoskopie sollten immer Röntgenaufnahmen von Hals und Ösophagus (Leeraufnahmen) in 2 Ebenen angefertigt werden. Schattengebende Fremdkörper können so schon geortet werden. Eine Luftansammlung in den prävertebralen Weichteilen beweist eine Perforation des Hypopharynx oder Ösophagus; eine deutliche Verbreiterung dieses Weichteilschattens ist Zeichen einer Periösophagitis oder Mediastinalphlegmone nach Perforation, ein Pneumothorax ebenfalls ein Zeichen einer (tiefen) Perforation.

Indikationen für die operative Eröffnung des Hypopharynx bzw. der Speiseröhre von außen sind:

1. die seltenen Fälle, bei denen der Fremdkörper endoskopisch nicht entfernt werden kann (starke Schwellung, unglücklich eingekeilter oder eingespießter Gegenstand, Narbenstenose durch veralteten Fremdkörper);
2. eine Wandperforation durch Fremdkörper oder Extraktionsversuch mit
    a) Gefäßarrosion (besonders A. thyreoidea caudalis. Es sind aber auch schon Verletzungen der Aorta vorgekommen);
    b) Periösophagitis oder Mediastinitis, Pneumothorax. Punktförmige Wandverletzungen, die noch nicht zu einer entzündlichen Reaktion der umgebenden Weichteile geführt haben, können unter antibiotischer Behandlung und Sondenernäh-

rung oder Infusionsernährung noch abheilen, ohne daß die Operation von außen notwendig wird. Patienten, bei denen der Verdacht auf eine perforierende Wandverletzung der oberen Speisewege besteht, müssen unbedingt stationär aufgenommen werden!

Achalasie. Das Wort bedeutet „Nichtlockerung" oder „Nichtöffnung". Man meint damit: anstatt sich zum Durchtritt der Speise zu öffnen, tritt an bestimmten Stellen ein krampfartiger Verschluß des ösophagealen Muskelschlauches ein. Die nachdrängende peristaltische Kontraktionswelle setzt mit dem von ihr beförderten Schluckgut den Ösophagusabschnitt oberhalb des pathologischen Verschlusses unter Druck. So kann es oberhalb des Killianschen Schleudermuskels zur Ausbuchtung der schwachen Wandstelle und allmählich zur Ausbildung eines Divertikels, oberhalb der Kardia zu allgemeiner Erweiterung des Ösophagus kommen.

Die charakteristischen Symptome des **Hypopharynxdivertikels** (Zenkersches Pulsionsdivertikel) wurden schon genannt. Der Divertikelbildung gehen nicht selten klinische Zeichen eines Speiseröhrenkrampfes zeitlich lange voraus. Hastiges Schlucken grober Bissen soll neben Achalasie und schwacher Wandpartie des Killianschen Raumes ebenfalls ein pathogenetischer Faktor sein. – Bei der Kehlkopfspiegelung sieht man häufig einen See schaumigen Sekretes im Sinus piriformis. Im *Röntgenbild* läßt sich das Divertikel mittels Kontrastbrei gut darstellen. Bei sehr großen Divertikeln wird die Nahrungsaufnahme durch Kompression der Speiseröhre hochgradig erschwert (Gewichtsabnahme bis zur Kachexie).

Therapie: Beim ersten Beginn der Divertikelbildung wird man versuchen, durch Spasmolytika sowie medikamentöse und suggestive Sedierung die Fehlsteuerung des Schluckaktes zu korrigieren. Meist bekommt man die Kranken aber erst zu sehen, wenn das Divertikel so groß geworden ist, daß man operativ eingreifen muß. Ein wichtiger Bestandteil der *Operation* ist die *Durchtrennung des Killianschen Schleudermuskels,* auf dessen Dysfunktion die Entstehung des Divertikels zurückgeführt wird. Man kann das auf 2 Zugangswegen machen: Bei der Freilegung von außen, welche die meisten Operateure vorziehen, kann zugleich der Divertikelsack freigelegt und (bei geringer Größe) eingestülpt oder (bei größerer Ausdehnung) abgetragen werden. Bei endoskopischem Vorgehen wird die zwischen Ösophagus und Divertikelsack bestehende, durch den Schleudermuskel gebildete „Schwelle" durchtrennt und damit bei gutem Gelingen das Divertikel in den Speiseschlauch mit einbezogen. Nach Wegfall der Pulsion pflegt der Sack dann zu schrumpfen.

Die Ursache der eigentlichen *Achalasie* im engeren Sinne, des sog. **Kardiospasmus,** ist noch nicht endgültig geklärt.

Bei der *Röntgenuntersuchung* findet man eine Dilatation des Ösophagus sowie einen Kontrastmittelstop im Kardiabereich, der nach einiger Zeit verschwindet. Die Struktur der Schleimhautfalten ist unverändert.

Differentialdiagnostisch muß ein Kardiakarzinom oder hochsitzendes Magenkarzinom ausgeschlossen werden. Die Ösophagoskopie ist deshalb als ergänzende diagnostische Maßnahme unerläßlich.

Therapeutisch wird nach vergeblichem konservativem Behandlungsversuch mit Spasmolytika und Sedierung die Kardiadehnung mit dem Starckschen Dilatator ausgeführt. Erst wenn die Dehnung mehrmals erfolglos war, kommen chirurgische Eingriffe an der Kardia in Frage.

Narbenstenosen des Ösophagus nach Verätzungen liegen meist in der 1. Enge oder im unteren Abschnitt. Bei der Untersuchung ergänzen sich Röntgenkontrastdarstellung und Ösophagoskopie.

Die *Behandlung* besteht im Aufbougieren der Stenosen. Das erfordert oft große Geduld von Arzt und Patient.

Das **Karzinom der Speiseröhre** ist häufig (etwa 7% aller Malignome überhaupt). Es tritt vorwiegend im 7. Lebensjahrzehnt auf und ist bei Männern häufiger. Das mittlere Drittel der Speiseröhre wird bevorzugt befallen. Histologisch handelt es sich meist um Plattenepithelkarzinome. Medullär-exophytisches Wachstum ist häufiger als der Szirrhus.

Die *röntgenologische Verdachtsdiagnose* gründet sich auf den Nachweis einer trichterförmigen, starren Stenose, eines Schleimhautfaltenabbruches oder eines Füllungsdefektes. Sie wird durch die *Ösophagoskopie* durch Augenschein und *Probeexzision* erhärtet.

Therapie: Beim Ösophaguskarzinom kommen Resektionen selten in Frage. Radiologische Maßnahmen stehen im Vordergrund. Die absoluten Heilungsziffern werden zwischen 1 und 7% angegeben. Gelegentlich wird der Otologe zum Einbringen von Radium- oder Kobalteinlagen mittels Endoskopie herangezogen.

Wird die Stenose der Speiseröhre durch Tumorwachstum, Strahlenreaktion oder Narbenstenose nach Bestrahlung so hochgradig, daß dem Patienten der Hungertod droht, läßt sich das Anlegen einer Magenfistel nicht umgehen.

Kehlkopf

I. Funktionelle Anatomie

Als im Laufe der biologischen Entwicklung Lebewesen aus ihrem ursprünglichen Element, dem Wasser, aufs feste Land übersiedelten, da veränderte sich auch die Art der Sauerstoffaufnahme. An die Stelle der Kiemenatmung trat die Lungenatmung. Da aber nur *ein* gemeinsamer Zugangsweg für den Ernährungstrakt und den neuen Atemapparat zur Verfügung stand, so mußte zugleich eine Möglichkeit geschaffen werden, die tieferen Atemwege während des Schluckaktes vom Speiseweg abzuschließen. Das geschah durch die Bildung eines zunächst einfachen muskulären Sphinkters am Boden des Pharynx. Diese primitive „Glottis" findet man noch heute beim Lungenfisch. Aus dem rein reflektorisch gesteuerten Sphinkter entwickelte sich dann allmählich im Laufe der Jahrmillionen bei vielen Tieren und beim Menschen das komplizierte Gebilde des Kehlkopfes. Seine Bewegungen gerieten bis zu einem gewissen Grade unter die Herrschaft des Willens. Dabei entwickelte sich auch die Fähigkeit, den Verschluß auf die Ebene der Stimmlippen zu beschränken – auf denjenigen Teil des Kehlkopfes, den man heute als Glottis bezeichnet. So entstand bei vielen Tieren und beim Menschen die Möglichkeit zur Stimmbildung. Die Stimme war ursprünglich wohl nur ein Ventil für die Affektentladung und ein Vollzugsorgan im Rahmen angeborener Verhaltensweisen. Das ist sie für viele Lebewesen auch heute noch (Warn- und Lockrufe, Revierabgrenzung der Vögel, Paarung). Der Mensch aber lernte darüber hinaus nach entsprechender Entwicklung seines Gehirns, die Stimme als Hilfe zur sprachlichen Verständigung und als künstlerisches Ausdrucksmittel zu benützen. Da aber die ursprüngliche Funktion als Sphinkter auch weiter notwendig bleibt, so kann man heute eine „primitive" von einer „sublimen" Funktion des menschlichen Kehlkopfes unterscheiden.

1. Die **primitive Funktion** besteht in Öffnung und Verschluß. Der Kehlkopf steht bei der Atmung offen oder erweitert sich in der Glottisebene aktiv. Die Notwendigkeit zum Verschluß ergibt sich unter zwei Bedingungen:

a) Beim **Schlucken** muß das Eindringen von Speichel und Speise in die unteren Luftwege verhindert werden. Dazu verschließt sich der Kehlkopf am Kehlkopfeingang, in der Ebene der Taschenfalten oberhalb der Stimmlippen und wohl auch in der Stimmlippenebene (Glottis im engeren Sinne). Außerdem wird der ganze Kehlkopf nach oben und vorn gezogen und duckt sich gleichsam unter den Zungengrund. Das ist als Bewegung des „Adamsapfels" von außen leicht zu beobachten. Dabei legt sich – was aber zum Verschluß nicht unbedingt notwendig wäre – der Kehldeckel über den Kehlkopfeingang. Durch die Versetzung des Kehlkopfes nach vorn erweitert sich hinter ihm der Hypopharynx. So gleitet dann die Speise leicht über den Kehlkopf hinweg und seitlich an ihm vorbei in die Speiseröhre. Diese reflexartig ablaufende Bewegung des Kehlkopfes und im Kehlkopf ist eingebaut in das Zusammenwirken der ganzen Organgemeinschaft mit Zungen- und Rachenmuskulatur, die an dem komplizierten Vorgang des Schluckaktes teilnimmt.

b) Das letztere gilt im Prinzip auch für die andere Schutzfunktion, an welcher der Kehlkopf beteiligt ist: die Entfernung von Fremdkörpern aus den unteren Luftwegen durch den **Hustenreflex**. Ob es sich nun um Sekret in den tieferen Luftwegen bei Entzündungen, um eingedrungene Speiseteile oder sonstige feste Fremdkörper oder um die Einatmung reizender gasförmiger Stoffe handelt: ausgelöst durch die sensible Reizung verschließt sich der Kehlkopf, die Atemmuskulatur setzt die unter ihm befindliche Luftsäule unter Druck, und bei plötzlicher Öffnung des Verschlusses kann das Störende durch Hustenstoß im Luftstrom mit nach oben und außen gerissen werden. Beim „Hüsteln" kann sich der Verschluß auf die Glottis beschränken. Schlucken, Husten (und Pressen) können zwar auch vom Willen in Gang gesetzt werden. Auf das Zusammenspiel im einzelnen hat aber der Wille einen nur sehr beschränkten Einfluß.

2. Anders ist das bei der sublimen Funktion der **Stimmbildung** beim Sprechen und Singen. Hier sind Tonhöhe, Lautstärke, Melodie und damit der „Ausdruck" der Stimme doch sehr wesentlich abhängig vom Willen, vom Intellekt, von Vorstellungen, Empfindungen und Gefühlen. Auch hierbei wirkt eine Funktionsgemeinschaft zusammen: Lunge und tiefere Luftwege als Blasebalg, die Stimmlippen als „Glottisgenerator" zur periodischen Unterbrechung des austretenden Luftstromes, die Resonanzräume oberhalb und unterhalb der Glottis zur Bildung von Timbre und Volumen des entstehenden Klanges. Wenn zwar auch hierbei die Einzelbewegung nicht so deutlich in die kinästhetische Empfindung eingeht wie etwa die Bewegung eines Fingers, so ist die Stimme doch in hohem Maße der Schulung fähig. Solche Stimmstörungen, die von der steuernden Psyche ausgehen, sind deshalb auch der Übungsbehandlung zugänglich.

Die anatomische Struktur

Sie muß zwei Formen der Bewegung ermöglichen: 1. die Bewegung des Kehlkopfes als Ganzes und 2. Bewegungen innerhalb des Kehlkopfes. Dazu bedarf es eines Gerüstes, das selbst bewegt werden kann und in dessen Innern sich Bewegungen vollziehen lassen, und der für diese Bewegungen zweckmäßigen Muskulatur mit der entsprechenden Innervation.

Das **Knorpelgerüst** besteht aus Schildknorpel (Cart. thyreoidea) und Ringknorpel (Cart. cricoidea). Die annähernd rechteckigen Platten des *Schildknorpels* stoßen vorn in einem individuell verschieden spitzen Winkel zusammen. Das obere Ende der dadurch gebildeten Kante enthält eine Inzisur, die man durch die

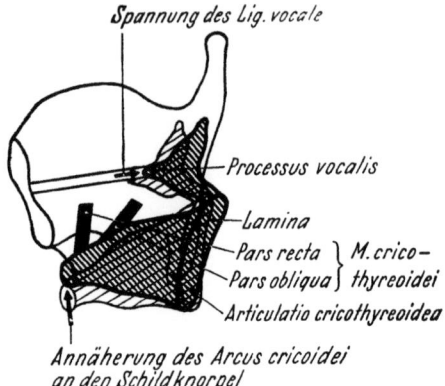

Abb. 66: Kippbewegung zwischen Ringknorpel und Schildknorpel.

Haut hindurch meist fühlen kann, besonders beim Manne. Der *Ringknorpel* liegt mit seinem vorderen Ringteil unterhalb des Schildknorpels. Eine von seinem seitlichen und hinteren Teil aufsteigende Platte begrenzt als leicht gerundete Hinterfläche einen Raum von annähernd dreieckiger Grundfläche, dessen vorn seitliche Grenzflächen von den Schildknorpelplatten gebildet werden. Außen seitlich sind mit der Ringknorpelplatte die Unterhörner des Schildknorpels beiderseits gelenkig verbunden. Um die Achse dieses Gelenkes sind Kippbewegungen möglich: wenn sich Ringteil und Schildknorpel vorn unten nähern, so wird der Abstand zwischen der Oberkante der Ringknorpelplatte und dem Schildknorpel größer (Abb. 66).

Diese Bewegung von Schildknorpel und Ringknorpel gegeneinander greift auch ein in die Bewegungen innerhalb des Kehlkopfes. Auf der Oberkante der Ringknorpelplatte befinden sich nämlich die *Stellknorpel* (Aryknorpel), an deren Processus vocales vorn die Stimmlippen befestigt sind. Entfernt sich die Ringknorpelplatte vom Schildknorpel durch die beschriebene Kippbewegung, so werden die Stellknorpel natürlich mitgenommen und die Stimmlippen auf diese Weise gespannt. Die Stellknorpel sind mit dem Ringknorpel in Kontakt durch ein Gelenk, dessen Flächen Ausschnitte aus einem Zylindermantel darstellen. In diesem Gelenk sind Gleit- und Rollbewegungen möglich. Bei Adduktion der Aryknorpel (und damit der an ihnen befestigten Stimmlippen) entsteht die *Phonationsstellung*, bei Abduktion die *Respirationsstellung* (Abb. 67).

Von geringerer Bedeutung sind die übrigen zum Kehlkopfgerüst gehörenden Knorpel.

Der *Kehldeckel* (Epiglottis) ist ein löffelähnlicher durchlöcherter Knorpel, der durch das Lig. glossoepiglotticum am Zungengrund befestigt und dessen unten gelegenes Stielende (Petiolus) mit dem Innenrand der Schildknorpelinzisur verbunden ist. Er kann beim Verschluß des Kehlkopfsphinkters mitwirken, ist aber dazu nicht unbedingt erforderlich. Da er normalerweise, schräg nach hinten

Funktionelle Anatomie 183

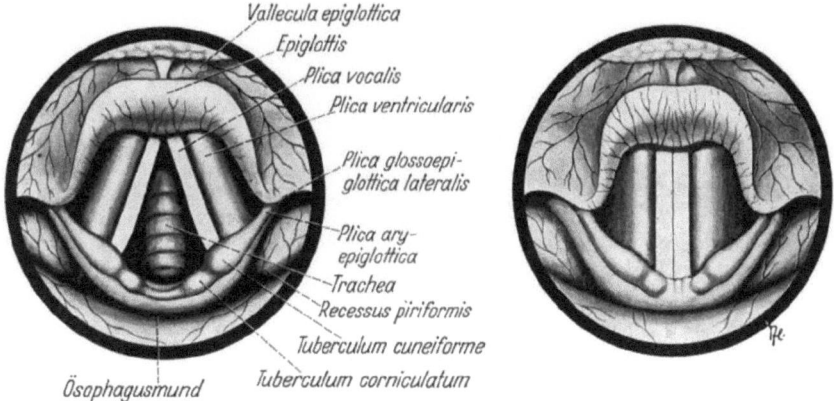

Abb. 67: Respirations- und Phonationsstellung der Glottis.

ragend, den Kehlkopf vorn überdacht, so muß er zur Besichtigung des Kehlkopfinnern durch Zug an der Zunge aufgerichtet werden.

In der *aryepiglottischen Falte*, d. h. einer Schleimhautfalte, die sich vom seitlichen Epiglottisrand hinten um den Kehlkopfeingang zieht, finden sich noch die kleinen *Wrisbergschen* und *Santorinischen Knorpel*. Sie versteifen die oberste Etage beim Sphinkterverschluß des Kehlkopfes, haben aber sonst keine Funktion.

Die **Muskulatur** des Kehlkopfes läßt sich in 2 Gruppen teilen.

1. Die *äußeren* Muskeln stellen die Verbindung des Kehlkopfgerüstes zur Umgebung dar und können fixieren oder bewegen. Das tun vor allem die Verbindungen des Schildknorpels zum Brustbein (M. sternothyreoideus) und zum Zungenbein (M. hyothyreoideus), aber natürlich auch die Muskeln des Zungenbeins zum Brustbein (M. sternohyoideus), zum Kinn (M. geniohyoideus), zur Zunge (M. mylohyoideus) und zum Proc. styloideus (M. stylohyoideus). Ein entsprechender Bandapparat ergänzt die Funktion dieser Muskulatur. Zu den äußeren Muskeln gehört auch der M. cricothyreoideus vorn zwischen Schild- und Ringknorpel, der eine Kippbewegung bewirken und auf diese Weise, wie oben schon gesagt, die Stimmlippen verlängern und spannen kann (Grobeinstellung). Seine Kontraktion trägt auch zur Adduktion der Stimmlippen bei. Im Sinne der Spannung wirkt auch der M. sternothyreoideus, der zusammen mit seinem Antagonisten M. sternohyoideus das einmal eingestellte System zu fixieren hilft.

2. Die *inneren* Kehlkopfmuskeln besorgen das Öffnen und Schließen der Glottis und die zur Stimmbildung erwünschte Spannung der Stimmlippen (Feineinstellung). Es gibt 3 Gruppen (Abb. 68).

a) *Glottis-Schließer:* α) Der M. interarytaenoideus (transversus) kann mit teils queren, teils schrägen Fasern die Stellknorpel einander nähern. Da das hintere Drittel der Stimmritze durch die Proc. vocales der Stellknorpel gebildet wird, an denen die Stimmlippenmuskulatur im engeren Sinne und das Stimmband an-

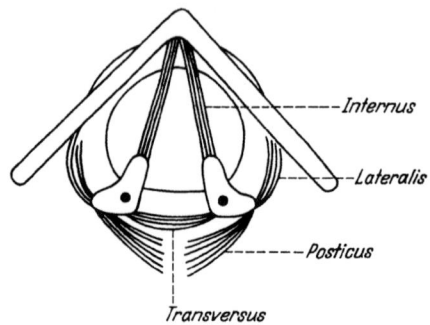

Abb. 68: Die für das Verständnis der Stimmbandmotilität wichtigsten Kehlkopfmuskeln, von denen die in einem schräg gestellten Sattelgelenk mit sehr lockerer Gelenkkapsel auf der Oberkante der Ringknorpelplatte befindlichen Aryknorpel adduziert, abduziert und rotiert werden. 1. M. crico-arytaenoideus posterior, klinisch kurz Posticus genannt: abduzierender Auswärtsrotierer. 2. M. crico-arytaenoideus lateralis (Lateralis): adduzierender Einwärtsrotierer. Vielleicht synergistisch mit dem Posticus auch an der Abduktion beteiligt. 3. M. interarytaenoideus transversus (Transversus): Adductor. 4. M. thyreoarytaenoideus internus (Internus oder Vocalis) Stimmbandspanner.

setzen, so wird hierdurch die Glottis geschlossen. – β) Dieser Schluß wird in den vorderen zwei Dritteln ergänzt durch den M. cricoarytaenoideus lateralis. Er setzt am Proc. muscularis des Stellknorpels an und zieht diesen nach vorn unten. Dadurch bewegt er seine Vorderenden gegeneinander, von denen der M. vocalis ausgeht. – γ) Der Stimmlippenschluß wird außerdem gesichert durch die laterale Portion des M. thyreoarytaenoideus (vocalis) und, wie bei den „äußeren" Muskeln beschrieben, durch den M. cricothyreoideus.

b) Als einziger *Glottisöffner* steht dieser Muskulatur der M. cricoarytaenoideus posticus, meist einfach „Posticus" genannt, gegenüber. Er zieht von der Hinterfläche der Ringknorpelplatte zum Proc. muscularis des Stellknorpels und bewegt diesen nach seitlich hinten. Die Öffnung des Kehlkopfes erfolgt teils durch seine Aktion, teils aber auch durch Erschlaffung des M. interarytaenoideus (transversus).

c) *Stimmlippenspanner* ist der mediale Teil des M. thyreoarytaenoideus, der M. vocalis im engeren Sinne. Er zieht von der Innenseite der vorderen Schildknorpelkante beiderseits zu den Proc. vocales der Stellknorpel. Seine Fasern machen die Hauptmasse der Stimmlippen aus. Sie sind zopfähnlich miteinander verflochten und ermöglichen die Feineinstellung von Masse und Spannung der adduzierten und durch die Wirkung des M. cricothyreoideus bereits vorgespannten Stimmlippen.

Die gesamte **Innervation des Kehlkopfes** erfolgt aus 2 Ästen des *N. vagus*. Der obere kurze *N. laryngicus cranialis* teilt sich in einen äußeren vorwiegend motorischen Ast, der als einzigen Muskel den M. cricothyreoideus versorgt, und in einen inneren rein sensiblen Ast. Dieser letztere nimmt zusammen mit der

Funktionelle Anatomie

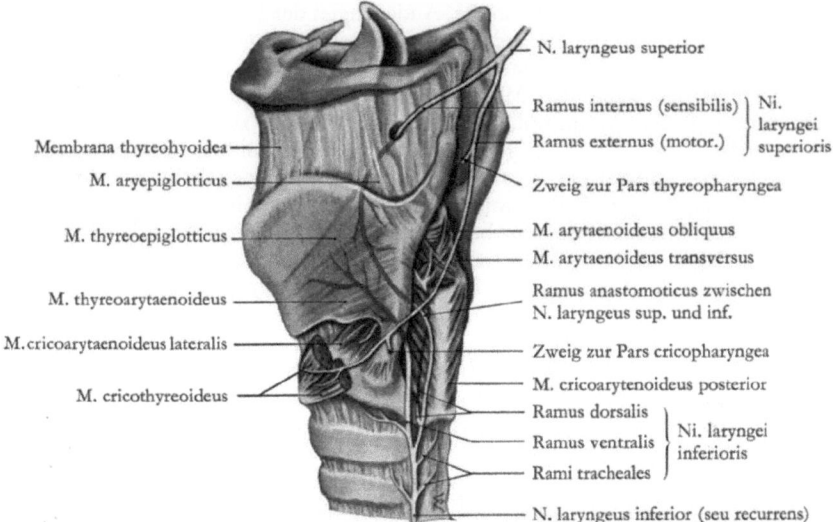

Abb. 69: Innervation der Muskulatur im Bereich der linken Kehlkopfseite. Die linke Schildknorpelplatte ist durchsichtig gezeichnet (in Anlehnung an *Pernkopf*).

Arteria und Vena laryngica cranialis seinen Weg durch die Membrana hyothyreoidea und verzweigt sich in der Schleimhaut des ganzen Kehlkopfes (Abb. 69).

Die motorischen Bahnen für alle inneren Kehlkopfmuskeln laufen im Nervus laryngicus caudalis, dem *Nervus recurrens*. Dieser erreicht aus entwicklungsgeschichtlichen Gründen den Kehlkopf erst, nachdem er auf der rechten Seite die A. subclavia, auf der linken die Aorta bogenförmig unterlaufen hat. Die Länge dieser Strecken ist einer der Gründe für die (links besonders hohe) Verletzlichkeit der Nerven.

Topographisch-anatomisch lassen sich am Kehlkopf 3 Etagen unterscheiden:
a) das Vestibulum oberhalb der Glottis, dessen Wand vom Kehldeckel, von den Taschenfalten und den Sinus Morgagni gebildet wird,
b) die Subglottis unterhalb der Stimmritze und
c) der Bereich der Glottis selbst.

Wegen der unterschiedlichen Blut- und Lymphgefäßversorgung der einzelnen Abschnitte ist diese Einteilung bedeutungsvoll für die Ausbreitungsmöglichkeiten und damit für die Klassifikation und Therapie der malignen Larynxtumoren.

Die Stimmfunktion des Kehlkopfes

Während Öffnung und Verschluß der Glottis zum Atmen und Husten recht einfache Funktionen sind, erfordert die Stimmbildung beim Sprechen und Singen oft einen schnellen Wechsel der Tonhöhe, Änderungen der Lautstärke, längere Dauer des Tonhaltens beim Singen und häufige Unterbrechungen der Phonation beim Sprechen. Hierzu bedarf es eines besonders gut aufeinander abgestimmten Zusammenspiels der beteiligten Muskulatur. Im Prinzip scheint der Vorgang der Phonation einfach: die Stimmlippen treten zunächst so zusammen, daß sich die ligamentösen Stimmbänder in ganzer Länge berühren und die Glottis verschließen. Wird jetzt ausgeatmet, so entsteht ein subglottischer Druck, der den Glottisschluß sprengt, so daß die Stimmlippen auseinanderweichen, obwohl die Aryknorpel ihre Phonationsstellung beibehalten. Es ergibt sich ein annähernd ovalärer schmaler Spalt, durch den Luft schnell nach oben hindurchstreichen kann. Hierdurch entsteht aber nach dem *Bernoullischen Gesetz* ein Sog, der die elastischen Stimmlippen alsbald wieder zusammentreten läßt. Dieser Vorgang wiederholt sich sehr regelmäßig, solange der Ausatmungsdruck sowie die Spannung und Masse der „schwingenden" Stimmlippen gleichbleiben. Auf diese Weise wird der Luftstrom mittels des „Glottisgenerators" in einzelne Stöße zerlegt. Ihre Frequenz bestimmt die wahrnehmbare Tonhöhe. Bei tiefen Tönen schwingt die gesamte Masse der wenig gespannten Stimmlippen mit großer Amplitude in einer Bewegung, die einem Gegeneinander-Abrollen von unten nach oben ähnelt. Je höher die Spannung der Stimmlippen ist, um so mehr beschränkt sich die Bewegung auf die medialen Anteile der Stimmlippen, und um so mehr wird aus dem Abrollen eine einfache Hin- und Herbewegung. Die genaue Beobachtung dieses Vorganges durch zeitlupenähnliche Darstellung (Stroboskopie, Hochgeschwindigkeitsfilm s. unten) kann für die Beurteilung von Funktionsstörungen wichtig sein.

Die *Stimmlage beim Sprechen* und der *Stimmumfang* sind abhängig von den Größenverhältnissen im Kehlkopf, insbesondere der Länge, Masse und Spannungsfähigkeit der Stimmlippen. Das Lautgebungsvermögen des Säuglings beschränkt sich auf einzelne Töne um a^1 herum. Mit wachsendem Kehlkopf erweitert sich dann der Stimmumfang bis zur Pubertät auf etwa 1½ Oktaven. In der Pubertät wächst der Kehlkopf sehr rasch. Dadurch nimmt auch die Länge der Stimmlippen zu, bei Knaben etwa auf das Doppelte, bei Mädchen nur ganz wenig. Dementsprechend ändern sich auch der Stimmumfang und die Stimmlage beim Sprechen. In der Kindheit bestehen in dieser Hinsicht zunächst keine Unterschiede zwischen den Geschlechtern. Nach der Pubertät liegt die männliche Stimme um durchschnittlich 1 Oktave tiefer als die weibliche. Gesunde Stimmen sollten 2 zum Singen brauchbare Oktaven umfassen. Man kann nach dem Umfang folgende *Stimmgattungen* unterscheiden:

	Mann		Frau	
tief	Baß	E-e^1	Alt	d-d^2
mittel	Bariton	G-g^1	Mezzosopran	a-a^2
hoch	Tenor	H-h^1 (c^2)	Sopran	c^1-c^3

Die *Sprechstimme* bewegt sich normalerweise innerhalb einer Quinte im tieferen Stimmbereich, beim Manne also etwa von A-e, bei der Frau von a-e^1. Unter besonderen Umständen (Rede vor größerem Publikum, Kommando, Erregung) pflegt die Sprechtonlage in die Höhe zu gehen.

Was die Stimmlippen durch ihre Schwingungen beim Singen und Sprechen hervorbringen, ist keine Einzelfrequenz im streng physikalischen Sinne, also kein „Ton", sondern ein „Klang", in diesem Falle ein Grundton mit harmonischen Obertönen. Die nach Anzahl, Stärke und Frequenz verschiedenen Obertöne bewirken für das aufnehmende Ohr folgendes:

1. Sie verleihen unter der Mitwirkung des „Ansatzrohres" (s. u. 3) der Stimme ein individuelles Timbre, so daß man eine bekannte Person leicht an ihrer Stimme identifizieren kann.

2. Beim Singen wird in verschiedenen Tonhöhen die Stimmbildung mit etwas verschiedener Technik vollzogen. Dadurch entstehen Tongruppen mit charakteristischen konstanten Obertönen. Subjektiv sind diese Gruppen als *Brust-*, *Mittel-* und *Kopfregister* unterscheidbar. Es gehört zur Kunst des Singens, die Übergänge von einem Register ins andere möglichst unauffällig zu gestalten. Das läßt sich nur mit Hilfe eines geschulten Gehörs und genauer kinästhetischer Selbstkontrolle lernen.

3. Der vom Glottisgenerator im Kehlkopf induzierte Klang strahlt ab in das oberhalb des Kehlkopfes befindliche Ansatzrohr. Dieses besteht aus den Räumen des Hypo-, Meso- und Epipharynx, aus Mund, Nase und Nebenhöhlen. Die durch die Mundöffnung, Zungen- und Gaumenstellung usw. veränderliche Gestalt dieses Resonanzraumes führt zur Verstärkung der einen und zur Dämpfung anderer Obertöne. Der vom Ohr wahrgenommene Klang kann auf diese Weise neben dem persönlichen Timbre den Charakter von *Vokalen* erhalten (vgl. auch S. 213). Die für den Vokalcharakter jeweils entscheidenden Obertöne nennt man die *Formanten* der betreffenden Vokale.

II. Untersuchung des Kehlkopfes und seiner Funktion

Über die *Primitivfunktion* des Kehlkopfes, vor allem über seine Mitwirkung beim Schlucken, gibt die Anamnese meist besser Auskunft als die laryngoskopische Untersuchung. Auch über die *Stimmfunktion* (Ermüdbarkeit der Stimme, Heiserkeit) gibt der Patient selbst gewöhnlich schon charakteristische Hinweise. Ohr und Auge des Untersuchers sollen dann in gegenseitiger Ergänzung zur Diagnostik mitwirken. *Stridor* beim Atmen kann zwar, muß aber nicht auf einer Stenose der Glottis beruhen. Grad und Charakter einer *Heiserkeit* sind durchaus nicht einheitlich. Schon beim Anhören stellen sich zusammen mit der Kenntnis der Anamnese aufgrund der Erfahrungen bestimmte Vermutungen ein: hauchig klingt die Stimme bei völliger einseitiger Stimmlippenlähmung, rauh bei einer Schwellung oder Geschwulst mit unregelmäßiger Oberfläche, zweitönig (Diplophonie) bei der Unterteilung der schwingenden Stimmlippe durch einen Polypen usw.

Stimmstörungen beruhen manchmal auf der Benutzung einer *unzweckmäßigen Sprechstimmlage*. Zu ihrer Bestimmung genügt dem Geübten der Vergleich mit einem Stimmgabelton (z. B. c = 128 Hz oder a^1 = 435 Hz). Einfacher ist der Vergleich mit einem Instrument, das die ganze Tonleiter wiedergeben kann*.

Die **Betrachtung des Kehlkopfinnern** geschieht *indirekt* mit Hilfe des Stirnreflektors und eines Spiegels, der um 45° gegen seinen Stiel geneigt ist. Beim Herausziehen der Zunge richtet sich der Kehldeckel auf und gibt den Blick in das Kehlkopfinnere frei. Im allgemeinen sitzen Arzt und Patient auf gleicher Höhe einander gegenüber. Will man speziell die Hinterwand besichtigen, so steht am besten der Proband mit nach vorn gebeugtem Kopf vor dem sitzenden Untersucher. Die Vorderwand dagegen wird am besten übersichtlich, wenn der Untersucher vor dem sitzenden Probanden steht.

Ein vergrößertes Bild kann man erhalten durch Betrachtung mittels eines konkaven Vergrößerungsspiegels oder durch Benützung des vom Facharzt in zunehmendem Maße auch zur Ohruntersuchung benützten binokularen Mikroskops unter Verwendung des normalen Kehlkopfspiegels.

Gelegentlich ist durch die indirekte Methode kein eindeutiges Bild zu gewinnen. Manche Patienten machen auch durch Würgen und Abwehr trotz Rachenanästhesie die indirekte Untersuchung undurchführbar. Zuweilen kommt man dann doch noch zum Ziel, wenn man den Patienten medikamentös sediert, Rachen und Kehlkopf anästhesiert. Geht auch das nicht, so muß man die Untersuchung in *direkter* Art durch ein *Endoskop* vornehmen. Hierzu muß der sitzende Proband den Kopf stark rückwärts beugen, so daß der Mund-Hals-Bereich in eine Achse mit der Trachea kommt. Man kann den Kehlkopf dann durch ein gerades Rohr beleuchten und betrachten. Durch ein solches Rohr lassen sich auch Prismen-Teleskope einführen, welche die genauere Inspektion der Seitenwände mit vergrößernder Optik erlauben. – Man kann diese Untersuchung auch in Narkose am liegenden Patienten ausführen und sich hierbei ebenso wie zur Ausführung feiner endolaryngealer Eingriffe der Hilfe des *Stützautoskops* und des *Operationsmikroskops* bedienen.

Von den verschiedenen Bewegungen der Stimmlippen sind auf diese Weise nur die Adduktion und Abduktion sicher zu beurteilen, nicht aber Einzelheiten des Bewegungsablaufes bei der Stimmlippenschwingung. Der Stimmlippenschluß bei der Phonation oder das „Offenbleiben" eines ovalären Spaltes bei schlechtem Stimmlippenschluß sind zwar zu unterscheiden, aber nie mit Sicherheit zu deuten. Die Einzelphasen des Schwingungsablaufes werden nur sichtbar, wenn man die 100–1000mal in der Sekunde stattfindende Schwingung mit der „Zeitlupe" betrachtet. Das ist möglich durch Anwendung der **Stroboskopie**: ihr Prinzip besteht darin, von jeder Einzelschwingung jeweils nur einen winzigen Ausschnitt sichtbar zu machen. Das geschieht z. B. durch extrem kurze Lichtblitze von weniger als $1/1000$ sec. Wenn die Frequenz der aufeinanderfolgenden Lichtblitze genau der Frequenz der schwingenden Stimmlippe entspricht, so scheint die Stimmlippe in einer bestimmten Phase ihres Schwingungsablaufes stillzustehen. Verändert man die Blitzfrequenz geringfügig, so entsteht der Eindruck einer langsamen Schwingung. Ihr Ablauf entspricht genau den Verhältnissen bei der natürlichen

---

* Die Organa-Instrumente der Fa. Hohner umfassen bis zu 4 Oktaven.

schnellen Schwingung. Auf diese Weise lassen sich beurteilen: die Regelmäßigkeit der Schwingungen, die Amplitude, Frequenz- oder Amplitudenunterschiede zwischen beiden Seiten, das Verhältnis zwischen Öffnungs- und Schließungsphase. Eine in Paramedianstellung gelähmte Stimmlippe z. B. steht nicht still, da sie im Ausatmungsluftstrom schwingen kann – wegen fehlender Spannung u. U. sogar mit größerer Amplitude als die gesunde Stimmlippe. Stillstand einer Stimmlippe bei guter Beweglichkeit der andern weist dagegen hin auf eine Konsistenzvermehrung und kann deshalb schon vor Erkennbarkeit durch das Auge das Frühsymptom eines infiltrierenden Tumors sein.

III. Kehlkopferkrankungen

A. Funktionelle Stimmstörungen

1. Unökonomischer Gebrauch der Stimme

Zur Erhaltung einer gesunden Stimme muß ein richtiges Verhältnis bestehen zwischen Leistungsfähigkeit und Beanspruchung. Dem wird z. B. während der Kindheit dadurch Rechnung getragen, daß die Schulgesangbücher nur solche Lieder enthalten, die dem durchschnittlichen Stimmumfang der jeweiligen Altersklasse entsprechen. Während der Zeit des Stimmwechsels wird am besten gar nicht gesungen. Sonst kann in dieser Zeit die Stimme für alle Zeiten verdorben werden.

Bei Erwachsenen kann das gleiche geschehen, wenn Personen mit ungeeigneter Stimme ohne besondere Schulung sog. Sprechberufe ergreifen (Kindergärtnerin, Lehrer, Pfarrer), oder wenn die Stimme während katarrhalischer Erkrankung nicht geschont wird.

Wenn jemand mit der Stimme schnell ermüdet oder leicht heiser wird, so kann er darauf in zweierlei Weise reagieren: durch Schonhaltung *(Hypokinese)* oder durch den Versuch, mit besonderem Kraftaufwand die empfundene Schwäche (Phonasthenie) auszugleichen *(Hyperkinese)*. Das letztere führt zur Beanspruchung von Muskeln, die normalerweise mit der Stimmbildung gar nichts zu tun haben, und dies wiederum zu „Halsschmerzen". Leider wird die Grundlage derartiger Beschwerden immer noch häufig verkannt und sinnloserweise mit Inhalationen oder Rachenpinselungen behandelt. Dadurch wird wertvolle Zeit versäumt, während der sich die funktionelle Fehlhaltung immer mehr fixiert. Nur die Unterweisung in der gesunden, richtigen Technik der Stimmgebung nach dem Rate eines erfahrenen Stimmarztes hat Aussicht auf Erfolg. Unter entsprechender Konstellation spielt dabei manchmal auch die psychologisch richtige Führung eine wichtige Rolle.

2. Psychogene Stimmstörungen

Auch die rein psychogenen Stimmstörungen lassen sich in Hypokinesen und Hyperkinesen trennen.

Bei **funktioneller Aphonie** geben die Betroffenen gewöhnlich stimmlos oder flüsternd an, sie seien ohne vorausgegangene Erkältung morgens aufgewacht und hätten keine Stimme mehr gehabt. Oder: nach einem Schreck sei ihnen die Stimme plötzlich weggeblieben. Fordert man zum Husten auf, so erfolgt das mit tönendem Stoß ohne Schwierigkeit. Auch bei der laryngoskopischen Untersuchung zeigt sich, daß bei der Aufforderung zum Phonieren die Stimmlippen zur Mittellinie bewegt werden. Sie weichen jedoch meist sofort wieder auseinander. Es besteht also keine Heiserkeit, sondern Stimmlosigkeit beim Sprechen.

Therapie: Für solche Patienten muß man sich Zeit nehmen. Zunächst muß man sie fühlen lassen, daß man Verständnis hat für die seelischen Nöte, die meist den Hintergrund einer derartigen Störung bilden. Ist ihr Vertrauen gewonnen, so läßt sich mit Entschiedenheit aus der „Ausnahmesituation" der Laryngoskopie oder dem Hustenstoß heraus unter energischem Zureden und evtl. beiderseitigem Druck auf den Kehlkopf mit der Hand wieder eine klangvolle Stimme entwickeln. Diese wiedergewonnene Stimme muß sofort vielfach geübt werden. Der Patient darf gar nicht recht zur Besinnung kommen, bis die richtige Stimmfunktion, die der Patient nur „vergessen" hat, wieder eingespielt ist. Kein solcher Patient darf den Arzt verlassen, ehe er nicht sicher wieder Herr seiner Stimme ist. Nur selten wird es nötig sein, mit dem Watteträger oder einem sonstigen Instrument *(Mucksche Kugel)* ohne Anästhesie in den Kehlkopf hineinzufahren, um aus dem Fremdkörperreflex und der Erstickungsfurcht heraus einen lauten Angstschrei hervorzulocken. Angesichts der besonderen seelischen Konstitution derartiger Patienten sind Rückfälle leider nicht selten.

Das Musterbeispiel einer rein psychisch bedingten Hyperkinese ist die **spastische Dysphonie**. In extremen Fällen werden beim Sprechen die Wörter nur qualvoll herausgestöhnt. Ächzend und knarrend erscheinen die Vokale, manchmal in 2 Stößen. Die Bauchpresse ist beteiligt. Als Begleiterscheinung des Pressens stauen sich die Hals- und Gesichtsvenen. Man könnte die Störung als ein auf den Kehlkopf beschränktes spastisches Stottern auffassen. Die Artikulation ist nicht betroffen. Meist tritt die Störung nur beim Versuch zu normalem Sprechen auf, seltener auch beim Singen und Flüstern. Das laryngoskopische Bild ist normal, die Phonation beim Spiegeln meist nicht gestört.

Therapie: Man versucht, über allgemeine Lockerungsübungen (autogenes Training), über Hauchen, Flüstern und evtl. Singen den Patient sich wieder in die normale Umgangssprache einschleichen zu lassen. Bei extremen Fällen gelingt die Heilung leider fast nie. Im Beginn ist die spastische Dysphonie aber oft als Heiserkeit ohne pathologischen Larynxbefund kaschiert. In diesem Stadium ist sie einer phoniatrischen Therapie noch gut zugänglich. Es kommt also nur darauf an, aus der Diskrepanz zwischen der Stimmstörung und dem normalen Kehlkopfbefund die richtige Folgerung zu ziehen.

Die **Taschenfaltenstimme** kann mit Hilfe der Mm. stylopharyngicus und palatopharyngicus gebildet werden – unabhängig von der Innervation durch die Nn. laryngicus cranialis und recurrens. Die Taschenfaltenstimme klingt rauh und heiser. Sie ist nur dann *erwünscht* und durch Übungen erlernbar, wenn die normale Phonation mit den Stimmlippen nicht möglich ist und aller Voraussicht nach auch nicht wiederkehren kann (z. B. nach operativer Entfernung einer Stimmlippe). Leider stellt sich aber eine *unerwünschte* Taschenfaltenstimme gelegentlich ein, wenn bei Schwäche oder Erkrankung des normalen Stimmapparates die Phonation mit Gewalt erzwungen werden soll. Auch wenn dann der eigentliche Stimmapparat sich wieder erholt hat oder gesundet ist, kommt der Patient von der inzwischen eingespielten Fehlinnervation nicht mehr los. Aber mit der spastischen Dysphonie hat die Taschenfaltenstimme nichts gemein. Nichtsdestoweniger besteht auch hier die *Therapie* in allgemeiner und örtlicher Entspannung und in Ablenkung der Spannung vom Kehlkopf auf die Artikulation.

3. Mutationsstörungen der Stimme

Der **Stimmwechsel** beginnt bei Knaben heute oft schon im 12. Lebensjahr. Die durchschnittliche Dauer der Mutation der Sprechstimme beträgt 3–6 Monate, höchstens 1 Jahr. Sie bringt bei Knaben und (seltener) bei Mädchen zunächst eine „Verfremdung" gegenüber dem eigenen Kehlkopf und der eigenen Stimme mit sich. Die meisten Heranwachsenden werden jedoch von selbst mit den neuen Größenverhältnissen fertig und bilden eine natürliche neue Stimme. Störungen der Mutation kann man erst diagnostizieren, wenn die normale Mutationszeit überschritten ist.

Bei **endokrinen Störungen** kann die Kinderstimme persistieren oder entsprechend der allgemein verzögerten Entwicklung des Körpers und des Kehlkopfes die Mutation verzögert eintreten. Es gibt auch verfrühte Mutation und perverse Mutation bei Mädchen (Entstehung einer männlichen Stimme).

Häufiger sind die *funktionellen* Mutationsstörungen, bei denen trotz verlängerter Stimmlippen von den Heranwachsenden die hohe Stimmlage weiter beibehalten wird. Wenn nicht gerade ein schwerwiegendes psychisches Hindernis (Mutterbindung etc.) entgegensteht, läßt sich gewöhnlich schnell eine männliche Stimme hervorrufen. Man drückt mit den Daumen von vorn auf den Schildknorpel. „entspannt" dadurch die Stimmlippen und läßt phonieren. Meist erscheint sofort eine tiefe Stimme. Diese wird unter nachlassendem Druck und schließlich unter Weglassen jeder Hilfe noch etwas geübt, bis der Proband mit seiner neuen Stimme vertraut ist.

Es gibt aber unter besonderen psychischen Bedingungen auch funktionelle Mutationsstörungen, die sehr viel Geduld, Erfahrung und psychotherapeutisches Geschick herausfordern.

B. Kehlkopflähmungen

Nervale Lähmungen

Sämtliche Kehlkopfmuskeln beziehen ihre Innervation aus dem N. vagus. *Zentrale Lähmungen* vor allem im Kernbereich des N. vagus können beruhen auf

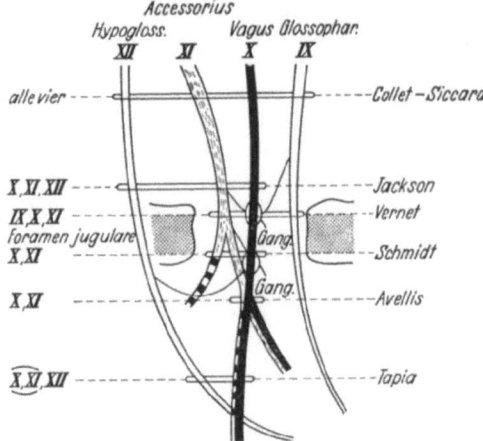

Abb. 70: Durchtritt der Hirnnerven IX–XII durch die Schädelbasis (IX–XI durch das Foramen jugulare). Foramen jugulare Syndrome.

progressiver Bulbärparalyse, Syringobulbie, Lateralsklerose, Tumoren, Gummen, Blutungen, Thrombosen. Der N. vagus verläßt das Schädelinnere zusammen mit dem N. glossopharyngicus und N. accessorius durch das Foramen jugulare und liegt hier in enger Nachbarschaft zu dem in einem eigenen Kanal austretenden N. hypoglossus. Bei raumfordernden Prozessen, die sich in dieser Gegend abspielen, werden nicht selten alle oder mehrere dieser Nerven betroffen, am häufigsten Glossopharyngicus, Vagus und Accessorius. Man spricht dann geradezu von einem Syndrom des Foramen jugulare (Abb. 70).

Eine **Lähmung** aller den Kehlkopf versorgenden Fasern **des N. vagus** dokumentiert sich im laryngoskopischen Bild durch eine Intermediärstellung der betroffenen Stimmlippe (Atemstellung). Meist sinkt dabei auch der Aryknorpel nach vorn und die mangelnde Spannung und Atrophie findet ihren Ausdruck in einer Exkavation der Stimmlippe (Abb. 71). Eine solche Stellung ist die Regel, wenn die Schädigung (Tumor, Verletzung) den N. vagus kranialwärts vom Abgang des N. laryngicus cranialis trifft.

Die **Parese des N. laryngicus cranialis** allein ist selten. Sie führt durch Ausfall des inneren Astes zu Sensibilitätsstörungen im Kehlkopf und damit des Hustenreflexes. Da der äußere Ast den M. cricothyreoideus, also einen Stimmlippenspanner motorisch versorgt, so leidet die Spannung der Stimmlippen. Der Stimmumfang ist dadurch insbesondere von oben her eingeengt, die Stimme verliert an Kraft. Bei einseitigem Befall resultiert eine Höhendifferenz zwischen beiden Stimmlippen.

Ein isolierter **Funktionsausfall des N. recurrens** hat die Lähmung aller inneren Kehlkopfmuskeln zur Folge. Das laryngoskopische Bild entspricht dem der Phonationsstellung (Median- oder meist Paramedianstellung). Sie kommt durch

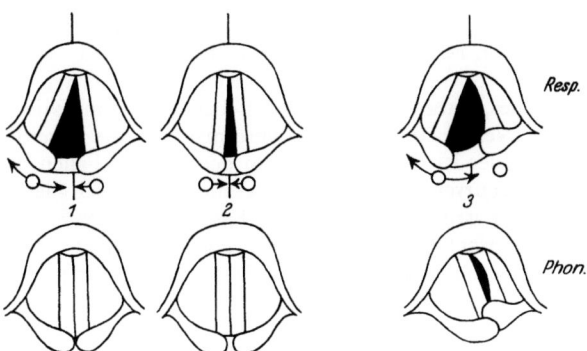

Abb. 71: Respirationsstellung und Phonationsstellung der Glottis 1. bei linksseitiger Lähmung in Paramedianstellung, 2. bei beiderseitiger Lähmung mit Paramedianstellung, 3. bei linksseitiger Lähmung aller Kehlkopfmuskeln (Intermediärstellung, Exkavation der Stimmlippe und Vorsinken des Aryknorpels).

das ungleiche Kräfteverhältnis von 4:1 zwischen den Adduktoren und dem einzigen Abduktor (M. posticus) zustande. Bei der frischen Lähmung wird durch den intakten vom N. laryngicus cranialis versorgten M. cricothyreoideus das tonische Gleichgewicht so verschoben, daß die Stimmlippe zur Mittellinie herantritt. Vielleicht spielt auch ein initialer Muskelspasmus dabei eine Rolle (Abb. 71).

Für die Rekurrenslähmung kommen vor allem 3 Gruppen von *Ursachen* in Betracht:

1. Am häufigsten ist die Schädigung bei der *Operation des Kropfrezidivs*. Sowohl durch die Struma selbst wie durch die Exstirpation wird der Nerv manchmal aus seiner ursprünglichen Lage nach seitlich verlagert. Er läßt sich im Narbengebiet bei der Nachoperation sehr schwer erkennen. Auch wenn er nicht durchtrennt oder mit einer Klemme gequetscht wird, kann durch Überdehnung, durch den Druck eines Hämatoms oder Seroms eine Schädigung entstehen – gar nicht so selten auf beiden Seiten, und in diesem Falle mit gefährlichen Folgen (s. unten). Auch Überstreckung des Halses bei gymnastischen Übungen (oder versuchter Selbsttötung durch Erhängen) kann zu einer Überstreckung des Nerven mit zeitweiligem oder dauerndem Funktionsverlust führen.

2. Nicht selten ist auch eine einseitige Rekurrensparese (meist links) das Zeichen eines *raumfordernden Prozesses* im oberen Mediastinum: Aortenaneurysma, Dilatation des linken Herzvorhofs bei Mitralstenose, Struma substernalis oder Struma maligna. Das hochsitzende Ösophagus-Ca kann sich durch eine Stimmlippenlähmung ankündigen, und zwar nicht selten durch Heiserkeit infolge Intermediärstellung. Eine plausible Erklärung dafür steht noch aus. Das gleiche gilt für die Lähmung durch Metastasen eines Bronchialkarzinoms in den prätrachealen Lymphknoten. Die Lähmung zeigt an, daß der Tumor mit Sicherheit nicht mehr operabel ist.

3. Analog zur „rheumatischen" Facialislähmung spricht man auch mangels anderer Erklärung von *rheumatischer Rekurrenslähmung*. Häufig geht sie ohne besondere Behandlung von selbst zurück. Eine Neuritis des N. recurrens mit Lähmung gibt es bei Lues, Tabes dorsalis, chronischer Alkoholintoxikation.

Als *Therapie* der Nervenlähmungen möchte man sich die Beseitigung der Ursache wünschen. Leider ist dieser Wunsch in den meisten Fällen nicht erfüllbar. Bei Ausfall des N. recurrens nach Strumaoperation ist die schwierige Freilegung des Nerven, seine Entlastung, Naht oder der Ersatz zerstörter Strecken durch ein Autotransplantat mehrfach versucht worden, gelegentlich sogar mit Erfolg. Manchmal tritt eine Verbeserung durch eine Positionsänderung der gelähmten Stimmlippe ein. Wechselt z. B. eine Stimmlippe aus der Intermediärstellung in die Paramedianstellung (spontane Erholung des N. laryngicus cranialis?), so bessert sich die Stimme von selbst. Aber auch das Umgekehrte ist möglich: Verschlechterung der Stimme durch Atrophie der gelähmten Stimmlippe oder durch Wechsel einer gelähmten Stimmlippe aus der Paramedian- in die Intermediärstellung, z. B. nach erneuter Operation. Bei traumatischen Lähmungen ist eine spontane Erholung oder Positionsänderung im allgemeinen höchstens in den ersten 6 Monaten nach der Schädigung zu erwarten. Wenn dann also keine Aussicht mehr auf eine spontane Erholung der Funktion mehr besteht, so muß sich die Therapie um die Behebung der von der Stimmlippe abhängigen Funktionsstörung von Atmung und Stimme bemühen. Für die verschiedenen Formen gelten folgende Gesichtspunkte:

Bei *einseitiger Paramedianstellung* sind im allgemeinen Atmung und Stimme so wenig gestört, daß die Lähmung überhaupt nicht oder nur bei routinemäßiger Untersuchung nach jeder Strumektomie bemerkt wird. Wenn die Stimmlippe der gelähmten Seite genügend gespannt wird, so kann ihre Funktionsschwäche meist gut durch die gesunde Stimmlippe der anderen Seite kompensiert werden. Notfalls läßt sich dieser Ausgleich durch phoniatrische Behandlung unterstützen.

Wenn eine *beiderseitige Paramedianstellung* plötzlich eintritt, etwa während einer Strumaoperation, so verursacht sie hochgradige Atemnot und inspiratorischen Stridor. Das erfordert sofortige Intubation und anschließend Tracheotomie. Bei der heute meist geübten Technik der Intubationsnarkose wird die Störung allerdings erst nach dem Extubieren erkennbar. Entwickelt sich die beiderseitige Paramedianstellung allmählich, so gewöhnt sich der Patient nicht selten zunächst an die Atmung durch den verbliebenen Restspalt. Auf die Dauer kommt es aber doch zu einer chronischen Hypoxie und zu irreparablem Lungenemphysem, so daß Abhilfe dringlich wird. Hierfür gibt es 2 Möglichkeiten:

1. Für Atmung und Stimme wird am besten gesorgt, wenn man ein *Tracheostoma* anlegt und die Patientinnen (es betrifft selten Männer) eine *Sprechkanüle* tragen läßt; die nach *Seiffert* besitzt vorn ein Klappenventil, das sich bei der Einatmung öffnet, sich jedoch bei der Ausatmung schließt, so daß die Luft durch entsprechende Öffnungen der Kanüle nach kranial in den Kehlkopf entweichen und zur Stimmbildung benutzt werden kann. Die Stimmlippen stehen ja so, daß sie infolge ihrer besonderen Gestalt zwar keine genügende Einatmung, wohl aber meist eine mühelose Ausatmung zulassen und nach Spannung durch den funk-

tionstüchtigen M. cricothyreoideus im Luftstrom schwingend der Stimmbildung dienen können. Für die Schlafzeiten wird das leicht abschiebbare Ventil am besten entfernt.

2. Der andere Weg ist die *operative Erweiterung der Glottis*. Hierfür gibt es eine ganze Reihe von Methoden. Bei gutem Gelingen kann die Trachealkanüle entfernt werden. Das Decanulement und die Atmung auf natürlichem Wege muß aber durch eine Verschlechterung der Stimme erkauft werden, da die Glottis ja nicht beweglich gemacht werden kann. Trotzdem ziehen die meisten Frauen diesen Weg vor.

Bei *Intermediärstellung einer Stimmlippe* ist die Atmung nicht gestört, jedoch die Stimme heiser. Da bei der Phonation viel „Nebenluft" entweicht, können meist nur kurze Satzperioden mit einem Atemzuge bewältigt werden. Das wird dann doch als „Atemnot" empfunden. Dieser Zustand läßt sich oft allein durch phoniatrische Übungsbehandlung („Stoßübungen") ganz wesentlich bessern. Gelingt das nicht zufriedenstellend, so pflanzt man am besten in Lokalanästhesie einen dicken Knorpelspan in der Glottisebene lateral unter die Stimmlippe. Man kann ihn von der Rippe oder noch einfacher vom obersten Teil des Schildknorpels nehmen. So wird die Stimmlippe ohne Eröffnung des Kehlkopflumens in Paramedianstellung gebracht und zugleich gespannt. Noch auf dem Operationstisch wird bei richtigem Sitz des Implantats die Stimme klar und kräftig. – Die Injektion von gewebsfreundlichem Kunststoff ist noch problematisch.

Die *Intermediärstellung beider Stimmlippen* (z. B. bei toxischer Diphtherie) ist äußerst selten und wohl immer ein signum mali ominis. Hier besteht die Gefahr der Schluckpneumonie. Es besteht völlige Stimmlosigkeit. Am besten tracheotomiert man früh, um eine möglichst wenig quälende Bronchialtoilette zu ermöglichen.

	Paramedianstellung		*Intermediärstellung*	
	einseitig	beiderseitig	einseitig	beiderseitig
Stimme	fast normal	fast normal	starke Heiserkeit	Stimmlosigkeit
Atmung	kaum gestört	Atemnot Erstickungsgefahr	ungestört	ungestört
Therapie	meist nicht nötig	Tracheotomie mit Sprechkanüle oder Glottiserweiterung	Übungsbehandlung, notfalls Knorpelimplantat	Tracheotomie zur Bronchialtoilette

Myogene Lähmungen

Echte *myogene Paresen* sind selten. Sie treten so gut wie stets beiderseitig auf. Am häufigsten ist die **Internusschwäche** (Schwäche des M. vocalis). Sie ist erkennbar an einem ovalären Spalt in der Pars ligamentosa der Glottis während der Phonation (Abb. 72 a). Eine myopathische Schwäche entsteht am häufigsten, wenn

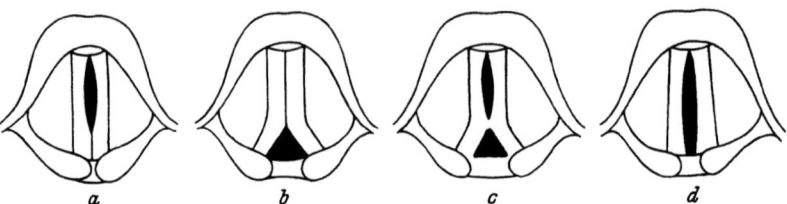

Abb. 72: Myogene Kehlkopflähmungen: a Internusschwäche, b Mutationsdreieck c Internus- und Transversusparese, d Bild bei zusätzlicher Lateralisschwäche.

bei einem akuten Kehlkopfkatarrh die Stimme nicht geschont wurde und die Entzündung auf die Muskulatur übergriff. Man sieht sie aber auch bei chronischen Kehlkopfkatarrhen und als Ausdruck einer reflektorisch oder psychisch bedingten Schonhaltung (Phonasthenie).

Wesentlich seltener ist die **Transversusparese**. Dabei besteht ein dreieckiger Spalt in der Pars cartilaginea der Glottis. Da sich dies Bild, nur funktionell bedingt, oft während der Mutation beobachten läßt, spricht man geradezu von *Mutationsdreieck* (Abb.72 b). Eine Kombination von Internus- und Transversusparese führt zur Sanduhrform der Glottis (Abb.72 c). Dabei kann es auch eine zusätzliche **Lateralisparese** geben. Da der Lateralis den Aryknorpel einwärts rotiert, so klafft in diesem Falle der Glottisspalt nicht nur in einzelnen Abschnitten, sondern in ganzer Länge bis zur Hinterwand (Abb. 72 d). Eine *isolierte* Lateralisparese kommt praktisch nicht vor. Dagegen ist eine Paramedianstellung durch myogene **Parese des M. posticus** durchaus denkbar. Dieser Muskel muß sich als einziger Abduktor der vierfachen Masse der Adduktoren gegenüber durchsetzen und kann das nur dank seiner besonders guten Sauerstoffversorgung. Kommt es zur mechanischen Drosselung zuführender Gefäße durch Unterbindung oder durch Reizung der sympathischen Gefäßnervenfasern bei Operation oder durch nachträgliche Narbenbildung, so wäre eine solche „vasomotorische Postikusparese" hierdurch hinreichend verständlich.

Die phoniatrischen therapeutischen Möglichkeiten sind bei myogenen Lähmungen leider sehr beschränkt.

C. Mißbildungen des Kehlkopfes

Sonderformen der Epiglottis gehören im strengen Sinne nicht zu den Mißbildungen. Man rechnet dazu aber meist den rinnen-, hufeisen- und omegaförmigen Kehldeckel, weil diese bei der üblichen indirekten Untersuchung den Blick in das Kehlkopfinnere behindern. Das Hindernis kann meist unter örtlicher Anästhesie durch Sonden oder hakenähnliche Instrumente beiseitegehalten oder mittels „direkter" Endoskopie überwunden werden.

Selten behindert ein **angeborenes Diaphragma** vorn zwischen den Stimmlippen Stimme und Atmung. Es stellt meist nicht einfach ein queres Segel dar, sondern ein dickes, weiter nach unten reichendes Bindegewebslager. Würde man es nur einfach entfernen, so würden sich erneut Verwachsungen bilden. Deshalb nimmt man am besten die Stimmstörung während des frühen Kindesalters in Kauf und beseitigt das Diaphragma erst nach Auswachsen des Kehlkopfes. Dazu ist Kehlkopfspaltung (Laryngofissur) und längeres Offenhalten bis zur Epithelisierung der entstandenen Wundflächen in der Glottis notwendig. Bei Atemnot ist freilich das Anlegen eines Tracheostoma erforderlich.

Als **Laryngozele** (Kehlsack) bezeichnet man divertikelartige lufthaltige Erweiterungen des Morgagnischen Ventrikels. Beschränkt sich der Sack auf das Kehlkopfinnere, so kann er durch Vorwölbung der Taschenfalte oder auch der aryepiglottischen Falte Heiserkeit und Atembehinderung bedingen. Drängt sich der Kehlsack nach außen zwischen Zungenbein und oberen Rand des Schildknorpels, so kann man ihn gut sehen und tasten. Auch röntgenologisch läßt er sich dann gut als Aufhellung darstellen.

Therapie: Bei Beschwerden (Heiserkeit, Verdrängungszeichen oder Infektion) muß der Sack von außen entfernt werden.

D. Verletzungen des Kehlkopfes

Verletzungen durch **scharfe Gewalteinwirkung** könnten in Friedenszeiten am ehesten bei Messerstechereien passieren. Der Kehlkopf leidet aber selten ernstlich, weil er dank seiner beweglichen Aufhängung mit seinem festen Gerüst gut ausweichen kann. Eher kommt es zu Verletzungen der Halsgefäße. Bei *Suicidversuchen* mit dem Rasiermesser wird in aller Regel nicht der Kehlkopf selbst getroffen. Meist wird die Membrana hyothyreoidea zwischen Schildknorpel und Zungenbein durchtrennt. Je nach Tiefe des Schnittes läßt sich dann der Pharynx vom Larynx nach hinten abklappen. Ist der Patient bei Bewußtsein, so kann man ihn phonieren lassen, überzeugt sich, ob die Stellung und Bewegung der Stimmlippen beeinträchtigt ist (Rekurrensverletzung?) und kann bei dieser seltenen Gelegenheit einmal hören, wie blechern der primäre Kehlkopfton klingt. Nur selten werden die Karotiden getroffen. Die Gefahr liegt sonst mehr in der Aspiration von Blut, in Luftembolie und Infektion. Erfolgt die Wundversorgung mit Wiederherstellung des natürlichen Atemrohres (falls nötig auch Pharynxnaht) nicht allzu spät, so ist das Leben kaum gefährdet. Für einige Tage sollte eine Trachealkanüle eingelegt werden.

Verletzungen durch **stumpfe Gewalt** sind durch die zunehmende Zahl der Kraftfahrzeugunfälle häufiger geworden. Bei plötzlichem Halt prallt mit dem Hals entweder der Fahrer auf das Lenkrad oder die neben dem Fahrer sitzende Person auf die Kante des Instrumentenbrettes. Das kann zu schweren Zertrümmerungen des Kehlkopfgerüstes führen. Sie sind lebensgefährlich wegen der zunehmenden Schwellung und Stenose im Kehlkopfinnern und wegen des sich ausbreitenden Emphysems der umgebenden Weichteile. Durch richtiges Anschnallen sind solche Verletzungen vermeidbar.

Zur *Therapie* ist frühzeitige Tracheotomie (auch schon vor längerem Transport) lebenswichtig. In Einzelfällen kann man die natürliche Innenform des Kehlkopfes durch Korrektur der dislozierten Gerüstteile und durch Tamponade schon bei der Erstversorgung wiederherstellen. Meist steht aber die Behandlung sonstiger Verletzungen im Vordergrund. Dann ist schon eine narbige Fixierung eingetreten, ehe man sich des Kehlkopfes annehmen kann. Die operative Behandlung erfordert sehr viel Erfahrung und Zeit. Zum Glück läßt sich eine gestörte Stimme auch bei nicht idealen anatomischen Verhältnissen durch phoniatrische Behandlung noch sehr verbessern.

Seit der Einführung der Intubationsnarkose sieht man als deren Folge gelegentlich **Intubationsgranulome** auf einer oder beiden Seiten über dem Proc. vocalis (hinteres Drittel der Stimmlippen). Sie bilden sich als Reaktion auf feine Schleimhautverletzungen innerhalb der 2.–8. Woche nach der Intubation. Durch Abtragung sind sie leicht zu beseitigen.

Blutungen in die Stimmlippen können durch unökonomischen Gebrauch der Stimme, durch Schreien, Überanstrengung beim Kommandieren und Singen (z. B. auch während der Menstruation) entstehen. Bei Stimmruhe oder auch schon bei nur etwas vorsichtigem Gebrauch der Stimme wird das Blut meist in wenigen Tagen wieder resorbiert und hinterläßt keinerlei Schäden.

Verätzungen durch Säuren und Laugen sowie **Verbrühungen** betreffen neben der Mund- und Rachenschleimhaut vom Kehlkopf meist nur den Eingang, weil sich beim Schlucken hier die oberste Etage des Kehlkopfs reflektorisch verschließt. Meist sind es kleine Kinder, die – ohne Aufsicht gelassen – gern aus der Schnauze der Kaffee- oder Teekanne trinken. Säurehaltige oder sonstwie ätzende Reinigungsmittel oder Brezellauge sollten immer so aufbewahrt werden, daß Kinder sie nicht erreichen können. In Bierflaschen ohne warnendes Etikett werden sie auch Erwachsenen gefährlich. Neben dem Schock liegt die akute Gefahr in der Atembehinderung durch das gewöhnlich bald einsetzende Ödem. Hiergegen sollte man frühzeitig Kortikoide geben. Zur Tracheotomie muß man aber jederzeit bereit sein. Krankenhausaufnahme ist deshalb lebenswichtig.

Insektenstiche im Bereich des Kehlkopfeingangs pflegen rasch zur Ödembildung und damit zur Gefahr der Erstickung zu führen. Kortikoidbehandlung und schleunigste Klinikaufnahme (evtl. Notwendigkeit der Tracheotomie) können lebensrettend sein.

Ein **Reflextod** kann durch Steckenbleiben eines Bissens hinter und über dem Kehlkopfeingang ausgelöst werden (**Bolus-Tod** z. B. beim Weißwurst-Wettessen). Ein anderer Mechanismus kann zum Tode führen, wenn ein dem Kehlkopf von seitlich her zugedachter Schlag das Glomus caroticum (unter der Karotisgabel gelegen) trifft. Bei schlechtem Allgemeinzustand (Halsphlegmone, Tumormetastasen) kann sogar ein Druck auf diese Gegend (Vorhalten des Unterkiefers in Narkose) schon tödlich wirken.

E. Kehlkopfentzündungen

Von Entzündungen wird in erster Linie die *Kehlkopfschleimhaut* betroffen. Sie trägt ein mehrreihiges Flimmerepithel mit Becherzellen, in Bezirken erhöhter menischer Beanspruchung jedoch geschichtetes Plattenepithel (Stimmbänder, aryepiglottische Falten, laryngeale Epiglottisfläche). Die reichlich vorhandenen elastischen Fasern verdichten sich am medialen Stimmlippenrand zu dem eigentlichen Stimmband. Unterhalb der Stimmbänder bildet das elastische Bindegewebe eine geschlossene Grenzschicht zwischen Mukosa und Submukosa, den Conus elasticus. In der Tiefe des zwischen Stimmlippen und Taschenfalten gelegenen Morgagnischen Ventrikels finden sich gemischte Speicheldrüsen und Lymphfollikel (Tonsilla laryngea). Die Submukosa ist im Bereich des Kehlkopfeinganges sehr locker. Leicht entsteht deshalb hier ein Ödem.

Der **akute Kehlkopfkatarrh (Laryngitis acuta)** entsteht meist bei einer aus den oberen Luftwegen absteigenden oder vom Tracheobronchialbaum aufsteigenden Schleimhautentzündung. Oft ist er zusammen mit einer Tracheitis das erste Zeichen einer Virusgrippe. Gelegentlich sind auch nur Umweltschäden auslösend: Staub, Rauch, Gase, übermäßiges Rauchen. Neben der örtlichen Untersuchung ist also dem Gesamtzustand Beachtung zu schenken. Jedenfalls ist der Patient mit einem Kehlkopfkatarrh in der Regel „krank" und nicht arbeitsfähig. – Die Klagen, die hörbaren und die sichtbaren *Symptome* sind: Trockenheit und Kitzeln im Hals, Hustenreiz, Heiserkeit vom leichtesten Grade einer belegten Stimme bis zu nahezu völliger Stimmlosigkeit – dies letztere besonders bei schmerzhafter Tracheitis. Die Kehlkopfschleimhaut ist in jeweils sehr verschiedenem Grade betroffen. Das eine Mal sieht man nur eine zarte Rötung am Innenrand der Stimmbänder, das andere Mal können die Stimmlippen walzenförmig verdickt und ebenso wie die übrige Kehlkopfschleimhaut tief rot verfärbt sein (Abb. Taf. II a). Die Adduktion-Abduktion ist zwar ungestört, die Schwingungsfähigkeit jedoch infolge der Infiltration beeinträchtigt.

Therapie und Verlauf: Die Behandlung des etwa vorhandenen allgemeinen Infekts steht im Vordergrund. Für die Erholung der Kehlkopfschleimhaut und der Stimmlippen ist das wichtigste die absolute Stimmruhe (möglichst auch nicht flüstern!) sowie Schaffung eines günstigen feuchten Milieus (Bronchitiskessel). Bei bakterieller Mischinfektion können Aerosol-Inhalationen (Teilchengröße 5–10 μ) gegeben werden; doch wird das subjektiv nicht immer gut vertragen. Angenehm jedoch sind Instillationen mit Mentholöl. Sie wirken anämisierend und kühlend, sollten jedoch nur in Mengen von täglich jeweils wenigen Tropfen verabfolgt werden. Wird keine Stimmruhe gehalten, so besteht die Gefahr, daß das entzündliche Infiltrat in die Stimmlippenmuskulatur eindringt und daß es zu einer muskulären Atrophie der Stimmlippen kommt. Auch bei Ausheilung der entzündlichen Erkrankung ist dann ein exakter Stimmlippenschluß nicht mehr möglich. Man sieht bei der Phonation dann einen ovalären Spalt klaffen (s. Abb. 72 a). Die Stimme bleibt belegt oder heiser. Auch phoniatrische Stimmübungsbehandlung ist dann meist ohne Erfolg.

Die *akute Laryngitis* ist *im Kindesalter* seltener als beim Erwachsenen. Sie tritt beim Kleinkind meist in der Sonderform der **Laryngitis subglottica (Pseudocroup)** als lebensgefährliche Erkrankung auf. Die Schwellung tritt weniger an der gesamten Kehlkopfschleimhaut als vielmehr vor allem dicht unterhalb der Glottis auf (Abb. Taf. II b). Dadurch entsteht die Gefahr, daß das beim Kind ja wesentlich engere Lumen völlig verlegt wird. Als Ursache scheint die Virusgrippe auch hier im Vordergrund zu stehen. Sicher ist die sog. exsudativ-lymphatische Diathese ein disponierender Faktor.

Symptome: Charakteristisch ist im Rahmen des fieberhaften Infektes der bellende Husten, zunehmende Atemnot und inspiratorischer Stridor, jedoch zumindest im Anfang keine Heiserkeit. Falls die Kehlkopfspiegelung möglich ist (meistens nicht!), so sieht man blasse Stimmlippen, aber unter ihnen dicke rote Schleimhautwülste, sehr selten mit Pseudomembranen wie bei der Diphtherie (Laryngotracheobronchitis fibrinosa). Besteht die Atemnot längere Zeit, so kommt es neben der Intoxikation zu Herz- und Kreislaufinsuffizienz.

Die *Therapie* hat 3 Ziele:

1. Genügende Versorgung mit Sauerstoff (Frischluft), notfalls mittels Sauerstoffzelt und „innere" Sauerstoffeinsparung durch Sedierung. Je nach Schwere der Allgemeinreaktion gibt man leichte Barbiturate bis zu starken Phenothiazinen.

2. Bei Stenose Bekämpfung der Schleimhautschwellung durch Cortisonderivate in hohen Dosen. Je nach Alter des Kindes kann man 25–50 mg Solu-Decortin-H i. m. als Anfangsdosis geben. In leichteren Fällen genügen Bronchitiskessel, Eiskrawatten und Kalziumgaben – doch weiß man nie im vorhinein, welche Entwicklung die Erkrankung nehmen wird.

3. Antibiotika können zwar gegen Viren vorerst nicht helfen, sollten aber doch in jedem Falle gegeben werden, besonders wenn durch die Glukokortikoidbehandlung die Gefahr der Superinfektion sich vergrößert.

Verschlechtert sich trotz intensiver Therapie der Zustand (Pulsanstieg, Toxikose), so sollte bald intubiert und tracheotomiert werden. Werden die Atemwege nämlich zu spät frei, so kommt es doch noch zum zentralen Atem- und Kreislaufversagen.

Die **Tracheotomie** beim Kind ist gewöhnlich schwieriger als beim Erwachsenen*. Man muß meist zunächst durch ein größeres Fettpolster hindurch, die unruhige Atmung des Kindes trotz Narkose und die Blutung erschweren das Auffinden der weichen Trachea in dem kleinen Operationsgebiet, besonders wenn man die untere Tracheotomie wählt. Im Gegensatz zu der Tracheotomie beim Erwachsenen, wo man aus der vorderen Trachealwand ein Fenster ausstanzt, sollte man sich beim Kind mit einem einfachen Längsschnitt begnügen. Vorn liegt nämlich die Wachstumszone des Trachealknorpels. Ihre Entfernung führt zwangsläufig zur späteren Stenose. Bei länger liegender Kanüle dürfte allerdings dies Gebiet ohnehin der Drucknekrose anheimfallen. Das Decanulement sollte deshalb so früh wie irgend möglich vorgenommen werden. Dem stehen leider aber manchmal entgegen: 1. eine hartnäckige Tracheobronchitis mit sehr zähem Schleim

---

* Vgl. Band I: Kinderheilkunde, S. 55.

und zuweilen fibrinösen Ausschwitzungen, die ständiges Absaugen durch die Kanüle nötig machen. 2. Durch die Kanülenatmung über längere Zeit hinweg wird das Kind „verwöhnt" und reagiert mit psychisch ausgelösten Erstickungsanfällen auf die Umstellung der Atmung nach dem Decanulement, auch wenn das Atemrohr genügen würde. Die Beurteilung wird erschwert durch die Bildung leicht blutender Granulationen im Bereich des Tracheostomas, die auch die Tracheallichtung verlegen können, ohne daß man das beim üblichen Verbandwechsel ohne Narkose erkennen könnte. Ist erst einmal eine narbige Stenose entstanden, so steht dem Kind eine lange und wenig angenehme Behandlung bevor, auf deren Einzelheiten hier nicht eingegangen zu werden braucht.

Seit Einführung der *Glukokortikoidtherapie* scheint die Zahl der notwendigen Tracheotomien deutlich zurückzugehen. Angesichts der geschilderten Besonderheiten der Tracheotomie und ihrer Folgen beim Kind befürworten wir daher die Anwendung dieser Hormone bei jeder nicht ganz leichten Laryngitis subglottica.

Differentialdiagnostisch muß auch an die heute selten gewordene **Kehlkopfdiphtherie (echter Croup)** gedacht werden. Sie wird im Teil Kinderheilkunde besprochen (S. 51).

Schnell auftretende Atemnot und Stridor beim Kind können auch auf einer mit starker Schwellung einhergehenden **Entzündung der Epiglottis** beruhen. Hier fehlen aber Husten und Heiserkeit. Da der Kehlkopf beim Kind höher steht als beim Erwachsenen, so kann man die Epiglottis meist schon nach Herabdrücken der Zunge sehen und ihre Erkrankung diagnostizieren oder ausschließen.

Die *Therapie* der Epiglottitis entspricht derjenigen bei Laryngitis subglottica. Ein etwa entstehender Abszeß sollte bei hängendem Kopf eröffnet und entleert werden.

Die **Epiglottitis beim Erwachsenen** entsteht am ehesten im Anschluß an eine Entzündung der Zungenmandel. Zuerst kommt es als Infektionsfolge zu einem Ödem, das nur auf die Schleimhaut der lingualen Epiglottisfläche beschränkt ist. Die Erreger dringen dann jedoch in die Tiefe und durch die Löcher im Kehldeckelknorpel hindurch auf die laryngeale Seite. Bei weiterer Ausbreitung kann so ein bedrohliches Ödem rund um den Kehlkopfeingang entstehen. Erhebliche ins Ohr ausstrahlende Schluckschmerzen führen auch zu einer ernstlichen Beeinträchtigung des Allgemeinbefindens.

Therapie: Unter Antibiotika, Glukokortikoiden und Eiskrawatte geht die Entzündung im allgemeinen zurück oder zieht sich zu einem Abszeß zusammen, der inzidiert werden kann. Nur selten ist die Tracheotomie notwendig.

Legen Ödeme in anderen Einzelregionen des Kehlkopfes oder im ganzen Kehlkopfbereich den Gedanken an eine **Perichondritis** nahe, so muß differentialdiagnostisch an vielerlei gedacht werden: Streptokokkeninfektion, Grippe, Tuberkulose, Lues, Karzinom, evtl. Bestrahlungsspätfolgen. Derartige Erkrankungen erfordern durchweg lange klinische Behandlung.

Die **chronische Kehlkopfentzündung (Laryngitis chronica)** gibt es bei Männern häufiger als bei Frauen. Bei disponierten Personen kann sie durch häufigen

Aufenthalt (Arbeit) in staubiger oder mit Chemikalien verunreinigter Luft entstehen, ist aber oft auch nur die Folge von Alkohol- und Nikotinmißbrauch. Immer muß man nach chronischen Entzündungen in den oberen Luftwegen fahnden, nach Sinusitis, chronischer Tonsillits und Zahnkaries. Auch von den unteren Luftwegen her, von einer chronischen Bronchitis aus, kann eine chronische Laryngitis unterhalten werden. Jede Heiserkeit, die länger als 3 Wochen besteht, muß vom HNO-Facharzt beurteilt werden, um einen bösartigen Tumor nach Möglichkeit auszuschließen oder im Frühstadium zu erkennen. – Man kann 3 Formen der chronischen Laryngitis unterscheiden:

1. Die *katarrhalische* Form entsteht am ehesten aus einer verschleppten akuten Entzündung, wenn Herde oberhalb und unterhalb des Kehlkopfes nicht saniert werden. Die Stimmlippen pflegen plumper und unregelmäßiger geschwollen zu sein als bei der akuten Laryngitis, die Farbe der gesamten Schleimhaut ist blasser. Die Restitution der Kehlkopfschleimhaut hängt ab von der Heilung der auslösenden und unterhaltenden anderen Entzündungsherde. Ist aber eine Atrophie der Muskulatur (s. o.) eingetreten oder haben sich unökonomische Stimmgewohnheiten fixiert (Taschenfaltenpressen), so sind die Aussichten auf Wiederherstellung einer klaren Stimme schlecht.

2. Die *hyperplastische* Form entsteht durch Bindegewebsvermehrung in der Submukosa, diffus oder umschrieben. Auch Epithelverdickungen im Sinne einer Pachydermie gehören zum Bilde. Am auffälligsten sind sie zwischen den Stellknorpeln und über den Taschenfalten (Abb. Taf. II f). Hier lassen sie gelegentlich den Verdacht auf einen Tumor entstehen. Sind die Hyperplasien sehr groß, so müssen sie entfernt werden. Manchmal ist die Erkrankung auch balneologischer Behandlung (schwefelhaltige Wässer) zugänglich. Eine gute Stimme ist schwer zu erreichen.

Eine Sonderform ist die im deutschen Schrifttum als *Reinke-Ödem* bezeichnete chronisch-ödematös-hyperplastische Entzündung. Sie beschränkt sich auf die von Bindegewebsstützlamellen freie Stimmbandoberfläche, bildet manchmal nur ödematöse Polster, häufig jedoch dicke lappige Wülste, die in den vorderen zwei Dritteln der Stimmlippen in den Glottisspalt hineinhängen (Abb. Taf. II c). Leichte Formen auf der Stimmlippenoberfläche schrumpfen nach Skarifikation, lappige Hyperplasien werden am besten unter mikroskopischer Kontrolle ganz abgetragen (Dekortikation der Stimmlippen). Bei sorgfältiger Behandlung ist vollständige Wiederherstellung der Stimme die Regel.

3. Die *Laryngitis sicca* kann endogene Ursachen haben (Ozaena, Störungen des Stoffwechsels oder des Hormonzusammenspiels, Diabetes mellitus). Die trokken glänzende Schleimhaut ist stellenweise von zähem, zum Teil zu Krusten eingedicktem Sekret bedeckt. Durch Metaplasie des Schleimhautepithels entstehen auch Pachydermien. Diese Form ist meist vergesellschaftet mit einer Pharyngitis atrophicans (S. 154).

Therapeutisch ist diese Form nur schwer zugänglich. Nach Ausschaltung etwaiger Nebenhöhlenprozesse hilft man am ehesten mit der Inhalation proteolytischer Aerosole (Tacholiquin). Austrocknende Medikamente (Menthol, Kamille) müssen vermieden werden. Auswaschungen des Kehlkopfes mit Salzlösungen werden zwar empfohlen, sind aber praktisch kaum durchführbar. Nach Auflösen der Borken und Salzwasserinhalation (Saline) empfiehlt sich die Instillation einiger Tropfen Lugol-Turiopin. Zur Behandlung der Pharyngitis sicca läßt man öfters am Tage nach Befreiung der Rachenschleimhaut von angetrocknetem Sekret Jod-Turipol-Tropfen durch die Nase bei weit nach hinten gebeugtem Kopf die Rachenschleimhaut benetzen. Gewöhnlich greift die Atrophie von der Schleimhaut auch auf die Muskulatur der Stimmlippen über (Internusschwäche).

Die **Kehlkopftuberkulose** entsteht praktisch nur in Zusammenhang mit einer Lungentuberkulose. *Einseitige* Stimmlippenrötung, ulzeröse oder granulierende Entzündung muß den Verdacht auf Tbc wecken. Die früher oft gesehenen schweren Ulzera mit Ödem der aryepiglottischen Falten und starken ins Ohr ausstrahlenden Schluckschmerzen kommen kaum noch vor, seit die Chemotherapeutika eine so erfolgreiche Behandlung der Lungentuberkulose und damit auch der etwa entstandenen Kehlkopf-Tbc erlauben. Örtliche Kehlkopfbehandlung – etwa Einblasen von Anaesthesin-Pulver zur Schmerzbekämpfung – ist heute kaum jemals noch nötig.

Auch die **Lues** *(Stadium III*, gummöse Infiltrate und Tumoren, die geschwürig zerfallen und eine Perichondritis hervorrufen können) gibt es kaum noch seit der frühen Penicillin-Behandlung.

Von den **Mykosen** mag man am ehesten einmal den Kehlkopf-Soor sehen, wenn er sich vom Rachen aus noch in die tieferen Luftwege fortsetzt. Der Aspekt, nicht aber das sonstige Krankheitsbild ähnelt der Diphtherie.

F. Geschwülste des Kehlkopfes

1. Gutartige Tumoren und Pseudotumoren des Kehlkopfes

Stimmbandknötchen (Schreiknötchen, Sängerknötchen) sind Gebilde von höchstens Stecknadelkopfgröße. Sie sitzen am freien Stimmbandrand an der Grenze zwischen vorderem und mittlerem Drittel gewöhnlich korrespondierend auf beiden Seiten (Abb. Taf. II e). Häufig sind sie bei Kindern die Ursache einer „verschrieenen" oder heiseren Stimme. Man kann sie als harmlose *Schwielen* der Stimmbänder auffassen, die an der Stelle der stärksten mechanischen Beanspruchung entstehen. Bei vernünftigem Gebrauch der Stimme verschwinden sie von selbst wieder. – Die Knötchen gibt es aber auch bei Erwachsenen, besonders Sängerinnen. Man kann nur vermuten, daß dann ihre Entstehung mit dem an sich verpönten beruflichen Auftreten während der Zeit der Menses zusammenhängt. Gehen solche Knötchen nicht zurück, sondern wachsen gar und werden fibrosiert, so müssen sie vorsichtigst entfernt werden, am besten unter dem Operationsmikroskop.

Stimmbandpolypen von Glasstecknadelkopf- bis Bohnengröße finden sich meist im vordersten Stimmbanddrittel, manchmal fast in der vorderen Kommissur. Manchmal sitzen sie breitbasig auf, manchmal pendeln sie an einem Stiel. Sie machen nur dann Stimmstörungen (Heiserkeit, Diplophonie), wenn sie bei der

Phonation zwischen den Stimmlippen eingeklemmt werden und die Schwingung behindern. Im übrigen können sie Hustenreiz und bei entsprechender Größe auch noch Atemnot verursachen. Die Polypen können meist in Lokalanästhesie auf indirektem Wege abgetragen werden. Bei der histologisch unbedingt notwendigen Untersuchung erweisen sie sich meist als mehr oder weniger gefäßreiche Fibrome, die kaum als echte Geschwülste, sondern eher als reaktive bindegewebige Hyperplasien aufzufassen sind. Doch gibt es auch akanthotisch, d. h. mit der Stachelzellschicht des Epithels in die Tiefe reichende „Hühneraugen" der Stimmlippen, und Retentionszysten von Schleimdrüsen.

Papillome können kleine pendelnde Geschwülstchen am Stimmbandrand sein, die sich makroskopisch zunächst kaum von den Fibromen unterscheiden lassen, histologisch aber durch eine warzig wuchernde stark gefältelte Epithelschicht mit ebenfalls gewuchertem bindegewebigen Grundstock gekennzeichnet sind.

Öfter als um einen solchen Typus handelt es sich jedoch um ein etwas größeres solitäres Gebilde oder seltener um mehrere dieser Art, die nach Erreichen einer gewissen Größe bisweilen jahrelang an der gleichen Stelle bestehen bleiben und dort leicht rezidivieren, wenn man sie entfernt, ohne sich aber weiter auszubreiten. Entfernt man sie immer wieder, weil sie die Stimme beeinträchtigen, so ist eines Tages dann doch histologisch eine gewisse „Verwilderung" des Epithels zu erkennen. Es besteht dann der Verdacht auf Übergang in ein Karzinom. Vom 5. Lebensjahrzehnt ab muß man damit rechnen, daß jedes zweite derartige Papillom schon den Keim zur malignen Entartung in sich trägt (Präkanzerose). Die Behandlung besteht dann in Exzision des Tumors unter möglichster Schonung der Stimmlippe und Nachbestrahlung.

Die **Larynxpapillomatose des Kindes** dagegen zeigt spontan niemals maligne Entartung. Sie macht sich gewöhnlich zwischen dem 2. und 4. Lebensjahr erstmalig durch Heiserkeit bemerkbar, kann aber bei weiterem Wachstum durch Atembehinderung lebensgefährlich werden. *Laryngoskopisch* sieht man multiple rosafarbene Wärzchen, die nicht nur an den Stimmlippen sitzen, sondern den ganzen Kehlkopfbereich, ja gelegentlich sogar Trachea und Bronchien befallen können (Abb. Taf. II d). Die meisten Autoren halten die Virusätiologie für gesichert.

Therapie: Angesichts der drohenden Erstickungsgefahr bleibt gar nichts anderes übrig als die möglichst vollständige *chirurgische Entfernung* (Narkose und Stützautoskopie) unter Schonung der für die Kehlkopffunktion wichtigen Strukturen. Wegen der großen Rezidivneigung muß der Eingriff leider häufig wiederholt werden. Wird das in allzu kurzen Abständen (6 Wochen) nötig, so ist es besser, ein Tracheostoma anzulegen und den Kehlkopf zunächst in Ruhe zu lassen. Nach der Pubertät hört die Proliferationstendenz auf, und man kann dann gewöhnlich einige Zeit nach einer letzten sorgfältigen operativen Revision das Tracheostoma zugehen lassen oder verschließen. Man hat auch die örtliche Behandlung mit Podophyllin versucht, jedoch keine überzeugenden Erfolge erzielt. Röntgenbestrahlung ist strengstens kontraindiziert, weil sie das Wachstum des Kehlkopfes schädigen würde und zur späteren Entstehung eines Röntgenkarzinoms führen kann.

Chondrome des Kehlkopfes gehen gewöhnlich vom Ringknorpel aus. Heiserkeit und später Atemnot sind die Symptome. Die laryngoskopische Untersuchung zeigt je nach Ausdehnung eine subglottische Schwellung oder auch eine Auftreibung der Arygegend mit Bewegungseinschränkung. Die operative Entfernung ist meist nach Eröffnung des Kehlkopfes von vorn (Laryngofissur) nicht schwer. Gelegentlich kommt es zu Rezidiven. Auch die maligne Entartung (Chondrosarkom) ist möglich. Im letzteren Fall hilft nur die Entfernung des ganzen Kehlkopfes.

2. Das Kehlkopfkarzinom

Das Karzinom des Kehlkopfes und seiner Umgebung (Hypopharynx) ist mit 50% der häufigste Tumor des HNO-ärztlichen Fachgebietes. Eine einheitliche *Ätiologie* oder Pathogenese gibt es noch nicht. Doch werden chronische Reize, vor allem das Zigarettenrauchen mit Inhalation als mögliche exogene auslösende Noxe angesehen. In knapp $^1/_5$ der Fälle folgt die Krebsentstehung einer „Vorkrankheit": chronischer Laryngitis, Papillom, Leukoplakie, Keratose, flächenförmiger Pachydermie, „Polypen".

Die *Symptomatik* hängt vom Sitz der Geschwulst ab. Je näher sie der Glottis sitzt, desto früher verursacht sie Heiserkeit. Jede länger als 3 Wochen bestehende Heiserkeit muß den Verdacht auf ein Karzinom erwecken, besonders beim älteren Manne. Der fachärztliche Befund ist im Anfang aber nicht immer schon charakteristisch. Als erstes mag in Einzelfällen sogar zunächst nur die *Stroboskopie* erkennen lassen, daß der Schwingungsablauf einer Stimmlippe nicht normal ist, und hierdurch den Verdacht auf einen in der Tiefe wachsenden Tumor wecken. Andererseits läßt auch ein laryngoskopisch karzinomverdächtiges Bild allein noch keinen sicheren Schluß auf die Tumorausbreitung in die Tiefe des Gewebes hinein erkennen (vgl. Abb. 73 und Taf. II g). Um so wichtiger ist es, bei der

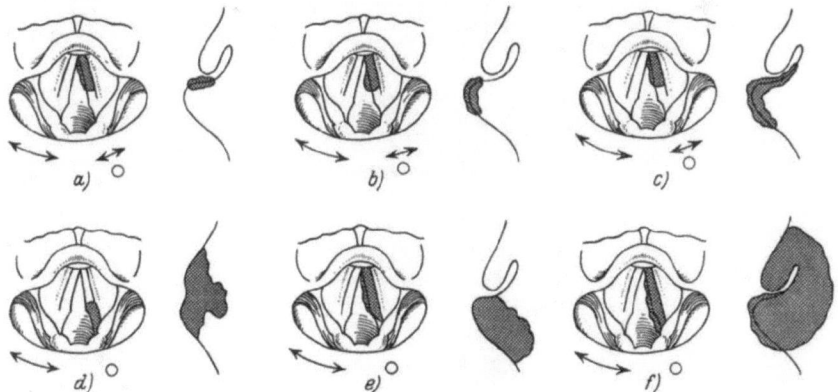

Abb. 73: Spiegelbild und tatsächliche Tumorausbreitung im Gewebe bei subglottisch wachsenden Stimmlippenkarzinomen (nach *E. Müller*).

Probeexzision die richtige Stelle zu treffen und in Zweifelsfällen an mehreren Stellen Material zur histologischen Untersuchung zu entnehmen. Die Erkennung größerer Tumoren dagegen ist nicht schwierig. Meist finden sich bei ihnen dann auch gröbere Bewegungsstörungen der Stimmlippen. Bei exophytischem Wachstum oder bei Ausbildung eines stärkeren Ödems tritt zur *Heiserkeit* die *Atemnot* hinzu.

Im Gegensatz zu diesem Typ des **inneren Kehlkopfkarzinoms** macht das „äußere", das **Hypopharynxkarzinom** erst spät Beschwerden: Zunächst leichte, dann zunehmende Schluckbehinderung, Kloßgefühl im Hals und schließlich Schmerzen beim Schlucken, die in die Ohrregion ausstrahlen. Bei der Laryngoskopie sieht man vielleicht ein Ödem der aryepiglottischen Falte, erst bei Entfaltung des Sinus piriformis den hier extralaryngeal am häufigsten beginnenden Tumor (Abb. Taf. II i und h).

Der Sitz und die Ausdehnung des Primärtumors (T), seine Neigung zur Absiedlung in Lymphknoten (N = nodule) und zu Fernmetastasen (M) sind maßgeblich für die einzuleitende Behandlung und die Prognose. Die TNM-Klassifikation ist – wie für alle malignen Tumoren – auch für das Kehlkopfkarzinom bis in alle Einzelheiten theoretisch ausgearbeitet. Ganz allgemein gilt die Regel, daß die *Prognose* um so günstiger ist, je früher der Tumor entdeckt wird und je

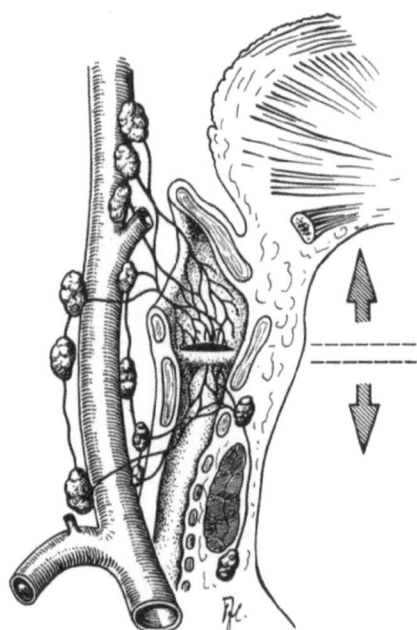

Abb. 74: Abführende Lymphbahnen des Kehlkopfes. Die Stimmlippen enthalten am wenigsten Lymphbahnen.

spärlicher die Gegend seines Sitzes mit Lymphbahnen versorgt ist. In dieser Hinsicht ist die Stimmlippe der günstigste Sitz (Abb. 74). Alle anderen Regionen sind ungünstiger daran: die supraglottischen und noch mehr die infraglottischen Tumoren sowie diejenigen im Randgebiet zwischen Larynx und Pharynx, besonders aber diejenigen Karzinome, die von der Vorder- und Hinterwand sowie dem Sinus piriformis des Hypopharynx ausgehen.

Für die *Therapie* unterscheidet man neben den befallenen Regionen praktischerweise vier Stadien (Abb. 73).

Stadium I: Ist der Tumor auf eine Stimmlippe beschränkt, diese jedoch in ihrer groben Beweglichkeit nicht behindert, so läßt sich die feinere Stimmfunktion am schonendsten wiederherstellen durch Kontaktbestrahlung mittels Radiokobalt. Man bringt es in einer Kapsel durch ein operativ geschaffenes Schildknorpelfenster ohne Eröffnung des Kehlkopfinneren von außen an die erkrankte Stimmlippe. Diese Art der Bestrahlung erfordert auch den geringsten Zeitaufwand. Die Dosierung wird mit dem Radiologen abgesprochen. Bei richtiger Indikationsstellung liegt die Heilungsquote bei $90\%_0$. Eine andere Möglichkeit ist die Resektion der erkrankten Stimmlippe (Chordektomie) nach Eröffnung des Kehlkopfes. An der Resektionsstelle bildet sich zwar eine Narbe, die als Widerlager für die gesunde schwingende Stimmlippe dienen kann, doch wird die Stimme nie so gut wie bei der erstgenannten Methode. – Ist der Epiglottisrand allein ohne Lymphknotenbeteiligung und Metastasen befallen, so läßt sich unter Erhaltung der Glottis (und damit der Stimme) mit einiger Aussicht auf Erfolg eine supraglottische Horizontalresektion ausführen. Zum Kehlkopfverschluß beim Schlucken ist die Epiglottis nicht unbedingt notwendig. Der Zungengrund muß jedoch erhalten bleiben.

Stadium II: Hat der Tumor *zwei Regionen* befallen oder ist die grobe Stimmlippenbeweglichkeit – d. h. die Adduktion und Abduktion – eingeschränkt oder aufgehoben, bestehen jedoch noch keine Absiedlungen, so sollte man die Bestrahlung als Hochvolttherapie versuchen. Die Indikation zur Teilresektion erfordert große Erfahrung. Sicherster Eingriff wäre die Halbseitenexstirpation des Kehlkopfes.

Die meisten Operateure, die sich mit diesem Eingriff befaßt haben, verlassen ihn aber gewöhnlich bald wieder, weil der funktionelle Erfolg die mancherlei Schwierigkeiten, Beschwerden und Mühen nicht lohnt.

Stadium III: Hat der Tumor *beide Seiten oder mehr als zwei Regionen* befallen oder ist er in das Knorpelgerüst eingebrochen, so muß der Kehlkopf samt den meist auch befallenen Lymphknoten (sog. Neckdissection) exstirpiert werden. Dies natürlich nur, wenn der Allgemeinzustand den Eingriff überhaupt erlaubt und der Patient zustimmt. Die Zustimmung wird gelegentlich verweigert oder erst nach langem Zureden gegeben, weil der Patient fürchtet, sich nach Verlust des Kehlkopfes nicht mehr verständigen zu können. Man muß ihm dann klar machen, daß er mittels einer *Ersatzstimme* wieder sprechen kann.

Durch die Herausnahme des Kehlkopfes ist der *Glottisgenerator* ja entfernt und die Lunge als *Windkessel* nicht mehr zu benutzen. Jedoch ist der *Artikulationsapparat* erhalten. – Der Laryngektomierte hat nun die Möglichkeit, den Ösophagus als Windkessel und den muskulären Ösophagusmund als Ersatz für den verlorenen Glottisgenerator zu gebrauchen. Er kann lernen, Luft aktiv in die Speiseröhre einzusaugen und sie unter Kontraktion des Ösophagusmundes wieder auszustoßen. Es entsteht dann ein Geräusch, das einer tiefen, heiseren Stimme ähnelt. Mit ihr kann man bei entsprechender Geschicklichkeit so gut sprechen lernen, daß man sogar am Telefon gut verstanden wird. Nur wenn ein Patient das gar nicht fertigbringt, wird man einen Versuch mit Apparaten machen, die mit Batteriebetrieb einen „Ton" entweder am Mundboden abstrahlen können*, oder, am Tracheostoma angebracht, die Ausatemluft zur Bewegung einer Membran benutzen und den entstehenden Ton dann durch einen Gummischlauch dem Pharynx zuleiten. Die Ösophagussprache ist aber die bessere Lösung. *Asai* hat versucht, den Stimmgenerator durch einen subkutan verlagerten Hautschlauch zu ersetzen, der ein zweites Tracheostoma oberhalb der Atemöffnung mit einer Fistel am Zungengrund verbindet. Hält der Patient seine Trachealkanüle zu, so streicht die Ausatemluft über eine oben gelegene Öffnung in der Kanüle durch diesen Hautschlauch. Die engste Stelle des Schlauches, in der Regel im Bereiche der Hypopharynxfistel, wird hierbei zur tönenden Pseudoglottis.

Stadium IV: Bei sehr ausgedehnten, inoperablen Geschwülsten, besonders solchen mit Fernmetastasen (Lunge) kann neben der Bestrahlungsbehandlung auch eine Behandlung mit Zytostatika (Endoxan, Trenimon, Methotrexat) das Ende noch ein wenig hinausschieben.

Das gilt leider oft auch für die fortgeschrittenen Fälle von **Hypopharynxkarzinom.** *Früh* entdeckte Tumoren des Sinus piriformis, marginale Geschwülste und Tumoren der Vorderwand (Rückseite des Kehlkopfes) werden immer wieder einmal operativ angegangen. Die Erfolge sind aber nicht sehr ermutigend. So beschränkt man sich dann auf die Bestrahlung. Die Aussichten auf Dauerheilung sind aber gering.

Im terminalen Stadium muß man bei Tumoren der Gruppe IV gewöhnlich die Atmung durch Tracheotomie und die Ernährung durch Anlegen einer Witzel-Fistel sicherstellen.

G. Tracheo-Bronchoskopie

Die endoskopische Untersuchung von Kehlkopf, Luftröhre und Bronchien ist insofern *einfacher* als die Ösophaguskopie, als das Lumen nicht entfaltet werden muß. Das erleichtert die Übersicht und den Aufblick auf die Seitenwände. Sie ist aber andererseits aus mehreren Gründen schwieriger als die Ösophagoskopie:

1. Man sieht sich in der Tiefe einer Vielzahl von Einzellichtungen gegenüber, die man den richtigen Lungenabschnitten zuordnen muß (Abb. 75).

2. Zum Einführen des Rohres muß der Kopf zunächst weiter nach hinten gebeugt werden als bei der Ösophagoskopie. Das macht besonders älteren Leuten mit steifer Halswirbelsäule Beschwerden. Gesunde Zähne im Oberkiefer erschweren das Vorschieben des Rohres weiter.

---
* z. B. „Neovox" Elektrolarynx.

3. Auch bei Sedierung und guter Lokalanästhesie muß man bei Eindringen in die tieferen Luftwege mit Husten und Abwehrbewegungen fertig werden, besonders beim Untersuchen der linken Seite, deren Hauptbronchus stärker von der Richtung der Trachea abweicht als der rechte. Bei Kindern ist die Untersuchung nur in Narkose möglich, bei Erwachsenen beschränkt man heute die Untersuchung in Lokalanästhesie auf die Abklärung von Kehlkopfbefunden und die Feststellung etwaiger Stenosen der Trachea, und bedient sich im übrigen der Relaxationsnarkose. Mit ihrer Hilfe kann man in aller Ruhe mit dem unbewaffneten Auge oder mit vergrößernden Geradeaus- und Winkeloptiken Bronchus für Bronchus absuchen, Probeexzisionen und kleinere therapeutische Eingriffe machen, Sekret zur zytologischen und bakteriologischen Untersuchung entnehmen und den jeweiligen Befund zur Dokumentation fotografisch festhalten.

Die *diagnostische Bronchoskopie* soll Klärung bringen

1. Bei Bluthusten unklaren Ursprungs (Angiom, Adenom?)
2. Bei therapierefraktärem Hüsteln oder Husten ohne entsprechenden klinischen und röntgenologischen Befund (z. B. aspirierte Kornähre).
3. Bei nichtlaryngealem Stridor (Trachealstenose, Fremdkörper, Bronchialtumor).
4. Zur Abklärung internistisch nicht eindeutig zu diagnostizierender Bilder (Karzinom, Morbus Besnier-Boeck-Schaumann, Tuberkulose)

Therapeutisch kann man sich der *Bronchoskopie* bedienen

1. Als Ersatz für den Intubationstubus beim akuten Erstickungsanfall, um den Zeitraum bis zur Beendigung einer Tracheotomie zu überbrücken. Bei dieser Gelegenheit dient sie auch
2. zum Absaugen von Blut und Sekret aus dem Bronchialbaum bei Unfällen oder Operationen,
3. zur Koagulation blutender Gefäße, zum Abtragen kleiner gutartiger Tumoren (Fibrome, Papillome) und gelegentlich wohl auch zum Einbringen radioaktiver Substanzen zur Kontaktbestrahlung kleiner Malignome.
4. Das Hauptanwendungsgebiet der bronchoskopischen Technik ist die Entfernung von

Fremdkörpern (liegend in Narkose). Fischgräten, Nadeln, spitze Knochen spießen sich zwar mit Vorliebe beim Schluckakt in die Tonsillen, die Vallekel und die Schleimhaut der Aryknorpel und lassen sich von ihr meist „indirekt" besser entfernen als endoskopisch. In den *Kehlkopf* klemmen sich Fremdkörper (Zahnprothesenteile) am ehesten bei Unfällen oder im Alkoholrausch ein. Sind die Fremdkörper aber klein genug, um die Glottis passieren zu können, so tun sie das auch und gelangen in die Tiefe. Der *rechte Hauptbronchus* bildet nahezu die gerade Fortsetzung der Trachea, der linke ist etwas mehr abgewinkelt. Deshalb gelangen die aspirierten Fremdkörper gewöhnlich zumindest zunächst in den rechten Hauptbronchus. Die Sitte mancher Erwachsener, Nägel, Stecknadeln oder Reißzwecken bei der Arbeit in den Mund zu nehmen, führt bei plötzlichem Husten, Sturz von der Leiter oder auch bei scherzhaft von andern herbeigeführtem Erschrecken zur Aspiration. Nadeln und Nägel gelangen gewöhnlich

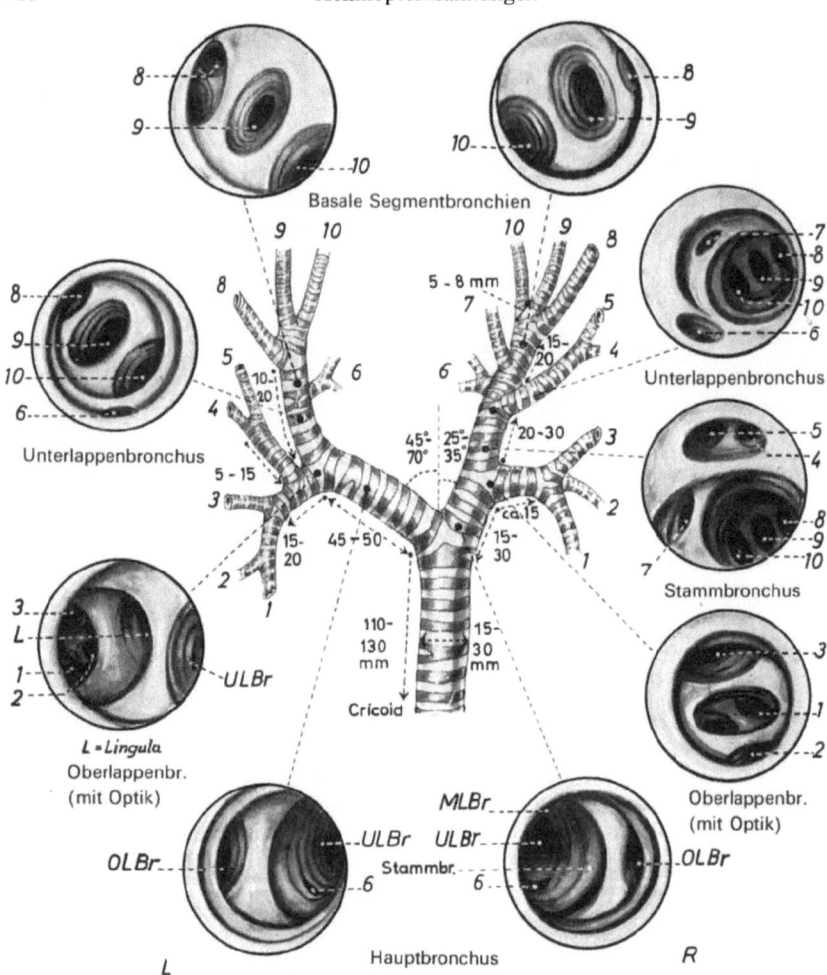

Abb. 75: Endoskopische Darstellung des Tracheobronchialbaumes am Patienten in Rückenlage mit den normalen tracheobronchoskopischen Bildern.

mit dem Kopf voraus in einen tiefen kleineren Bronchus. Hier sind sie manchmal zunächst trotz Röntgenkontrolle mit dem Auge kaum zu entdecken. Erst nach einigen Tagen wird ihr Sitz durch die reaktive Entzündung der Schleimhaut bronchoskopisch erkennbar. Manchmal reizen Stecknadeln, welche die Atmung nicht behindern, erstaunlich wenig und müssen belassen werden, wenn sie nicht auffindbar sind.

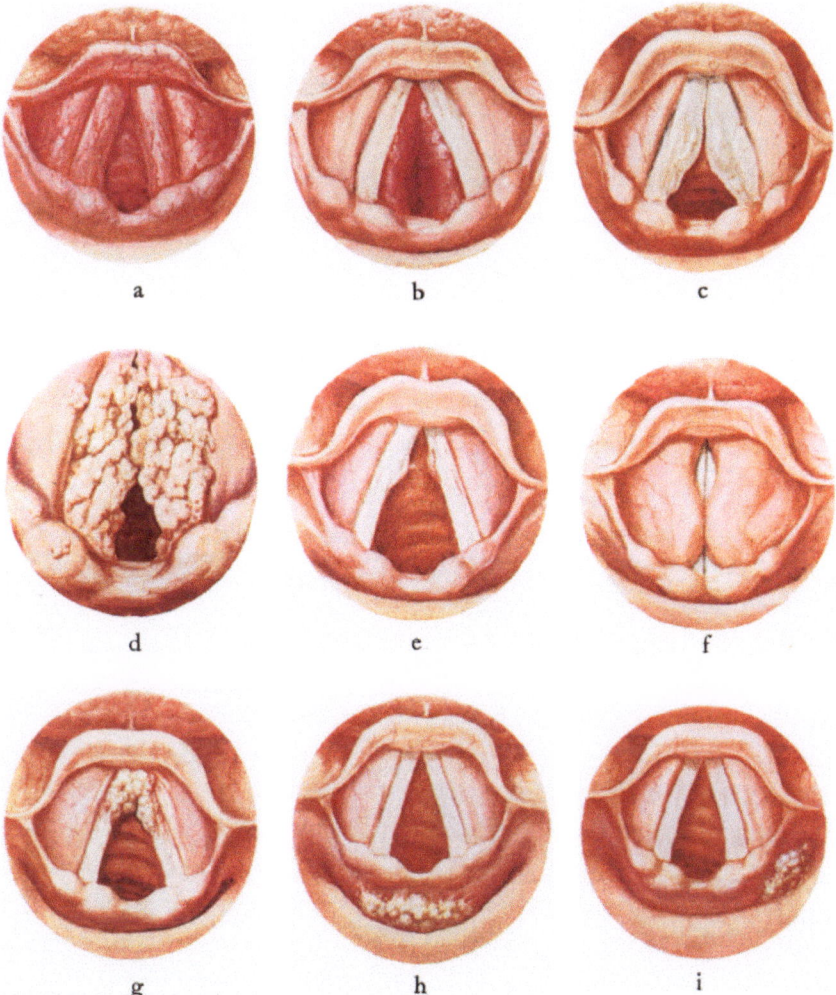

Tafel II: Wichtige Kehlkopfspiegelbefunde.
a) Laryngitis acuta. Diffuse Rötung und Auflockerung der Kehlkopfschleimhaut.
b) Laryngitis subglottica (Pseudocroup). Dicke rote Wülste unmittelbar unterhalb der Stimmbänder.
c) REINKE-Ödem. Vgl. S. 202.
d) Juvenile Papillomatose der Kehlkopfschleimhaut (Atemnot!).
e) Stimmbandknötchen.
f) Chronisch-hyperplastische Laryngitis mit Taschenfaltenpressen.
g) Inneres Kehlkopfkarzinom (vordere Kommissur).
h) Äußeres Kehlkopfkarzinom (Postkrikoidtumor).
i) Hypopharynxkarzinom, vom Sinus piriformis ausgehend.

Vor schwierige diagnostische und therapeutische Probleme stellt die Fremdkörperaspiration oder der Verdacht darauf bei kleinen *Kindern*. Hier ist die Anamnese gewöhnlich nicht so eindeutig, und die Kinder werden nicht selten wegen Kurzatmigkeit oder „Lungenentzündung" zum Kinderarzt oder in die Kinderklinik gebracht. Hier können Atemnot und Auskultationsbefund stark wechseln, weil z. B. ein rundlicher Fremdkörper – der häufigste scheint die Erdnuß zu sein – zwischen Glottis und Hauptbronchus ballotieren oder von einem Hauptbronchus in den andern hinüberwechseln kann. Bei Verschluß eines Hauptbronchus bleibt die betreffende Thoraxseite bei der Atmung zurück.

Die *Röntgenuntersuchung* läßt metallische Fremdkörper zwar gut erkennen, gibt einen Hinweis auf nichtschattengebende Fremdkörper aber nur dann, wenn es zur Atelektase mit Mediastinalverziehung oder – bei exspiratorischer Ventilstenose – zur Überblähung der betroffenen Lungenseite oder einzelner Lungenteile kommt. Auch bei nur teilweisem Verschluß eines Hauptbronchus kann man vor dem Röntgenschirm bei der Inspiration eine Mediastinalverschiebung zur Fremdkörperseite sehen *(Holzknecht-Phänomen)*.

Kinder mit Verdacht auf Fremdkörper muß man stationär aufnehmen. Ist die Diagnose aber nicht ganz sicher, so beobachtet man sie zum Ausschluß anderer Erkrankungen (Laryngitis subglottica) lieber eine Weile, ehe man sie endoskopiert. Wegen der engen Verhältnisse kann der Eingriff nämlich besonders bei sehr jungen Kindern recht schwierig sein. Er ist auch nicht ganz ungefährlich, weil es nach Traumatisierung durch das eingeführte Rohr zu einer Schleimhautschwellung kommen kann, die das Atemrohr einengt. Kommt man bei sicher vorhandenem Fremdkörper von oben nicht zum Ziele, oder muß wegen bedrohlicher Atemnot schnell Luft geschaffen werden, so ist es besser zu tracheotomieren und ein kurzes Endoskopierohr durch das Tracheostoma einzuführen, damit man dem Fremdkörper näher ist. Er muß auf jeden Fall so früh wie möglich heraus; denn: Bleibt ein Fremdkörper länger liegen, so kann es zu Bronchitis und Pneumonie und zur Granulationsbildung um den Fremdkörper herum kommen. Dadurch wird das Bild verschleiert und die bronchoskopische Behandlung so sehr erschwert, daß man in verschleppten Fällen sogar schon die Thorakotomie mit Resektion des betroffenen Lungenteils hat ausführen müssen.

Sprech- und Sprachstörungen

Im Rahmen der HNO-Heilkunde befaßt sich die *Phoniatrie* mit den Störungen der Stimme, der Sprache und des Sprechens. Der Stimmapparat ist nur eines der Instrumente, die zum Sprechen gebraucht werden. Von den Stimmstörungen war schon die Rede.

Die **Sprache** vermittelt die zwischenmenschliche Verständigung mittels akustischer Symbole. Eine Verständigung ist nur dann möglich, wenn alle Gesprächspartner diesen Symbolen den gleichen Sinngehalt zuordnen. Das ist nur in einheitlichen Sprachgebieten der Fall. Was ein Kind hier lernt, nennt man „Muttersprache", weil das Kind den Sinn des Gesprochenen und – dank seines Nachahmungstriebes – das eigene Sprechen am frühesten von der Mutter lernt. Eine „sprechende Umgebung" ist jedenfalls die Voraussetzung des Spracherwerbs durch das Kind. Der Vorgang des allmählichen Verstehen- und Sprechenlernens läßt sich schematisch darstellen in folgender

Zeittafel der Sprachentwicklung

1. Reflexschreie (globale Zeichengebung) – Tonsprache	1. Monat
2. Lallen (strukturierte Laute), später Reduktion des phonetischen Lautbestandes	Mitte des 2. Monats
3. Beginnendes Sprachverständnis (Verstehen der Wörter)	9. Monat
4. Assoziation des gesamten Komplexes der vorsprachlichen Stufen	8.–10. Monat
5. Intentionale Kundgabe-Echosprache	9.–12. Monat
6. Entstehung des Symbolbewußtseins	13.–15. Monat
7. Einwortsatz: etwa 5–7 Monate dauernd	13.–18. Monat
8. Zweiwortsatz und Wortaggregate	18.–24. Monat
9. Geformte Mehrwortsätze	im 3. Jahr
10. Abschluß des Spracherwerbs	im 4. Jahr

Bei normaler Entwicklung wird die fertig erlernte Sprache auf folgende Weise bewerkstelligt:

Die richtige **Sprachlautbildung** geschieht mit Hilfe des Ansatzrohres. *Vokale* sind „Klänge". Durch entsprechende Formgebung von Mund, Rachen usw. wird aus dem vom Kehlkopf angebotenen Klang (Grundton mit mehreren Ober-

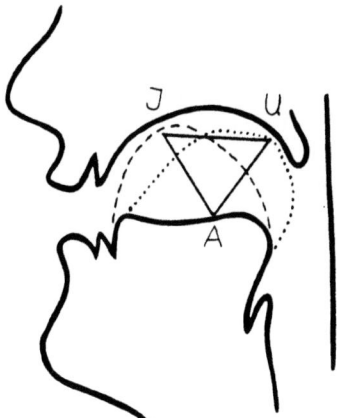

Abb. 76: Vokaldreieck mit Einzeichnung der ungefähren Zungenlage bei den einzelnen Vokalen.

tönen) der jeweils charakteristische Formantbereich durch Resonanz besonders hervorgehoben mit dem Ergebnis, daß dem Hörer der in seinem menschlichen Timbre unveränderte aus dem offenen Mund abgestrahlte Klang doch in charakteristischen Variationen – nämlich eben als verschiedene Vokale – zum Bewußtsein kommt. Bei der Formgebung im Hohlraum des Ansatzrohres spielt die Zunge die wichtigste Rolle. Beim Vokal a senkt sie sich im ganzen, zusammen mit der Öffnung des Mundes, beim i, dem „hellsten" Laut, hebt sie sich vorn und bildet einen hinten offenen Trichter, beim u, dem „dunkelsten" Laut, hebt sie sich hinten und bildet einen vorn offenen Trichter. Man kann sich die Übergänge durch schematische Einzeichnung des sog. *Sprachdreiecks* in den Mund leicht klarmachen (Abb. 76). In Wirklichkeit ist die Formbildung des Hohlraumes etwas komplizierter als in der zweidimensionalen Abbildung, aber immerhin so einfach, daß Fehler bei der Bildung von Vokalen (Vokalstammeln) nur sehr selten sind.

Konsonanten sind Geräusche. Sie lassen sich nach 3 Kategorien ordnen: Nach dem *Ort*, an dem sie hervorgebracht werden, nach der *Art*, wie sie entstehen und nach der Beteiligung der *Stimme* neben dem charakteristischen Geräusch. Aus der Tabelle geht hervor, daß es im Hochdeutschen außer Spreng- und Reibelauten auch noch Zitterlaute (r) gibt sowie Laute, die eine Zwischenstellung zwischen Vokalen und Konsonanten einnehmen (l, m, n). Auch die Konsonanten haben physikalisch bestimmte charakteristische Formantgebiete. Diese liegen durchweg in sehr hohen Frequenzbereichen. Für das Sprachverständnis sind die Konsonanten wichtiger als die Vokale, für das Sprechenlernen ist ein gutes Gehör im hohen Tonbereich also besonders bedeutungsvoll.

Im Laufe der **Sprachentwicklung** macht jedes Kind eine Periode durch, während der gewisse Einzellaute noch nicht oder falsch gesprochen oder „schwere"

Entstehungsort der Konsonanten	I. Artikulationszone mit Stimme	I. Artikulationszone ohne Stimme	II. Artikulationszone mit Stimme	II. Artikulationszone ohne Stimme	III. Artikulationszone mit Stimme	III. Artikulationszone ohne Stimme
Verschlußlaute (Explosivae)	b	p	d	t	g	k
Reibelaute	w	fv	s j (franz.) th (engl.)	ß sch th (engl.)	j	ch
R-Laute (Zitterlaute)	r (brr) (Lippen-r)		r (Zungen-r) (dramatisches r)		r (Gaumen-r)	
Nasenlaute (Rhinophone) (Resonanten)	m		n l		ng	

x = ks z = ts.
h entsteht im Kehlkopf.

Laute durch leichtere ersetzt werden (z. B. Taffee statt Kaffee). Man nennt das *physiologisches Stammeln*. Charakteristisch sind auch Silbenumstellungen „Talerne = Laterne: Wortstammeln) und grammatische Unvollkommenheiten. Mit Abschluß des 4. Lebensjahres, spätestens mit Erreichen des Schulalters, soll aber ein Kind korrekt so sprechen wie seine erwachsene Umgebung.

Diese Sprachentwicklung kann sich aber nur normal vollziehen, wenn folgende Vorbedingungen erfüllt sind: Normales Hören und Sehen, Beherrschung der Sprechmuskulatur und ihre kinästhetische Kontrolle, Sprechtrieb, ausreichende Intelligenz und das, was man nur recht allgemein seelische Gesundheit nennen kann. Fehlt etwas an der Vollkommenheit dieser Voraussetzungen, so kann es zur **Verzögerung der Sprachentwicklung** kommen. Laut- und Silbenstammeln, mangelnder Sprechtrieb, Agrammatismus und Armut der Aussage sind in verschiedenem Grade und verschiedener Art ihre Kennzeichen. Man kann verzögerte Sprachentwicklung schon vermuten, wenn Kinder mit ausreichendem Intellekt sowie normalem Hören und Sehen bis zum Alter von 18 Monaten außer Primitivlauten noch gar keine Sprechversuche machen. Bleibt ein Kind auch weiterhin „stumm", so muß man an eine sehr ernst zu nehmende Störung denken. Der erfahrene Spracharzt kann etwa vom Beginn des 4. Lebensjahres ab beim höchsten Grad der verzögerten Sprachentwicklung unterscheiden zwischen **„Motorischer Hörstummheit"** (d. h. ein Kind hört und versteht, spricht aber nicht) und „Seelentaubheit" oder **„Akustischer Agnosie"** (d. h. ein Kind hört, „erkennt" aber den Klang nicht in seiner Bedeutung). Eine unter verschiedenen Möglichkeiten differenzierende Schnelldiagnose wird so gestellt: Ohne irgendeine Gebärde fordert man das Kind auf: „Gib mir die Hand!". Das taube und das hochgradig geistig gestörte Kind (Autismus, Intelligenzdefekt) reagieren gar nicht. Das hörstumme Kind gibt die Hand und befolgt auch andere Aufforderungen ohne Zögern, spricht aber nicht. Das seelentaube, akustisch schwer erweckbare Kind befolgt keine Aufforderung, weil es deren Sinn nicht versteht, plappert aber manchmal das Gehörte nach: „Dib Hand!".

Solche hochgradigen Sprachentwicklungsstörungen sind aber selten. Die häufigsten Sprechstörungen sind reine Aussprachefehler, welche über die Periode des physiologischen Stammelns hinaus beibehalten werden. Man bezeichnet sie je nach dem Einzelfall als partielles, multiples oder universelles Stammeln.

Unter **Stammeln** versteht man die Unfähigkeit, nach Ablauf der normalen Lernperiode bestimmte Sprachlaute hervorzubringen oder richtig untereinander zu verbinden. Stammeln ist also ein Fehler der Artikulation, eine *Sprechstörung*. Für jeden Lautfehler gibt es eine besondere Bezeichnung: Kappazismus, Lambdazismus, Rhotazismus, Sigmatismus usw. Zur Beseitigung des Fehlers kann man im frühen *Kindesalter* noch keine gezielten Sprachübungen machen lassen. Die Behandlung besteht vielmehr in allgemeiner, körperlicher, seelischer und intellektueller Förderung (Kindergarten) und gutem Vorbild – soweit es sich nicht um seelisch und intellektuell abartige Kinder handelt, die besonderer Methoden bedürfen. Bei größeren Kindern kann man den Fehler vor Beginn des Schulbesuches gewöhnlich in einigen Wochen durch entsprechende Übungen beseitigen. Es nützt dabei aber nichts, das Kind den richtigen Laut durch Vorsprechen nur hören zu lassen und es zum Nachsprechen aufzufordern, sondern man muß dem Kind zeigen und es durch kinästhetische Empfindung miterleben lassen, wie dieser Laut hervorgebracht wird, und den „neuen" Laut erst dann statt des alten, falschen in das Sprachgefüge der Aussage einbauen, wenn er sicher sitzt. Das gilt besonders für Stammelfehler auf der Grundlage einer Hörstörung. Das gleiche gilt für die Aussprachefehler der *Erwachsenen*. Bei ihnen hat der Fehler natürlich durch seine Dauer noch festere Wurzeln geschlagen als beim Kinde. Die bessere Einsicht des Erwachsenen ist nicht immer ein genügender Ausgleich für mangelnde Sprechgeschicklichkeit. Es gibt nun Stammelfehler, deren Beseitigung allein durch Übungen auf besondere Schwierigkeiten stößt oder gar unmöglich ist, weil ihr Zustandekommen durch organische Abwegigkeiten begünstigt oder hervorgerufen wird. Als Beispiele möchte ich das Lispeln und Näseln nennen.

a) **Lispeln** (Sigmatismus) ist ein Fehler der s- und sch-Bildung. Zum Hervorbringen des richtigen s bildet die Zunge eine Rille und legt sich mit den Seitenrändern so an die Innenseite der oberen Zähne, daß der Luftstrom auf die Schneiden der beiden mittleren unteren Schneidezähne geblasen wird. Dadurch entsteht dann das bekannte scharf zischende Geräusch. Legt sich nun die Zunge an die vorderen oberen Zähne oder schiebt sie sich gar zwischen die Zähne, so hört man statt des richtigen s nur ein stumpfes Blasen. Zuweilen fährt die Luft auch statt vorne zur Seite heraus, und man hört das besonders häßliche *seitliche Lispeln*. Es gibt auch noch nasales, ja sogar laryngeales Lispeln. Unterstützt wird die Entstehung des Lispelns durch Unregelmäßigkeiten der Zahnstellung, z. B. einen vorne oder seitlich offenen Biß. Ehe man darangeht, durch entsprechende Übungen dem Kinde den richtigen Zischlaut beizubringen, sollte man in solchen Fällen nach Möglichkeit das Gebiß regulieren lassen. – Ein zweites kommt hinzu: Nicht wenige Kinder mit Lispeln sind gerade im Bereich der hohen Töne, in dem die Zischlaute liegen, etwas *schwerhörig*. Hierin liegt vielleicht sogar eine Mitursache für die Entstehung des Fehlers, jedenfalls aber eine besondere Schwierigkeit für seine Beseitigung. – Abgesehen von der Behebung oder dem Ausgleich solcher organischer Fehler besteht die *Behandlung* darin, dem Lispler durch Nachahmung vor dem Spiegel und durch kleine technische Hilfen einen „neuen", den richtigen Laut beizubringen und diesen dann statt des bisherigen s in die Sprache einzubauen.

b) Das **Näseln** kann ein besonders unschöner Sprachfehler sein. Man muß dabei sehr unterscheiden zwischen dem *geschlossenen* Näseln und dem *offenen* Näseln. Wenn die Nase bei einem Stockschnupfen verstopft ist, wenn ein Kind wegen einer großen Rachenmandel nicht richtig durch die Nase atmen kann, dann fällt die Nase als Resonanzraum für die Nasallaute m und n aus. Diese Laute klingen dann ganz stumpf, statt „Mama" hört man beinahe „baba". Umgekehrt ist die Lage beim *offenen* Näseln. Normalerweise hebt sich bei allen Lauten außer m und n das Gaumensegel und schließt den Nasen-Rachen-Raum ab, so daß er nicht mittönen kann. Hat ein Mensch aber etwa eine offene Gaumenspalte, so ist dieser Abschluß nicht möglich. Dann klingen erstens alle Vokale nasal, und bei den meisten Konsonanten, also den Spreng- und Reibelauten, fährt die Luft statt zum Munde zur Nase heraus, selbst wenn sonst die Sprechbewegungen richtig gemacht würden. Ein Kind mit Gaumenspalte hat überhaupt größte Schwierigkeiten mit dem Sprechenlernen bei fast allen Lauten. Nicht nur Mißbildungen am Gaumen, sondern auch Lähmung des weichen Gaumens, z. B. bei Diphtherie oder Schonhaltung nach der Tonsillektomie können zum Näseln führen. Freilich kann man auch willkürlich das geschlossene und das offene Näseln nachahmen.

Die *Behandlung* des organisch bedingten geschlossenen Näselns ist insofern ziemlich einfach, als man nur einen Schnupfen, eine große Rachenmandel oder was sonst die Nase verstopft, zu beseitigen braucht. Meist hört dann auch das Schnarchen auf, das die Nachtruhe der Kinder selbst und ihrer Umgebung stört. Fehlt dagegen etwas wie bei dem offenen Näseln, so ist dem viel schwerer abzuhelfen.

Besonders bei der angeborenen **Gaumenspalte***, kommt es nicht nur darauf an, daß man durch eine Operation die Spalte verschließt, sondern man muß das auch zur richtigen Zeit tun, damit für das Wachstum von Gaumen, Kiefer und Zähnen und für die Sprachentwicklung die bestmöglichen Voraussetzungen geschaffen werden. Wir empfehlen nach dem durch sehr große Erfahrung begründeten Vorschlag von *Schweckendiek*:

1. Operativer Verschluß des weichen Gaumens, wenn das Kind 7–8 kg wiegt (Alter 7–8 Monate). Der Spalt im knöchernen Gaumen pflegt sich danach von selbst im Laufe der Zeit zu verkleinern oder ganz zu schließen, zuweilen offenbar unter der zusätzlichen Reizwirkung einer obturierenden Prothese.

---

* Vgl. auch im Teil „Kinderheilkunde" S. 185–188 mit Abbildungen.

2. Verschluß von Lippenspalten in einem Alter von 7–8 Monaten, aber nicht später, etwa 3–4 Wochen nach dem Verschluß des weichen Gaumens.
3. Verschluß des knöchernen Gaumens, wenn überhaupt noch nötig, nach Erscheinen aller bleibenden Zähne.

Ein zu rechter Zeit erfolgreich operiertes Kind wird mit obturierender Prothese (für den Defekt des harten Gaumens) nicht näseln. Kann erst nach dem Sprachentwicklungsalter operiert werden, wenn das Kind oder der inzwischen Erwachsene schon einige Jahre genäselt hat, so ist durch die Operation allein das Näseln fast stets nicht beseitigt. Hier bedarf es vielmehr längerdauernder Sprachübungen, die von Schüler und Lehrer viel Ausdauer und Geduld erfordern. Ist durch Übungen allein ein zureichender Abschluß des Nasen-Rachen-Raumes nicht zu erreichen, weil das Gaumensegel allzu kurz ist, so kann man durch eine *Velopharyngoplastik* die anatomischen Verhältnisse bessern.

Stottern (Balbuties): Im Gegensatz zum Stammeln, das eine Störung der Aussprache ist, versteht man unter Stottern ein vielgestaltiges Bild von Störungen der fließenden Rede, das durch Hemmungen und Unterbrechungen des Sprechablaufes charakterisiert ist.

Als wissenschaftliche Kennzeichnung hat sich für das Stottern der Ausdruck *Spastische Koordinationsneurose* eingebürgert. In Anlehnung an organische Formen neurologischer Erkrankungen unterscheidet man spastisch-tonische, klonisch-iterative und andere Formen des Stotterns. Die Symptomatik kann recht wechselnd sein. Stets ist das *Zusammenwirken von Atmung, Phonation und Artikulation gestört*. Eindrucksvoll ist meist die Verkrampfung der mimischen Muskulatur, weniger sichtbar die der „inneren" Artikulationsorgane und der Atmung. Mitbewegungen des Kopfes, des Rumpfes und der Gliedmaßen verleihen dem Sprechversuch groteske Züge. Andererseits kann die Störung ganz ausbleiben, wenn der Stotterer für sich allein spricht, wenn er flüstert, singt, in einer Fremdsprache spricht oder bewußt oder unbewußt den Sprachakzent ändert.

Man kann verschiedene Typen von Stotterern unterscheiden: Die *Scheuen* mit Minderwertigkeitsgefühlen, die *Zerstreuten* und *Unaufmerksamen* und die *eigentlich Sprachkranken*, bei denen die Bemühung um Überwindung der Sprachbarriere die Störung nur verstärkt. Gerade auf diesen letzten Teil der Stotternden paßt sicher der *Neurosebegriff*, wie ihn die Psychotherapie auffaßt: Der Stotterer steht im Kraftfeld eines Triebkonfliktes. Störende Impulse hindern ihn, nach freiem Ermessen zu sagen oder zu verschweigen, was ihm beliebt – Impulse, die seiner Kontrolle und Einflußnahme entzogen sind, verdrängte Bedürfnisse, die als unbewußte Kräfte wirksam bleiben und zu einer neurotischen Symptomatik führen, hier in der speziellen Form der Sprachstörung.

Diese neurosen-psychologische Interpretation trifft aber nicht für alle Stotterer zu. Ein Fünftel aller Stotterer ist psychisch sicher ganz gesund. Ihre Sprachstörung entsteht einfach durch *Nachahmung stotternder Altersgenossen* oder durch Beibehalten einer „Fehlgewöhnung" aus der Zeit, als der Gedankenablauf der Sprechgeschicklichkeit vorauseilte und so zum Sprachstolpern führte. Eine derart verursachte Störung verschwindet meist allmählich wieder von selbst, wenn man ihr keine

Beachtung schenkt. Manchmal braucht man aber auch eine „Übungsbehandlung", deren einziger Sinn es ist, das Erlebnis des Sprechenkönnens zu vermitteln und zu sichern.

Aus äußeren Gründen muß eine solche *Übungsbehandlung* aber oft auch im Vordergrund stehen bei den mindestens zwei Dritteln aller Stotterer, die echte Neurotiker sind. Hier wünschte man sich freilich lieber zumindest zusätzlich oder besser hauptsächlich eine *psychiatrische Behandlung* (auch „psychosoziale Gruppentherapie"). Immerhin hat auch die Übungsbehandlung eine gewisse psychische Wirkung und lehrt den Kranken, zunächst bewußt, dann immer automatischer seine Sperrung zu umgehen. Unter körperlicher und seelischer Entspannung, mit Hilfsvorstellungen wie Wellenschaukeln und Wellenrauschen werden die Ruhe- und Sprechatmung zunächst normalisiert und dann in allmählichem Fortschreiten die Stufen des Mitsprechens, des Nachsprechens, des Lesens, der Fragenbeantwortung, des Nacherzählens und des freien Berichtes erklommen. Körperliche rhythmische Übungen und Rhythmisierung der Sprache und des „inneren Sprechens" sind dabei förderlich.

Bei den schwereren Formen kommt man aber nicht zum Ziel ohne tiefergehende Methoden: Auflösung von Konfliktsituationen und Aggressionen, autogenes Training, ja sogar Hypnose ist empfohlen worden. In „heilendem Gespräch", in dem der Sprachtherapeut nicht Respektsperson, sondern Vertrauensperson ist, läßt sich am ehesten die affektfreie Atmosphäre schaffen, in der die Stotterer derartiger Neuroseformen ihre Hemmungen verlieren.

Bei den charakterogenen *Kernneurosen* „hat" nicht der sonst gesunde Mensch eine Neurose, sondern er „ist" in seiner Gesamtpersönlichkeit tiefgreifend verändert. Auch im Falle des Stotterns herrscht die Lebensangst vor, die Sprechangst ist wohl erst etwas Sekundäres. Wenn man hier überhaupt lindern oder helfen kann, dann gewöhnlich nur mit gründlicher und meist langwieriger analytischer Therapie. Die *Prognose* ist aber hier nicht gut.

Als medikamentöse Unterstützung der psychischen und funktionellen Therapie werden Drogen empfohlen, die am Vegetativum (Atropin, Prostigmin, Bellergal, Bellafolin, Hydergin) oder am Stammhirn (Reserpin, Serpasil, Phenothiazin [Largactil usw.]) angreifen. Nur der Erfahrene sollte sie verwenden.

Die Behandlung des Stotterns ist nicht einfach und erfordert sehr viel Geduld. Umherziehende Wundertäter haben öfter Erfolge durch Suggestion erzielt. Diese waren aber immer nur vorübergehend. Die Behandlung gehört deshalb in die Hand des Arztes und des von ihm ausgebildeten und überwachten Gehilfen.

Poltern (Tachyphemie): Charakteristisch für den in reiner Form seltenen Sprachfehler des Polterns ist die geringe motorische Geschicklichkeit bei großer Sprechlust. Die Rede ist hastig, zerfahren, überstürzt. Konsonanten, Vokale, aber auch ganze Silben und Wörter werden entstellt oder verschluckt. Wird der Polterer aber zur Aufmerksamkeit gezwungen, so bessert sich die Sprache sofort – im Gegensatz zum Stottern, mit dem eine nur äußerliche und vage Ähnlichkeit besteht. Deshalb besteht auch die *Behandlung* des Polterns im guten Beispiel: Man spricht langsam und gut artikuliert vor. Das Kind muß korrekt nachsprechen, antworten, vorlesen und nacherzählen. – Etwas schwierig zu beurteilen und zu behandeln sind die nicht ganz seltenen *Mischfälle* von Poltern und Stottern.

Unterscheidungsmerkmale zwischen Stottern und Poltern

	Poltern	Stottern
1. Bewußtsein d. Störung	besteht nicht	besteht
2. Aufmerksamkeitszuwendung	bessert	verschlimmert
3. Vor Fremden wird gesprochen	besser	schlechter
4. Durch ungezwungene Redeweise	schlechter	besser
5. Kurze bestimmte Antworten	fallen leichter	fallen schwerer
6. Wiederholen lassen	bessert	verschlimmert
7. Alkoholgenuß (1. Phase d. leichten Enthemmung)	verschlechtert	bessert
8. Therapie	Hinlenkung der Aufmerksamkeit auf die Artikulation	Ablenkung der Aufmerksamkeit von der Artikulation

Über das Gebiet der Sprachheilkunde im engeren Sinne hinaus reichen diejenigen Sprachstörungen, die durch Krankheiten des Zentralnervensystems, durch Hirnverletzungen oder seelische Erkrankungen bedingt sind. Hier sind die Aussichten auf den Erfolg einer rein phoniatrischen Therapie recht begrenzt. Dagegen ist bei dem meist nur partiellen Verlust der Sprache durch apoplektischen Insult, bei der **Aphasie** (siehe auch S. 76), mit Einfühlungsvermögen, Geduld und sprachheilpädagogischem Können nicht selten soviel zu erreichen, daß der Patient wenigstens etwas von dem zurückgewinnt, was den Menschen vor primitiven Lebewesen adelt: sich mit seinem Fühlen, Denken und Wollen dem Mitmenschen sprachlich verständlich machen zu können.

Quellenverzeichnis der Abbildungen

Abb. 7–10 und 19. Aus: *Niemeyer, W.:* Erkrankungen von Hals, Nase und Ohren. In: *Marx, H. H.:* Gutachten-Fibel. 2. Auflage. Georg Thieme Verlag, Stuttgart 1969 – Abb. 1–4 und 6.

Abb. 23, 25, 27 und 29. Aus: *Kaiser, P.:* Hals-, Nasen- und Ohrenheilkunde. 10. Auflage. Urban & Schwarzenberg, München 1961 – Tafel IV. Abb. 1, 4 und 5 und Abb. 25.

Abb. 31. Aus: *Beickert, P.:* Otosklerose. In: *Berendes, J., R. Link,* und *F. Zöllner:* Hals-, Nasen-, Ohren-Heilkunde. Band III, Teil 1. Georg Thieme Verlag, Stuttgart 1965 – Abb. 3.

Abb. 34 und 44. Aus: *Ganz, H.:* Hals-Nasen-Ohrenheilkunde. Reihe der Troponwerke, Köln 1967. – Abb. 12 und 17.

Abb. 60: Aus: *Falk, P.* und *H. Maurer:* Die entzündlichen Erkrankungen des Rachens. In: *Berendes, J., R. Link* und *F. Zöllner:* Hals-Nasen-Ohren-Heilkunde. Band II, Teil 1. Georg Thieme Verlag, Stuttgart 1963. – Abb. 9.

Abb. 66, 67 und 69. Aus: *Wustrow, L.:* Kehlkopf. In: *Berendes, J., R. Link* und *F. Zöllner:* Hals-Nasen-Ohren-Heilkunde. Band II, Teil 2. Georg Thieme Verlag, Stuttgart 1963. – Abb. 38, 39, 44b und 50.

Abb. 70. Aus: *Berendes, J.:* Funktionsstörungen des Kehlkopfes. In: *Berendes, J., R. Link,* und *F. Zöllner:* Hals-Nasen-Ohren-Heilkunde. Band II, Teil 2. Georg Thieme Verlag, Stuttgart 1963. – Abb. 7

Abb. 73. Aus: *Leicher, H.:* Bösartige Geschwülste des Kehlkopfes und des Hypopharynx. In: *Berendes, J., R. Link* und *F. Zöllner:* Hals-Nasen-Ohren-Heilkunde. Band II, Teil 2. Georg Thieme Verlag, Stuttgart 1963. – Abb. 20.

Abb. 75. Aus: *Lüscher, E.* Lehrbuch der Nasen- und Halsheilkunde und der Endoskopie der Speiseröhre und der Luftwege. Springer-Verlag, Wien 1956. – Seite 545, Abb. 225.

Tafel I: Nach: Atlas der HNO-Krankheiten, 3. Auflage, Georg Thieme Verlag, Stuttgart 1951.

Tafel II: Copyright The CIBA Collection of Medical Illustration by *Frank H. Netter,* M. D.

Sachverzeichnis

A

Abducensparese 65
Abszeß, Hirn-, otogener 76
—, —, rhinogener 133
—, Krypten- 160
—, Mundboden- 144
—, parapharyngealer 150, 162
—, paratonsillärer 161
—, retrotonsillärer 161
—, Septum- 108
—, Tragus- 53
—, Zungengrund- 158
Achalasie 178
Adenoide Vegetationen 156
— Facies 156
Adenoiditis, akute und chronische 155 ff
Adenotomie 157
Agnosie, akustische 214
Aggravation einer Schwerhörigkeit 31
Aktinomykose des Rachens 168
Akustikusneurinom 81
Allergische Rhinopathien 123
Altersschwerhörigkeit 88
Amboß, Anatomie 14
—, Läsion des langen Schenkels 72
Angina 158
Anosmie, essentielle 98
—, respiratorische 98, 134
Anotie 42
Ansatzrohr, Funktion beim Sprechen 213
Anthelix 12

Antihistaminika 124
Antritis beim Säugling 67
Antrotomie, Indikation 64
Antrum mastoideum 12
Apertura piriformis 92
Aphasie 219
Aphonie, funktionelle 190
ARD-Infektionen 121
Arteria, auditiva interna 84
—, carotis externa 96
—, —, interna 96
—, ethmoidalis ant. et post. 96
—, fazialis 96
—, maxillaris interna 94
—, pterygopalatina 96
Artikulation, Organ der 213
—, Stellen der 214
—, Störungen der 215
Asai, Rekonstruktion des Stimmgenerators nach 208
Aspergillusinfektion des Ohres 55
Aspiration von Fremdkörpern 210
Asthma und Nase 135
Atemnot bei Kehlkopferkrankungen 194, 197, 201, 204, 206
Atherome am äußeren Ohr 79
— an der Nase 139
Atresie, Choanal- 104
—, Gehörgangs- 42
—, Nasen- 104
Attackenschwindel 36
Audiometrie, objektive 32
—, Spiel- 30

Audiometrie, Sprach- 29
—, Tonschwellen- 25
—, überschwellige 27
Aurikularanhänge 42

B

Balbuties (Stottern), Definition 217
— —, Therapie 218
Barany, Lärmtrommel nach 23, 31
Barosinusitis 134
Basilarmembran 16
Begutachtung von Hör- und Gleichgewichtsstörungen 89
Bellocqsche Tamponade 117
Bezoldsche Mastoiditis 62
Blickrichtungsnystagmus 38
Blow out fracture 111
Blutung bei Kehlkopfverletzung 197
—, Ohr-, bei laterobasaler Fraktur 48
—, —, bei Sinusverletzung 50
—, Nasen-, essentielle 115
—, —, örtlich bedingte 115
—, —, symptomatische 116
—, —, und frontobasale Fraktur 112
—, —, Tumorsymptom 142
Bogengänge, Anatomie 34
—, Funktionsprüfung 38
Bogengangsfistel 75

Bolustod 198
Breitnase 102
Bronchial-Verzweigung 209
—, Fremdkörper 210
—, Segmente 209
—, Tumoren 210
—, Ventilstenose 211
Bronchoskopie, diagnostische 208
—, therapeutische 210

C

Caldwell-Lucsche Operation 137
Cartilago apicis nasi 92
—, cricoidea 181
—, septodorsalis 92
—, thyreoidea 181
Cavitas conchae 12
Cellulae ethmoideae 95
— mastoideae 12
Cerumen, Bildung und Funktion 13
Ceruminalpfropf 50
Choanen 93
Choanalatresie 104
Choanalpolyp 133
Cholesteatom, echtes 73
—, primäres (Pseudo-) 73
—, sekundäres (Pseudo-) 72
Chondrodermatitis chronica helicis 52
Chondrom des Kehlkopfes 205
Chorda tympani 14
Chordom 170
Cochlea, Anatomie 15
—, Physiologie 15
cochlear microphonics 17
common cold 121
Complamin 85
Cornu cutaneum an der Ohrmuschel 79
— — an der Nase 139
Cortisches Organ 16
Cupula 34

D

Darwinsches Spitzohr 42
Dauerschwindel 35
Dezibel 26
Diaphanoskopie 100
Diaphragma laryngis 197
Diphtherie des Gehörganges 54
— der Nase 122
— des Kehlkopfes 201
Diskriminationsverlust für Einsilber 29
Divertikel, Traktions- 173
—, Zenkersches 178
—, —, Operation 178
Drehprüfung des Vestibularorgans 38
Drehschwindel, vestibulärer 35
Ductus thyreoglossus 151
Dura mater als Infektionsbarriere 65
—, lyophilisierte 114
Durchblutungsstörungen des Innenohres 84
Dysphonie, spastische 190

E

EEG-Audiometrie 33
Ekzem, Gehörgangs- 54
—, Naseneingangs- 119
—, —, als Fremdkörperhinweis 114
Elektro-Gustometrie 145
— -Nystagmographie 39
Embolie, der A. auditiva interna 84
—, Luft-, bei Halsweichteilverletzung 197
Endocranielle Komplikationen, otogene 65, 76
— —, rhinogene 112, 131, 135
Endokrine Störungen des Stimmwechsels 191

Endolymphströmung, experimentell erzeugte 38
Endoskopie der Bronchien 208
— der Kieferhöhle 102
— des Oesophagus 177
Epiglottis 182
Epiglottitis, beim Kinde 201
Epipharynx (Nasopharynx) siehe Nasenrachen
Epistaxis 112, 115
siehe auch Blutung a. d. Nase
Epitympanon 66
epitympanale Otitis mediacuta 66
— — —, chronica 72
Ersatzsprache des Laryngektomierten 207
Erysipel, der Ohrmuschel 52
Erythematodes chronicus 120
Erythroblastose-Schwerhörigkeit 44
Ewing-Sarkom des Schläfenbeins 81
Explosionstrauma, Auswirkung auf das Hörorgan 47
Extraduralabszeß, otogener 76
Exzeßbildungen der Ohrmuschel 42

F

Facies, adenoide 156
Fazialislähmung, otogene 49, 65
Fehlhörigkeit 87
Felsenbeinfrakturen 48
Fistelsymptom, bei chronisch-epitympanaler Otitis media 75
Fistel, Hals-, mediale 151
—, —, laterale 151
—, Nasen-, mediane 102

Sachverzeichnis

Fistel, Ohr-, congenitale 42
Flüstersprache, Hörprüfung mit 23
Focaltests 166
Focaltoxikose 166
Foramen jugulare Syndrome 192
Formanten, Konsonanten- 87, 213
—, Vokal- 213
Formfehler der äußeren Nase 102
Fowler-Test 28
Fremdkörper, Bronchial- 210
—, Gehörgangs- 51
—, Kieferhöhlen- 115
—, Nasen- 114
—, Oesophagus- 177
Frenzel, Leuchtbrille nach 37
—, Nystagmusschema nach 41
Funktionsprüfung der Ohrtrompete 56
— des Gehörorgans 22
Furunkel, Gehörgangs- 52
—, Nasen- 119
—, Oberlippen- 119

G

Gaumen, harter und weicher 144
Gaumenmandel, Anatomie 147
—, Funktion 148
—, Entzündung 158
— als Focus 166
Gaumensegellähmung 216
Gaumenspalten 216
Gaumenverschlußplatte 217
Gehörgang, äußerer, Anatomie 12
—, —, Entzündungen 52
—, —, Fremdkörper 51
—, —, Furunkel 52
—, innerer, Erweiterung bei Acusticustumor 82

Gehörgang, innerer, Darstellung auf Stenvers-Aufnahme 21
Gehörknöchelchen, Funktion 15
—, Luxation 48
—, Tympanoplastik und 76
Gelléscher Versuch 83
Generatorpotential 17
Geräusch, Audiometrie 29
—, Empfindlichkeit 89
— für Kinderhörprüfung 30
Geruch, Physiologie 97
—, Störungen 97
—, Untersuchung 99
Geschmack, Lokalisation 145
—, Untersuchung 145
Gleichgewichtsorgan im Innenohr, Anatomie und Funktion 33
—, Untersuchung des 35
Globusgefühl 155
Glomustumor des Ohres 81
Glottis, Funktionen 180, 185
—, Muskeln der 183
—, Operative Erweiterung 194
—, Operative Verengerung 195
Glukokortikoide, zur Behandlung allergischer Rhinopathien 124
Gradenigoscher Symptomenkomplex 65
Gustatorisches Riechen 100
Gustometrie, Elektro- 145

H

Hautwiderstandstest, psychogalvanischer 32
Hämatotympanon 48
Hämorrhagische Diathese und Nasenbluten 116
Hämoptoe unklaren Ursprungs 210

Halsdrehnystagmus 36, 37
Hals, Fisteln, laterale 151
—, —, mediale 151
—, Lymphgefäße 149
—, Verletzungen 152
Hals-Nasen-Ohrenfach, Abgrenzung 9
— — —, Entstehung 9
Heiserkeit, 195, 199, 204
— als Symptom eines Malignoms 205
Helix auriculae 12
Hemmungsmißbildungen des äußeren Ohres 42
Herdinfektion, tonsillogene 166
Heschlsche Hirnwindung 17
Heuschnupfen 123
Hirnabszeß, otogener 76
—, rhinogener 133
Holzknecht-Phänomen 211
Hörbahn, spezifische und unspezifische 17
Hören, Physiologie 14
—, Psychologie 18
Hörprothetik 88
Hörprüfung 22
Hörsturz 84
Hörtraining 87, 88
Hörverlust für Sprache 29
— für Töne 27
—, prozentualer 91
Hörstummheit, motorische 214
Hyperkeratose der Tonsillen 167
Hypopharynx, Anatomie 146
—, Divertikel 178
—, Karzinom 206

I

Impulsfrequenzmodulation 17
Innenohr, Anatomie und Physiologie 15
—, Durchblutungsstörungen 84

Innenohr, Schwerhörigkeit 87
—, Sinneszellen 16
—, Verletzung 50
Insektenstiche im Kehlkopfeingang 198
Internusschwäche 195
Intensitätsbreite für Geräusche, Einschränkung 28
Intubationsgranulome 198

J

Jochbogenfraktur, isolierte 111
Jochbeinimpressionsfraktur 110
Jugularisthrombose, septische 162
Jurasz-Zange 158

K

Karzinom, äußeres Ohr 80
—, Hypopharynx 206
—, Kehlkopf-, inneres 206
— von Nase und Nebenhöhlen 142
—, Parotis 173
—, Speiseröhre 179
—, Tonsillen 171
—, Zunge 169
Katzenohr 42
Kehlkopf, Anatomie 180
—, Karzinom 205
—, Knorpelgerüst 181
—, Lymphgefäße 206
—, Muskeln 183
—, Nerven 184
—, Papillome 204
—, Paresen 191
—, Polypen 203
—, Sphincterfunktion 180
—, Stimmfunktion 185
—, Tumorbehandlung 207
—, Untersuchungstechnik 187

Kehlkopf, Wiederherstellung der Funktion 194, 195, 207
Keilbeinhöhle 100, 139
Kernneurose, charakterogene, als Ursache des Stotterns 218
Kieferhöhle, Anatomie 94
—, Entzündung, akute 127
—, —, chronische 133
—, —, dentogene 127, 135
—, Punktion und Spülung 101
—, Radikaloperation 137
Kieferhöhlenfisteln 115
Kieferklemme 110
Kiefersperre 110
Kiefertumoren 140
Killian-Spatium 175
—, Schleudermuskel 175
Kleinhirnabszeß, otogener 76
Kleinhirnbrückenwinkel, Tumoren im 81
—, Therapie 82
Knalltrauma 47
Knocheneiterung des Ohres, chronische 72
Knochenleitung des Schalles 24
Konsonanten, Bildung 213
—, Formanten 87
— und Presbyakusis 88
Koordinationsneurose, spastische 217
Krypten der Gaumen- und Rachenmandel 147
— -katarrh 159
Kuppelraum, Spülbehandlung 72
Kutisstreifen, des Trommelfells 13

L

Labyrinth, Anatomie 15, 33
—, Ausfall 50
—, Fenster 16
—, Fistel 75
—, Funktionsprüfung 35

Labyrinth, Kapsel, knöcherne 82
—, Operation 64
—, Reizung 38
—, Unter/Unerregbarkeit 40
Labyrinthitis circumscripta 75
Lärmtrauma 48
Lärmtrommel nach Barany 23, 31
Lage- und Lagerungsnystagmus 37
Lamina cribriformis des Siebbeins 93
— perpendicularis 93
Lannier- Hackerman-Spatium 175
Laryngitis subglottica 200
Laryngofissur 207
Laryngoskopie, direkte 188
—, indirekte 188
—, Spiegelbefunde 183, Taf. II
Laryngozele 197
Larynx, siehe Kehlkopf
Lateralisparese 196
Lautheitsausgleich 28
Leck-Ionenstrom der Haarzellen 17
Le-Fort-Frakturen 109
Leukämie, Tonsillenbeteiligung bei 164
Ligamentum conicum 185
— styloideum 152
— vocale 184
Liquorfistel, Nase 112
—, Ohr 50
Liquorrhoe aus der Nase, Diagnose 112
Lispeln 215
Locus Kiesselbach, Lage 96
— —, Nasenbluten vom 115
Lombardsche Leseprobe 31
Lues der Nase 126
— des Rachens 168
Lüscher-Test 29

Sachverzeichnis

Luftdurchgängigkeit der Nase, Prüfung 99
Luftdusche nach Politzer 56
Luftleitung des Schalles, Meßkurve im Audiogramm 27
Lupus der Nase 126
— erythematodes chronicus 120
Lymphatische Organe des Rachens, Anatomie 147
—, Funktion 148
—, Entzündung 155
—, Hyperplasie 156
Lymphknoten des Epipharynx 149
— des Kehlkopfes 206
— des Rachens 149
— der Tonsillen 149
Lymphoidzellangina 164

M

Macula sacculi et utriculi 33
Makrotie 42
Malleus, Funktion 15
Mandeln, siehe Tonsillen
Marxscher Versuch 31
Mastoid 13
Mastoiditis 61
—, Durchbruch 62
—, Initialschmerz bei Otitis media acuta 60
Mastoidektomie (Antrotomie) 64
Meatus acusticus externus 12
Mediastinitis durch Oesophagusfremdkörper 177
Menièresche Krankheit 85
Meningitis, otogene 65, 76
—, rhinogene 131
Mesopharynx (Oropharynx), Anatomie 146
—, Tumoren 171
—, Untersuchung 150
Mesotympanale Otitis media 70
Mikrotie 42

Mikulicz-Syndrom 174
Mitlaute (Konsonanten) 213
Mittelgesichtsfrakturen 108
Mittelohr, funktionelle Anatomie 13
—, Entzündungen, akute 59
—, —, chronische 69
—, Komplikationen 61, 76
—, Pneumatisation 13
—, Tumoren 80
Moro-Reflex 30
Mukosusotitis 68
Mukozele, der Nasennebenhöhlen 135
Mumps, Klinik 172
Mundatmung 156
Mundbodenabszesse 144
Mundhöhle, Anatomie 144
—, Untersuchung 150
Mundspeicheldrüsen, Anatomie 146
—, Erkrankungen 172
Musculus arytaenoideus (transversus) 183
— constrictor pharyngis 146
— crico-arytaenoideus lateralis 184
— — posterior (Posticus) 184
— cricothyreoideus 183
— levator veli palatini 56
— stapedius 15
— tensor tympani 15
— tensor veli palatini 56
— vocalis 184
Muskeln des Mittelohres, Aufgaben 15
Mutation 186
—, Störungen der 191

N

Nachahmungsstottern 217
Näseln 216
Narbenstenosen, Kehlkopf und Luftröhre 197
—, Oesophagus 179

Nase, äußere, Anatomie 92
—, Blutgefäße 96
—, Formfehler 102
—, Operationen an der 103
Nasenbeinfraktur 108
Nasenbluten, örtliches 115
—, symptomatisches 116
—, Therapie 116
Naseneingangsekzem 119
Nasenfistel 102
Nasenflügel, Ansaugen der 104
Nasenfurunkel 119
Nasengänge und Nebenhöhlen 94
Nasenhöcker 102
Nasenhöhle, Anatomie 92
—, allergische Erkrankungen 123
—, Fremdkörper 114
—, Blutgefäße 96
—, Lupus 126
—, Mißbildungen 104
—, Muscheln 94
—, Polypen 133
—, Synechien 104
—, Tamponade 117
—, Tumoren 140
—, Untersuchung 98
Nasennebenhöhlen, Anatomie 94
—, Diagnostik 100
—, Diaphanoskopie 100
—, Entzündung siehe Sinusitis
—, Kopfschmerz 128
—, Punktion und Spülung 101
—, Röntgenuntersuchung 100
—, Tuberkulose 127
—, Tumoren 140
Nasenrachenraum (Nasopharynx), Anatomie 146
—, Entzündung beim Kinde 155
—, iuveniles Fibrom 170
—, Tumoren 170
—, Untersuchung 99, 151

Nasenscheidewand, Anatomie 92
—, Deviation 105
—, Hämatom und Abszeß 108
—, Resektion, subperichondrale 107
—, —, plastische Korrektur 107
—, Perforationen 107
—, Subluxation 106
—, Tumoren 140
Nasensteine (Rhinolithen) 114
Nasentropfen, abschwellende 122
Nervus abducens, Parese 65
— accessorius 192
— auriculotemporalis 172
— auricularis magnus 172
— fazialis, otogene Lähmung 65
— — und Parotistumoren 174
— glossopharyngicus 145, 192
— hypoglossus 192
— laryngicus cranialis 184, 192
— laryngicus caudalis (recurrens) 185, 192
— lingualis 145, 173
— trigeminus, Neuralgie 142
Neurosebegriff beim Stottern 217
Niesattacken 123
Nystagmus, -bereitschaft 40, 85
—, Entstehung 34
—, experimenteller 38 ff
—, Halsdreh- 37
—, Lage- und Lagerungs- 37
—, nicht vestibuläre Formen 38
—, optokinetischer 38
—, spontaner 36

Nystagmus, vestibulärer Ruck- 36
—, zentraler 38

O

Oberkieferosteomyelitis 131
Oberkieferteilresektion 143
Oberkieferzysten 135
Ödem des Kehlkopfes bei Retrotonsillarabszeß 161
— bei Verätzung 198
— bei Zungengrundangina 201
Ösophagoskopie 177
Ösophagus, physiologische Engen 175
—, Eingang, Muskulatur 175
—, Fremdkörper 177
—, Stenosen 179
—, Tumoren 179
—, Untersuchungstechnik 175
Ohr, Anatomie 11
—, abstehendes 42
—, Blutung aus dem 48
—, Geräusche 51, 81, 85
—, Mißbildungen 42
—, Physiologie, Mittelohr 13
—, —, Corti-Organ 15
—, —, Vestibularorgan 33
—, Röntgenuntersuchung 21
—, Radikaloperation 76
—, Untersuchungstechnik 19
—, Verletzungen 45
—, Fremdkörper 51
Ohrpolypen 70, 72
Ohrschmalz, siehe Cerumen
Ohrtrichter, Handhabung 20
Ohrtrompete, Funktion 15, 56
—, klaffende 59

Ohrtrompete, Luftdusche 56
—, Verschluß der 56
Orbita, Ausräumung beim Karzinom 143
—, Eiterdurchbruch von den Nasennebenhöhlen 130
Osteom der Nasennebenhöhlen 140
Osteomyelitis, Oberkiefer 131
—, Stirnbein 130
Othämatom 45
Otitis externa 52
—, besondere Formen 52
Otitis media acuta 59
— —, epitympanale Form 66
— —, Säuglingsotitis 67
— —, Scharlachotitis 68
—, chronica
—, —, epitympanale Form 72
—, —, mesotympanale Form 70
— diphtherica 68
— hämorrhagica 67
—, Komplikationen der 61
—, Muscosusotitis 68
—, nekrotisierende Form 68
—, Parazentese 61
— spezifica 78
Otolithen 33
Otomykosen 55
Otosklerose 82
Otoskopie, Technik 20
Ozaena 124

P

Pachydermien der Stimmlippen 205
Papillome am Gaumen 169
— der Nasennebenhöhlen 141
— am Kehlkopf 204
Paramedianstellung des Stimmbandes 192

Sachverzeichnis

Parapharyngealphlegmone 162
Paratonsillärer Abszeß 161
Parazentese 61
Parese des N. fazialis 49, 55, 65
—, der Kehlkopfmuskeln, myopathische 195
—, —, neurogene 192
Parotis, Erkrankungen der 172
—, Parotidektomie 174
Parotitis epidemica 172
Pars flaccida des Trommelfells 14
Pars tensa des Trommelfells 13
Paukenerguß bei Tubenverschluß 58
Paukenhöhle, funktionelle Anatomie 14
Perforationen der Nasenscheidewand 107
— der Speiseröhre 177
— des Trommelfells Taf. I
Perichondritis des Kehlkopfes 201
— der Ohrmuschel 52
Peritonsillarabszeß 160
Petrositis 65
Pfählungsverletzungen des Gaumens und Rachens 152
Pfeiffersches Drüsenfieber 164
Pharyngitis acuta 153
— chronica 154
Pharynx, Anatomie 144
— -sprache des Laryngektomierten 208
Phlegmone des Gehörganges 54
—, parapharyngeale 162
Phonasthenie 189
Phonation, Physiologie 185
—, funktionelle Störungen 189

Planum mastoideum, Durchbruch durch das 62
Plaut-Vincentsche Angina 163
Plicae vocales, Bau 184
—, ventriculares 190
Pneumatisation des Ohres, — —, Lehre von der 2, 69
— —, Störungen der 69
Politzerballon 56
Poltern 218
Polyposis des Mittelohres 70, 72
— der Nasennebenhöhlen 133
—, Stimmbandpolyp 203
Posticusparese, vasomotorische 196
Processus mastoideus 12, 61
— muscularis et vocalis des Aryknorpels 184
— styloideus, verlängerter 152
Promontorium Abb. 3
Protrusio bulbi durch Mukozele 136
— — durch Nebenhöhlentumor 142
— — durch Polyposis der Nebenhöhlen 134
Pseudocroup (Pseudokrupp) 200
Pseudomastoiditis 53
Pulsionsdivertikel 178
Punktion der Kieferhöhle 101
Pyramidenspitzeneiterung (Petrositis) 65

R

Rachen, siehe Pharynx
Rachenmandel 147
Rachenmuskulatur 146
Radikaloperation des Ohres 76
— der Kieferhöhle 137
— der Stirnhöhle 138

Recurrensparese 192
Recruitment 28
Reflektor zur HNO-Untersuchung 20
Regio olfactoria 97
—. respiratoria der Nase 97
Reibelaute 213
Reinke-Ödem 202
Reiztransformation, akustische 16
Residuen im Mittelohr 58
Retractio des Trommelfells 56
Retropharyngealabszeß 162
Retrotonsillarabszeß 161
Rhinitis, akute 121
—, atrophische 124
—, chronische 124
—, gonorrhoische 121
—, sicca anterior 120
—, specifica 126
Rhinolalie 216
Rhinopharyngitis des Säuglings 122
Rhinophym 120
Rhinoplastik 103
Rhinoscopia anterior 98
— media 99
— posterior 99
Riechprüfung 99
Riechvermögen, Störungen des 97
Riedelsche Stirnhöhlenoperation 138
Ringknorpel 182
Ringmesser zur Adenotomie 157
Rinnescher Versuch 24
Ritter-Bougie 129
Ritter-Jansensche Stirnhöhlenoperation 138
Rombergscher Versuch 37
Röntgenuntersuchung, Bronchialbaum bei Fremdkörperverdacht 211
—, Nasennebenhöhlen 100
—, Ohr 21
—, Speiseröhre 176

Rosacea der Nase 120
Rosenmüllersche Grube 147
Rucknystagmus, vestibulärer 36
Rundes Fenster, Druckausgleich 78

S

Sacculus, Funktion 33
Sängerknötchen 203
Säuglingsotitis, occulte 66
Santorinische Spalten 13
Sattelnase 103
Satyrohr 42
Scala tympani et vestibuli 16
Schädelbasisfraktur, frontobasale 111
—, laterobasale 48
Schall, Definition 14
Schalldrucktransformation 77
Schallprotektion 78
Schall-Leitungsschwerhörigkeit 27
Schallschädigung des Ohres 47
Schalltransformationsorgan 15
Schallwellen 14
Scharlach-Otitis 68
Schiefnase 102
Schildknorpelfensterung 207
Schlafbeschallung 30
Schläfenlappenabszeß, otogener 76
Schlauchwellen im Innenohr 16
Schluckakt, Physiologie 146, 178
—, Störungen 178
Schluckschmerz, ins Ohr ziehend 159, 206
Schlundmuskulatur 146
Schmincke-Tumor 170
Schnupfen, siehe Rhinitis

Schüller, Röntgenaufnahme nach 21
Schutzfunktion der Nase 97
Schwabachscher Versuch 24
Schwerhörigkeit, Alters- 88
—, fluktuierende 85
—, Gradeinteilung 91
—, hereditäre 44
—, Innenohr-Sinneszell- 84 ff
—, Klassifikation 23
—, otosklerotische 82
—, Schall-Leitungs- 24
—, Untersuchung auf 22
Schwindel, Halsdreh- 36
—, Lage- und Lagerungs- 36
—, vasomotorischer Hirn- 35
—, vestibulärer 35
Screening Tests 30
Seiffert, Röhrchen nach 117
—, Unterbindung der A. maxillaris nach 117
Selbstlaute 213
Sepsis, otogene 66, 76
—, tonsillogene 162
Septum nasi, siehe Nasenscheidewand
Septumoperation 106
Septumplastik 107
Septumpolyp, blutender 115
Shrapnellsche Membran 14
Sialadenitis 172
Sialolithen 173
Sialome 173
Sialosen 174
Siebbeinfraktur 111
Siebbeinzellen, Anatomie 95
—, Entwicklung 94
—, entzündliche Komplikationen von den 130
—, Polyposis der 133
—, Operationen der 138
Sigmatismus 215

Simulation, von Taubheit 31
Simulationsproben 31
Singstimme, Register der 187
Sinus cavernosus, Thrombose 119, 133
Sinus Morgagni 197, 199
Sinus piriformis 150, 206, 208
Sinus sagittalis sup. 133
Sinus sigmoideus, septische Thrombose 66, 76
Sinusitis, akute 127
—, chronische 133
—, Fernwirkungen 135
—, Komplikationen 135
Sjögren-Syndrom 174
Soor des Kehlkopfes 203
Spastische Dysphonie 190
— Koordinationsneurose (Stottern) 217
Spatium parapharyngicum 150
Speicheldrüsen, Erkrankungen 172
—, Topographie 146
Speichelsteine 173
Spiegeluntersuchung, Epipharynx 99, 150
—, Kehlkopf 187
—, Mundhöhle und Oropharynx 150
—, Nase 98
—, Ohr 20
Spielaudiometrie 30
Spontannystagmus 36
Sprachaudiometrie 29
Sprache, Physiologie 212
—, Entwicklung 212
—, Störungen der 214
— ohne Kehlkopf 207
—, verzögerte Entwicklung 214
Sprenglaute 213
Stadien der akuten Otitis media 60
— des Kehlkopfkarzinoms 207
Stammeln 215

Sachverzeichnis

Stapes, funktionelle
  Anatomie 15
—, otosklerotische Fixation 82
—, plastischer Ersatz 83
Starckscher Dilatator
  179
Statolithen (Otolithen),
  Funktion 33
Stellatumblockade
  86, 125
Stellreflexe, vestibulär
  kontrollierte 37
Stengerscher Versuch 32
Stenosen, Choanal- 104
—, Naseneingangs- 104
—, Oesophagus 179
—, Tracheal- und Kehlkopf 198, 210
Stenvers, Röntgenaufnahme nach 21
Stimmbänder, funktionelle
  Anatomie 185
—, Knötchen 203
—, Lähmung 192
—, Polypen 203
—, Schwingungen, Mechanik 186
—, Spannungen der 184
—, Tumoren der 204
Stimme, Entwicklung 186
—, Gattungen 186
—, Mutation 186, 191
—, Register 187
—, Störungen, funktionelle
  189
—, Umfänge 186
Stimmgabelversuche 24
Stinknase (Ozäna) 124
Stirnhöhle, Bau 94
—, Diaphanoskopie und
  Entzündung 100
—, Komplikationen von
  der 130
—, Operationen 138
—, Osteom 140
—, Sondierung 129
Stottern 217
Stridor, inspiratorischer
  200, 204, 206

Stroboskopie 188
Stützautoskopie 188
Subglottischer Raum 185

T

Tachyphemie (Poltern) 218
Taschenband, Bau 199
— -stimme 190
Taubheit, erbliche 44
—, Seelen- 214
—, Simulation von 31
Taubstummensprache 88
Thalidomid-Embryopathie 42
Thrombophlebitis, septische der Vene jugularis int. 162
— des Sinus sigmoideus
  66, 76
Tongrenze, obere und
  untere 18
Tonschwellenaudiometrie 25
Tonsilla, lingualis 147
—, palatina 147
—, pharyngea 147
Tonsillektomie, Indikationen 167
—, Kontraindikation 168
Tonsillen, Bau 147
—, Entwicklung 147
—, Hyperplasie 156
—, Physiologie 148
—, Tumoren 171
Tonsillitis, agranulocytotica 164
—, akute 158
—, chronische 165
—, Komplikationen 160
—, Sonderformen 163
Torus palatinus 152
Totalexstirpation, des
  Kehlkopfes 207
Tracheotomie beim
  kleinen Kinde 200
Tragus 12
—, Abszeß 53
—, Druckschmerz 52

Transversusschwäche 196
Trigeminusneuralgie
  bei Oberkiefertumoren 142
— bei Pyramidenspitzeneiterung 63
Trommelfell, Bau und
  Funktion 13
—, Defektformen Taf. I
—, Einziehung 56
—, Narben 57
—, Parazentese des 58, 61
—, Verletzungen 46
Tuba auditiva, siehe
  Ohrtrompete
Tubenkatarrh 56
Tuberkulose des Kehlkopfes 203
— der Nase 126
— des Ohres 78
Tumoren, äußeres Ohr 79
—, Kehlkopf 204
—, Kleinhirnbrückenwinkel- 81
—, Mittelohr 80
—, Nase 139
—, Nasennebenhöhlen 140
—, Oesophagus 179
—, Rachen 170
—, Speicheldrüsen 173
Tympanoplastik, Typeneinteilung nach
  Wullstein 77

U

Uffenordesche Schleimhautplastik bei der
  Stirnhöhlenoperation
  138
Umbo des Trommelfells 13
Unterbergerscher Tretversuch 37
Utriculus, funktionelle
  Anatomie 33

V

Vaguslähmung 192
Valsalvascher Versuch 56

Velopharyngoplastik 217
Vena angularis, Druckschmerz 119
— facialis 119, 150
— jugularis interna 150
— ophthalmica 119
Verätzungen der oberen Speisewege 179, 198
Verletzungen, äußeres Ohr 45
—, Felsenbein 48
—, Frontobasale Schädel- 111
—, Innenohr- 50
—, Kehlkopf- 197
—, Laterobasale Schädel- 48
—, Mittelgesichts- 108
—, Nasen- 108
—, Parotis- 172
—, Trommelfell- 46
Vertäubung bei audiometrischer Untersuchung 27
Vestibularis-Ausfall 50
—, Diagnostik 35
—, Reizerscheinungen 85, 86

Vestibularis-Tonusstörungen 35
Vokale 212
Vocalisschwäche 195
Vomer 93
Vorhofbogengangsapparat, Bau und Funktion siehe Gleichgewichtsorgan

W

Waardenburg-Syndrom 44
Waldeyerscher Rachenring 146
Warzenfortsatz, Pneumatisation 12
Weberscher Versuch 24
Wecktonschwelle 30
Welinsche Röntgenprojektion 101
Wildermuthsches Ohr 42
Winkelbeschleunigung als Bogengangsreiz 34
Wrisbergsches Knorpelchen 183

Wullstein, Typen der Tympanoplastik nach 77

Z

Zahnkeimentzündung, sequestrierende 131
Zahnzysten 135
Zangescher Lidrandschnitt 143
Zeigeversuch 37
Zenkersches Divertikel 178
Zoster oticus 55
Zunge, funktionelle Anatomie 144
—, Tumoren 169
Zungenbändchen, zu kurzes 145
Zungenstruma 151
Zungenmandelentzündung 158
Zygomatizitis 63
Zylindrome der Nasennebenhöhlen 142
— der Speicheldrüsen 173

Professor Dr. Dr. HERMANN MAI, Münster
Professor Dr. ADOLF WINDORFER, Erlangen

Kinderheilkunde

436 Seiten mit 94 teils farb. Abbildungen, Leinen 46 DM, brosch. 42 DM

Band I der dritten, erweiterten Auflage des »Kurzen Lehrbuches der Kinderheilkunde, Augenheilkunde, Hals-, Nasen-, Ohrenheilkunde und Dermatologie«.

»Mit wenigen Worten wird ein lebendiges Bild der Krankheit entworfen, das vor allem dem in diesem Fachgebiet nicht völlig bewanderten Leser einen raschen und klaren Überblick ermöglicht. Dabei ist die Darstellung flüssig und leicht faßlich, was dem noch im Studium befindlichen Leser sehr zugute kommt.« Wiener Med. Wochenschrift

»Das Buch ist gedacht für Studenten . . . Es soll ihnen die Bewältigung je eines der umfangreichen Lehrbücher ersparen und an die Stelle von fragwürdigen Kollegskripten und Kompendien treten . . . Dementsprechend sind die Darstellungen knapp, enthalten aber das Wesentliche, vor allem in der Diagnose und Therapie . . .« Die medizinische Welt

»Durch zahlreiche Abbildungen ergänzt, findet der Leser alle in der Praxis auftretenden Krankheitsformen des Kindesalters beschrieben; besonders ausführlich werden die Ernährungsstörungen, die Infektionskrankheiten und die endokrinen Störungen behandelt. Trotz der straffen Form der Darstellung hat dieser Abschnitt durchaus Lehrbuchcharakter.«
Monatskurse f. d. ärztl. Fortbildung

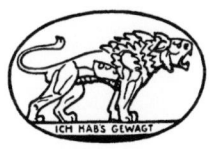

J. F. LEHMANNS VERLAG MÜNCHEN

Professor Dr. HANS-JOACHIM KÜCHLE, Düsseldorf
Professor Dr. ARNO NOVER, Mainz

Augenheilkunde

200 Seiten mit 68 teils farbigen Abbildungen, Leinen 26 DM, broschiert 22 DM

Band II der dritten, erweiterten Auflage des »Kurzen Lehrbuches der Kinderheilkunde, Augenheilkunde, Hals-, Nasen-, Ohrenheilkunde und Dermatologie«.

Inhaltsverzeichnis

I. Anatomie
   Bulbus oculi, Fasciculus opticus, Sehbahn, Schutz- und Anhangsgebilde des Auges
   Innervation des Auges
   Blutversorgung des Auges

II. Sensorische Funktionen des Sehorgans
   Zentrale Sehschärfe
   Gesichtsfeld
   Lichtsinn
   Farbensinn
   Räumliches Sehen

III. Untersuchungsmethoden
   Anamnese
   Untersuchung des Kranken

IV. Dioptrik, Refraktion, Akkommodation
   Dioptrik
   Refraktion
   Klinik der Refraktionsanomalien
   Akkommodation

V. Klinik der Augenkrankheiten
   A. Krankheiten der Lider
   B. Krankheiten der Tränenorgane
   C. Krankheiten der Augenhöhle (Orbita)
   D. Erkrankungen des Bewegungsapparates
   E. Krankheiten der Bindehaut (Conjunctiva)
   F. Krankheiten der Hornhaut (Cornea)
   G. Krankheiten der Lederhaut (Sklera)
   H. Krankheiten der Gefäßhaut (Uvea)
   I. Erkrankungen der inneren Augenmuskeln
   K. Krankheiten der Linse
   L. Krankheiten der Netzhaut (Retina)
   M. Krankheiten des Sehnervs und der Sehbahn
   N. Glaukom
   O. Verletzungen des Sehorgans

VI. Erbliche Augenkrankheiten, Mißbildungen

VII. Begutachtung und Blindenwesen
   Begutachtung
   Blindenwesen

VIII. Pharmakologie des Auges, Rezepte

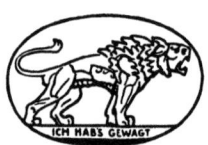

J. F. LEHMANNS VERLAG MÜNCHEN

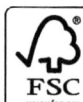

MIX
Papier aus verantwortungsvollen Quellen
Paper from responsible sources
FSC® C105338

If you have any concerns about our products,
you can contact us on
ProductSafety@springernature.com

In case Publisher is established outside the EU,
the EU authorized representative is:
**Springer Nature Customer Service Center GmbH
Europaplatz 3, 69115 Heidelberg, Germany**

Printed by Libri Plureos GmbH
in Hamburg, Germany